GJSW ◎ 国际商务专业 ◎

报检与报关实务

BAOJIAN YU BAOGUAN SHIWU

〔第四版〕

主 编 ◎ 顾永才　王斌义
副主编 ◎ 高倩倩　候玉翠

U0208305

首都经济贸易大学出版社
Capital University of Economics and Business Press
·北 京·

图书在版编目(CIP)数据

报检与报关实务/顾永才,王斌义主编. —4 版. —北京:首都经济贸易大学出版社,
2017.9

ISBN 978 - 7 - 5638 - 2699 - 5

Ⅰ.①报… Ⅱ.①顾… ②王… Ⅲ.①国境检疫—中国—高等学校—教材 ②进出
口贸易—海关手续—中国—高等学校—教材 Ⅳ.①R185.3 ②F752.5

中国版本图书馆 CIP 数据核字(2017)第 190911 号

报检与报关实务(第四版)

顾永才　王斌义　主　编
高倩倩　侯玉翠　副主编

责任编辑　薛晓红
封面设计　砚祥志远·激光照排
　　　　　TEL:010-65976003
出版发行　首都经济贸易大学出版社
地　　址　北京市朝阳区红庙（邮编100026）
电　　话　(010)65976483　65065761　65071505(传真)
网　　址　http://www.sjmcb.com
E - mail　publish@ cueb. edu. cn
经　　销　全国新华书店
照　　排　北京砚祥志远激光照排技术有限公司
印　　刷　北京市兴怀印刷厂
开　　本　710 毫米×1000 毫米　1/16
字　　数　387 千字
印　　张　22
版　　次　2009 年 2 月第 1 版　2012 年 1 月第 2 版　2015 年 1 月第 3 版
　　　　　2017 年 9 月第 4 版　2017 年 9 月总第 8 次印刷
印　　数　35 501 ~ 38 500
书　　号　ISBN 978 - 7 - 5638 - 2699 - 5/F · 1494
定　　价　38.00 元

第四版前言

　　《报检与报关实务》是国际货运与报关专业、国际贸易专业、物流管理专业的专业课程，是实践性较强的一门综合性课程。本课程的任务是使学生熟悉国家对外贸易尤其是检验检疫和海关监管的各种法律、法规及管制制度；掌握国际贸易过程中进出口货物检验检疫流程和海关的通关流程，掌握不同贸易方式下检验检疫业务和通关业务的办理；培养学生良好的职业素质，使学生具备从事报检报关及相关工作的专业能力，从而提高学生的专业知识水平和实际操作能力，能够综合运用报检报关知识去开展工作，为从事国际贸易、国际货运代理、国际物流尤其是报关、报检等工作和进一步科学研究奠定基础。

　　《报检与报关实务（第四版）》是我们在第三版的基础上，结合报检、报关实践中的新政策、新做法，为高职高专以及应用型本科国际货运与报关专业、国际贸易专业、物流管理专业及其他相关专业而编写的教材。

　　《报检与报关实务（第四版）》基本保留了第三版的知识体系。其主要特点有：

　　第一，为切实落实高职高专"任务驱动，行为引导"以及"工学结合"的教学指导思想，我们进行了教学设计，如下图：

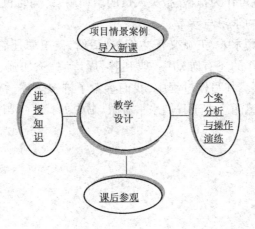

本教材共分 12 个项目任务:熟悉与报检、报关有关的国际贸易业务;理解编码协调制度和我国的进出口商品归类;了解出入境检验检疫工作;办理出境货物报检;办理入境货物报检;办理进出境集装箱的报检;认知报关与海关管理制度;办理一般进出口货物的报关;办理保税货物的报关;办理其他进出口货物的报关;填报报关单;缴纳进出口税费。

对每个项目任务我们均设有项目要求、项目情景、知识模块、个案分析与演练、复习思考题五个版块。其中,项目情景以北京龙口工贸公司及其报检员、报关员陈湘为模拟对象,引出需要完成的任务,并在本项目中阐述任务操作示范。知识模块阐述完成项目任务要求应知应会的知识与技能。

第二,突出了教材的先进性,知识单元吸收了国内外近期的研究成果,反映了报检与报关业务发展的一系列新的特点和报检、报关实践中的新做法,尤其是反映了全国检验检疫通关一体化的新做法。

第三,加强了教材的实训性。补充了许多图表、案例、例题,尤其是丰富了每个项目的个案分析与操作演练。

第四,丰富了配套教学用 PPT。教学用 PPT 请与首都经济贸易大学出版社联系。

为了能够达到预期的学习目的,要求学生在学习时注意理论联系实际并及时了解相关法规和实际操作的变化。结合课程的性质和特点,本课程的教学方法应落实"精讲多练、工学结合"的措施,主要包括两个方面,即系统讲授课程知识和引导学生开展实践演练,有条件的教学单位还可以安排学生进行模拟实训。通过对本教材的学习,要求学生既熟悉报检、报关的基础理论和知识,又掌握一定的办理报检、报关业务的操作技能。

由于本书注重报检、报关业务知识的实用性与操作性,除可作为高职高专教材外,也可作为报检、报关人员的培训用书,同时也适合报检、报关人员在工作实践中学习与参考。

本书由顾永才、王斌义任主编,高倩倩、侯玉翠任副主编。参加编写与资料收集工作的还有陈幼端、熊利蓉、周诗鸿、陈加强、徐凯、苏倩倩、徐培中、段环秀等。在写作过程中,我们参考了许多著述,特向这些著述的作者表示由衷的感谢。由于我们水平有限,书中如有不当与遗漏之处,敬请读者批评指正。

编者

目　录

项目任务一　熟悉与报检、报关有关的国际贸易业务

项目要求

- 了解国际贸易运作的基本程序
- 熟悉与报检、报关有关的贸易合同与单证
- 能够办理原产地证的业务注册与申报
- 了解我国的对外贸易管制

项目情景

北京龙口工贸公司（BEIJING LONGKOU INDUSTRIAL AND TRADING COMPANY）多年来一直从事国内贸易，2016 年公司决定进军国际贸易。很幸运，公司很快获得一笔贸易业务，与西班牙 AAA 公司（AAA COMPANY, NO. 5 OF SMITH STREET, BARCELONA, SPAIN）签订了一份出口化纤制针织女式 T 恤衫（T－SHIRTS）的合同，合同号：CC1418R。开证行开来信用证，号码：1407N10028。信用证的最晚装运日期是 2016 年 9 月 15 日，有效期至 2016 年 10 月 7 日。有关的信用证条款如下：

: 45/DESCRIPTION OF GOODS/SERVICES:

T－SHIRTS

: 46/DOCUMENTS REQUIRED

+ GENERALIZED SYSTEM OF PREFERENCES CERTIFICATE OF ORIGIN ISSUED BY COMPETENT AUTHORITY IN ONE ORIGINAL PLUS TWO COPIES

北京龙口工贸公司 2016 年 9 月 1 日开出票号为 2016/F202 的发票。将该货物由天津装船发往 BARCELONA，于 9 月 10 日装船完毕，取得提单。货物明细如下：

毛重：8 000KGS，装 1 000CARTONS，货装 S. S. VICTORY V. 146E 轮，唛头：无。

项目经理查询到该批货物的商品编码为 6109.9090.52，海关监管条件为 AB。也即，该批货物需要办理出境货物通关单，不需要办理出口许可证等进出口证件。由于西班牙 AAA 公司在信用证中要求北京龙口工贸公司开具原产地证，因此，项目经理要求陈湘办理这批货物的原产地证的申请手续，并与货运代理公司商谈报检与报关

1

事宜。陈湘毕业于某理工大学机电专业,不久被北京龙口工贸公司招聘入岗。由于没有系统学习过国际贸易知识,陈湘接到这一任务后,感到很棘手,对购货合同(Purchase Contract)、商业发票(Commercial Invoice)、原产地证等合同与单证知识都知之甚少,更不知道如何办理相应进出口证件和通关手续。陈湘深感需要好好补习国际贸易业务知识。好在有项目经理的帮助和指导,陈湘后来总算完成了任务。

对进出口商品办理检验检疫及通关手续,其基础工作主要有两步:第一步,通过商品归类查进出口税则,确定海关监管条件;第二步,明确监管条件后,办理相应进出口证件和原产地证。

为了做好国际贸易中的报检与报关工作,报检、报关人员必须掌握国际贸易的专业知识,尤其是国际贸易实务知识与技能。对于开展报检、报关代理的企业来说,报检、报关人员只有掌握相关的贸易业务,才能更好地为客户服务,帮助客户实现国际贸易和跨国经营的目标。

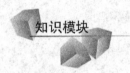

知识模块

单元一　了解国际贸易运作的基本程序

进出口交易与国内交易的一个不同之处在于存在着国境或关境,因而需要繁杂的检验检疫等贸易和通关手续。检验检疫与通关是国际贸易的必要环节。按规定的内容、以规定的方式向检验检疫机构和海关报告进出口货物的情况是对外贸易关系人[①]在检验检疫与通关这一国际贸易的必要环节的核心工作。对于已学习过《国际贸易》、《国际贸易实务》等课程的学生,本单元可略讲或作为归纳复习。

一、国际贸易的含义

国际贸易(International Trade, International Business, Foreign Trade, Overseas Trade),通常是指国与国之间的团体、组织(如企业或公司)或个人所进行的商品(货物)、技术或服务的买卖或交换行为,是国际分工的具体体现,同时也表明各国间经济上的相互依赖或相互补充,它是经济全球化或区域一体化的表现形式之一。如以一个国家或地区为主体,其与另一些国家或地区所进行的商品、服务的买卖或交换即为该国或该地区的对外贸易。作为出口方来说,其输出商品和服务被称为出口贸易;作为进口方来说,其输入商品和服务即为进口贸易。所以,对外贸易又被称为进出口贸易或输出入贸易。有些海岛国家如英国、日本等,常用海外贸易(Overseas Trade)来表示对外贸易。

---

① 这里的对外贸易关系人主要包括出口商品的生产、经营单位;进口商品的收、用货单位或者代理接货、运输单位;进出口商品的代理报检、报关单位。

传统的国际贸易和对外贸易仅指有形商品的交换,即人们通常所说的狭义的国际贸易和对外贸易。而广义的国际贸易和对外贸易,则包括了商品和劳务的交换,分为有形商品贸易(Visible Trade)和无形商品贸易(Invisible Trade)。有形商品贸易是指有形的、可以看得见的商品的贸易;无形商品贸易是指无形商品即劳务的输出与输入,如运输、保险、金融、旅游、租赁、技术等劳务的交换活动,它们在通过一国海关时不必申报,也不列入海关统计。具体地讲,无形商品贸易包括:伴随着实物商品和人的国际移动而发生的劳务收支,如货物运输费、保险费、客运费、旅游费用等;由资本的国际移动而产生的投资收益项目,如利润、利息、红利、租金等;驻外机构经费、侨民汇款、专利费等其他收支项目。世界无形商品贸易主要分为国际服务贸易和国际技术贸易两大类。国际服务贸易构成国际无形商品贸易的主体,主要是指跨越国境的服务和消费以及各种生产要素的跨国境移动。

二、国际贸易的分类

作为一个统称的国际贸易,其分类各种各样。常见的分类方法如表1-1所示。

表1-1　国际贸易的分类

分类方法	国际贸易的分类名称
按商品的形式不同	有形贸易(国际货物贸易)、无形贸易(国际服务贸易、国际技术贸易)
按货物移动的方向不同	出口贸易、进口贸易、过境贸易(直接过境贸易、间接过境贸易)
按进出国境与进出关境的不同①	总贸易、专门贸易
按贸易是否有第三者参加	直接贸易、间接贸易、转口贸易
按货物运送方式不同	陆路贸易、海路贸易、空运贸易、邮购贸易
按贸易方式(即具体做法)不同	一般贸易、包销、寄售、拍卖、加工贸易、合作生产、易货贸易、补偿贸易、租赁贸易等

三、有关国际贸易的法规惯例

国际货物买卖与法律和国际惯例的联系十分密切。在实际的贸易业务中,会涉及各个国家的法律法规和国际贸易惯例,比如合同法、货物买卖法、票据法、代理法、知识产权保护法等法律规定,特别是《联合国国际货物销售合同公约》、《国际贸易术语解释通则》、《跟单信用证统一惯例》(《UCP600》)、《托收统一规则》(国际商会

---

①　一般情况下,几个国家间缔结关税同盟时,关境>国境;在国境内开设自由港、自由贸易区、出口加工区时,关境<国境;无上述两种情况时,关境=国境。总贸易统计货物进出口以国境为标准;专门贸易统计货物进出口以关境为标准。如果外国货物进入国境后,暂时存入保税仓库,不进入关境,一律不列为专门进口。

第 522 号出版物)等。

这里仅对《国际贸易术语解释通则》进行简单小结。《国际贸易术语解释通则》（International Rules for the Interpretation of Trade Terms，INCOTERMS）是国际商会为统一各种贸易术语的不同解释于 1936 年制定的。随后，为适应国际贸易实践发展的需要，国际商会先后于 1953 年、1967 年、1976 年、1980 年、1990 年、1999 年、2010 年对《国际贸易术语解释通则》进行过多次修订和补充。《2010 年国际贸易术语解释通则》（简称《INCOTERMS 2010》）的 11 种贸易术语见表 1 - 2。

表 1 - 2　INCOTERMS 2010 的 11 种贸易术语归纳对比表

贸易术语	交货地点	风险转移界限	出口海关的责任、费用负担者	进口海关的责任、费用负担者	适用的运输方式
EXW	货物产地或卖方所在地	买方处置货物后	买方	买方	所有方式
FCA	出口国内地或港口	承运人处置货物后	卖方	买方	所有方式
FAS	装运港船边	货物交于船边后	卖方	买方	水上运输
FOB	装运港船上	货物装于船舶后	卖方	买方	水上运输
CFR	装运港船上	货物装于船舶后	卖方	买方	水上运输
CIF	装运港船上	货物装于船舶后	卖方	买方	水上运输
CPT	出口国内地或港口	承运人处置货物后	卖方	买方	所有方式
CIP	出口国内地或港口	承运人处置货物后	卖方	买方	所有方式
DAT	进口国运输终端	买方处置货物后	卖方	买方	所有方式
DAP	进口国指定目的地	买方处置货物后	卖方	买方	所有方式
DDP	进口国国内指定地点	买方处置货物后	卖方	卖方	所有方式

四、国际贸易运作的基本程序

一笔具体的进出口交易，通常是在市场调研的基础上在目标市场上寻找潜在的交易对象，由进出口商的一方向潜在的客户发函或面洽开始建立业务关系，其后经过询盘、发盘、还盘、接受等磋商过程，最终达成交易，并履行合同（如图 1 - 1 所示）。

国际货物交易活动包括商品的进口和出口两方面。商品从生产加工开始到销往国外的消费者手中需要经过一系列过程，经过许多业务环节，而且各个业务环节之间密切相连。

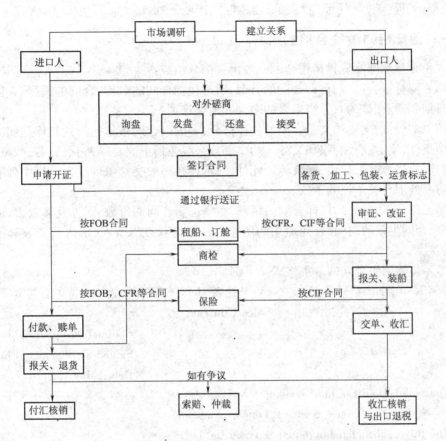

图1-1 在信用证方式下,国际贸易运作的基本程序

单元二 熟悉与报检、报关有关的贸易合同

对外贸易关系人在报检、报关时需要提供国际货物销售合同并根据合同制作相关的基本单证,如发票、装箱单、提(装)货凭证(货运单、包裹单)、产地证等。本单元先阐述与报检、报关有关的国际货物销售合同。

国际货物销售合同(Sales Contract)又称国际货物买卖合同或国际贸易合同。按合同制作人分类,卖方制作的,称为"销售合同"(Sales Contract),买方制作的,称为"购货合同"(Purchase Contract);按合同的内容繁简分类,分为销售合同(Sales Contract)和销售确认书(Sales Confirmation)。国际货物销售合同主要是指营业地处于不同国家/地区的当事人之间达成的货物买卖合同,这是买卖双方当事人达成一致意见的真实意思表示的证明。国际货物销售合同不仅是规定买方和卖方履行各自权利与义务的法律文件,而且也是国际贸易单证产生和制作的基础和依据。对外贸易关系人在报检时需要提供国际货物销售合同并根据合同制作相关的基本单证,如发票、装箱单、提(装)货凭证(货运单、包裹单)、产地证等。

一、国际货物销售合同的内容

一份完整的国际货物销售合同一般由三部分组成:

第一部分:约首。约首即合同的首部,通常包括合同的名称、合同的编号、合同签订的日期和地点、订约双方当事人的名称和地址等。

第二部分:约文。约文是合同的主体部分,一般以合同条款的形式具体列明交易的各项条件,规定双方的权利义务。约文部分一般包括下列合同条款:品名、数量、品质、包装、价格、支付、运输、保险等。此外,通常还在一般交易条件或备注栏中列明有关预防及处理有关争议的条款。

第三部分:约尾。约尾即合同的尾部,主要说明合同的份数、附件及其效力、使用的文字、合同生效的时间、合同适用的法律以及缔约双方当事人(法人代表或其授权人)的签字。

国际货物销售合同的基本格式见下例。

【例1-1】上海国际贸易有限公司与伦敦 Hold 有限公司签订的销售合同如下:

Sales Contract

Contract No. :2017328

Signed at:Shanghai,China

Date: May 13th,2017

The Seller:Hold Co. Ltd. London

Nels House,3 Street,London,England

The Buyer:Shanghai International Trade Co. Ltd.

No. 15 Xinghua Road,Shanghai,China

The contract,made out,in Chinese and English,both version being equally authentic, by and between the seller and the buyer whereby the seller agrees to sell and the buyer agrees to buy the under mentioned goods subject to terms and conditions set forth here in after as follows:

Name of Commodity, Specifications and Packing	Quantity	Unit Price	Total Value
Nightwear 100% Polyester	1 800pcs	CIF Shanghai USD 6.5 PER PCS	11 700.00USD

Time of Shipment:Before June 12th,2017

Port of Loading:London

Port of Destination:Huangpu,Shanghai

Insurance:To be covered by the seller for 110% of the invoice value against I. C. C. (A)

Terms of Payment: By confirmed, irrevocable letter of credit in favor of the seller payable at sight with T/T reimbursement clause at sight allowing partial shipment and transshipment. The covering Letter of Credit must reach the sellers before the end of May and is to remain valid in London, England until the end of June.

Shipping Marks: N/M

Other Terms: Unless otherwise agreed and accepted by the buyer, all other matters related to this Contract shall be governed, the Terms of Delivery which shall form an integral part of this contract. Any supplementary terms and conditions that may be attached to this contract shall automatically prevail over the terms and conditions of this contract if such supplementary terms and conditions come in conflict with terms and conditions herein and shall be binding upon both parties.

Inspection & Claims: In case the quality, quantity or weight of the goods be found not in conformity with those as stipulated in this contract upon reinspection by the General Administration of Quality Supervision, Inspection and Quarantine of the People's Republic of China within 60 days after completion of the discharge of the goods at the port of destination, if goods are shipped in containers, 60 days after the opening of such containers, the buyer shall have the right to request the seller to take back the goods or lodge claims against the seller for compensation for losses upon the strength of the Inspection Certificate issued by the said Bureau, with the exception of those claims for which the insurers or owners of the carrying vessel are liable, all expenses including but not limited to inspection fees, interest, losses arising from the return of the goods or claims shall be borne by the seller. In such a case, the Buyer may, if so requested, send a sample of the goods in question to the seller, provided that sampling and sending of such sample is feasible.

Damages: With the exception of late delivery or non delivery due to "Force Majeure" causes, if the seller fails to make delivery of the goods in accordance with the terms and conditions, jointly or severally, of this Contract, the seller shall be liable to the buyer and indemnify the buyer for all losses, damages, including but not limited to, purchase price and/or purchase price differentials, dead freight, demurrage, and all consequential direct or indirect losses. The buyer shall nevertheless have the right to cancel in part or in whole of the Contract without prejudice to the buyer's right to claim compensations.

Force Majeure: Neither the seller or the buyer shall be held responsible for late delivery or nondelivery owing to generally recognized "Force Majeure" causes. However in such a case, the seller shall immediately advise by cable or telex the buyer of the accident and airmail to the buyer within 15 days after the accident, a certificate of the accident issued by the competent government authority or the chamber of commerce which is located at the place where the accident occurs as evidence thereof. If the said "Force Majeure" cause lasts over 60 days, the buyer shall have the right to cancel the whole or the undelivered part of the order for the goods as stipulated in the Contract.

Arbitration:Both parties agree to attempt to resolve all disputes between the parties with respect to the application or interpretation of any term hereof of transaction hereunder, through amicable negotiation. If a dispute cannot be resolved in this manner to the satisfaction of the seller and the buyer within a reasonable period of time, maximum not exceeding 90 days after the date of the notification of such dispute, the case under dispute shall be submitted to arbitration if the buyer should decide not to take the case to court at a place of jurisdiction that the buyer may deem appropriate. Unless otherwise agreed upon by both parties, such arbitration shall be held in Shanghai, and shall be governed by the rules and procedures of arbitration stipulated by the Foreign Trade Arbitration Commission of the China Council for the Promotion of International Trade. The decision by such arbitration shall be accepted as final and binding upon both parties. The arbitration fees shall be borne by the losing party unless otherwise awarded.

The Buyer: The Seller:

从例 1-1 来看,销售合同的约文一般由基本条款(主要条款)和一般条款两部分构成。基本条款包括:货物名称和规格;成交数量;货物包装和运输标志;单价和总值;装运期;装运口岸;装运通知;投保人、投保险别、投保金额及保险条款;支付工具和方式;单据。基本条款是合同的主体内容,因此,也被人们称为主要条款。

一般条款是对合同基本条款的补充说明或作为双方订立的多份合同的共性条款,主要包括商检、索赔、仲裁及不可抗力等项内容。

二、国际货物销售合同的检验检疫条款

国际贸易中,国际货物销售合同是进出口商品重要的检验依据。有关进出口商品检验检疫的条款是十分重要的,它关系到贸易的成败和经济得失。出口商品能否顺利地交货履约,进出口商品能否保证符合订货质量要求,以及发生问题时能否对外索赔挽回损失,都与合同的商品检验检疫条款密切相关。

合同中的商品检验检疫条款,一般分为品质数量条款和检验索赔条款两个方面。

品质数量条款是对进出口商品品质、规格、等级、包装和数量等的具体要求,各种商品、各个合同往往都不一样。品质数量条款是评定进出口商品是否合格的重要检验依据。有的商品订明了有关检验标准或抽样、检验方法,有的商品甚至还要规定使用检测仪器设备,防止使用不同标准,不同抽样、检验方法,或使用不同精度的仪器设备,得出不同的检验结果而引起争议。

检验索赔条款是有关检验交货和复验索赔的条款,包括发货人的检验机构、检验时间、检验地点,收货人的复验、复验机构、索赔期限、检验费用,以及仲裁等条款。

■ 链接 ■

订立进出口商品的检验时间和地点的常用方法

在国际贸易中,进出口商品检验的时间和地点,密切关系着买卖双方的切身利益,因为它涉及检验权、检验机构以及有关的索赔问题。根据国际惯例,进出口商品的检验时间和地点一般有以下三种做法:

(1)以离岸品质、数量为准。由卖方在装运口岸装运前,申请检验机构对出口商品的品质、数(重)量进行检验,检验后出具的检验证书作为商品品质、数(重)量的最后依据。这种做法,买方对货物无复验权,也就是没有提出索赔的权利。

(2)以到岸品质、数量为准。货物运抵目的港后,由当地的检验机构检验,并以其出具的检验证书为最后依据,如品质、数(重)量与合同规定不符,买方凭检验证书向卖方提出索赔,除非造成上述不符情况属于承运人或保险人的责任,卖方一般不得拒绝理赔。

(3)买方有复验权。卖方在装运前进行检验的检验证书,并不是最后依据,而是交货依据,货到目的地,允许买方进行复验,发现到货的品质、数(重)量与合同规定不符,属于卖方责任的,可凭检验证书向卖方提出索赔。这种做法兼顾了买卖双方的利益。我国在进出口业务中,大都采用这种做法。

我国进出口贸易合同一般都列有规定收货人有复验权的条款。出口贸易合同最好订明:"双方同意以装运港中国出入境检验检疫机构签发的品质、数(重)量检验证书作为信用证项下议付所提出单据的一部分。买方有权对货物的品质、数(重)量进行复验,列明复验费由××负担。如发现品质或数(重)量与合同不符,买方有权向卖方索赔,但须提供经卖方同意的公证检验机构出具的检验报告。索赔期限为货物到达目的港××天内。"进口贸易合同最好订明:"双方同意以制造厂(或××检验机构)出具的品质及数(重)量检验证明书作为有关信用证项下付款的单据之一。货到目的港经中国出入境检验检疫机构复验,如发现品质或数(重)量与本合同规定不符,除属保险人或承运人责任外,买方凭中国出入境检验检疫机构的检验证书,在索赔有效期内向卖方提出退货或索赔。索赔有效期为××天,自货物卸毕日期起计算。所有退货或索赔引起的一切费用(包括检验费)及损失均由卖方承担。"上述索赔有效期限根据不同商品和国内调运、检验等实际情况以及检验工作的繁简,作出不同的规定,如30~150天。对机电仪商品应在合同加订品质保证期(一般为1年),以便在使用过程中如发现材质次劣、装配不当、工艺加工不良,以致使用中发生故障、损坏和性能显著降低,以及发现其他隐蔽性严重缺陷等问题,属于发货人责任的,可在品质保证期内凭出入境检验检疫机构出具的证书向发货人索赔。

通过贸易、科技合作、交换、赠送、援助等方式输入动植物、动植物产品和其他检疫物的,应当在合同或者协议中订明中国法定的检疫要求,并订明必须附有输出国家或者地区政府出入境检验检疫机关出具的检疫证书。

单元三　熟悉与报检、报关相关的贸易单证

单证,也称单据(Documents),是指交易过程中的一系列证明文件,它是在国际贸易和国际结算中直接说明货物有关情况的商业凭证。它通常由出口商应进口商和其他有关方的要求备妥并提交。

贸易合同签订后,在合同履行过程中的每一个环节都有相应的单据缮制、组合及运行(如图1-2所示)。

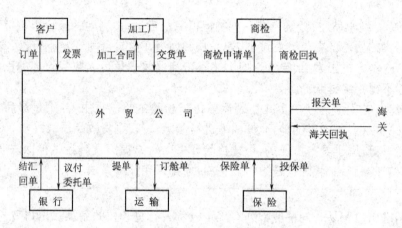

图1-2　出口业务涉及的单证示意图

单据与货款的对流原则已成为国际贸易中商品买卖支付的一般原则。首先,单据可以代表物权,即货运单据代表着货物所有权。货运单据的转移意味着货物所有权的转移,卖方交付货运单据就意味着交付货物,而买方取得货运单据就意味着收到货物,谁控制了货运单据就等于控制了货物;其次,单据是一种履约证明和付款的依据,即单据是有关交易方履行合同的证明。卖方按期向买方交付合同规定的单据就意味着它履行了合同规定的义务,而没有按期交单或者没有交齐合同规定的单据就意味着它没有完全履行合同规定的义务,它就无法取得货款或者取得全部货款。

按单据的作用不同,贸易单据可分为两大类:基本单据和附属单据。基本单据(Basic Documents),即在交易中不可缺少的单据,包括运输单据、商业发票、保险单。附属单据(Additional Documents),是指除基本单据外,进口商根据本国政府有关规定或货物本身不同特点而要求出口商提供的单据。它本身又可以分为两类:一是进口国官方要求必须提供的单据,如海关发票、领事发票、产地证、检疫证、商品出口许可证、配额、装船证明等;二是由于货物本身的特点而要求出口商提供的说明货物情况的单据,如装箱单、重量单、尺码单、检验单、验货报告、受益人证明等。

以下对与报检、报关有关的主要单据——商业发票、运输单据进行介绍。关于产地证,我们将以专门的单元进行详述。

一、商业发票

商业发票(Commercial Invoice)是说明卖方履约的中心单据,是交易双方记账的凭证,是报关纳税的依据。UCP600 规定:除非信用证另有规定,商业发票:①必须在表面上由信用证指名的受益人为抬头开立;②必须做成以信用证申请人为抬头;③无须签署。除非信用证另有规定,银行可拒绝接受其金额超过信用证允许金额的商业发票。商业发票中货物的描述必须与信用证中的描述一致。

(一)商业发票的主要内容

国际上对商业发票的内容与格式并没有统一的规定。通常而言,商业发票的内容可以分为首文、本文和结文三个部分。

1. 首文部分。发票的首文(Heading),是指发票应列示的一些基本情况,包括发票名称、发票开立人的名称与地址、发票号码、合同号码、发票开立的地点与日期、装运货物的船名、装运港、卸货港、收货人的名称、信用证号码等。

2. 本文部分。发票的本文(Body)部分,是指发票应列示的包括运输标志(Shipping Mark)、货物的描述及数量、规格、包装、单价、总金额、毛重与净重以及价格条件等内容。

3. 结文部分。发票的结文(Complementary Clause)部分的内容主要是开立人的签字与盖章。在信用证结算方式中,签字人必须是信用证的受益人。

【例1-2】(商业发票制作实例)上海华联贸易有限公司与加拿大 TMN 公司成交了一笔出口交易,TMN 公司按期开来信用证的部分内容如下:

DOC. CREDIT NUMBER:2017/45687

APPLICANT:TMN CO. , VANCOUVER,CANADA

BENEFICIARY:SHANGHAI HUALIAN TRADING CORPORATION

57 HUAIHAI ROAD SHANGHAI,CHINA

AMOUNT CURRENCY:USD5 256.00

AVALIABLE WITH/BY:FREELY NEGOTIABLE AT ANY BANK BY NEGOTIATION

LOADING IN CHARGE:CHINA

FOR TRANSPORT TO: VANCOUVER VIA HONGKONG

LATEST DATE OF SHIPMENT:170131

DESCRIPTION OF GOODS:

2 920YDS OF 100PCS COTTON DENIM-8 OZ-ROPE DYED INDIGO(CT-121)

DOUBLE P/SHRUNK RESIDUAL AHRINKAGE NOT MORE THAN 3-4PCS 82×50/14S×14S-WIDTH:58/59'

AT USD1.80/YD AS PER PURCHASE ORDER NO. FAB14-20140087/01-02, CIF VANCOUVER

DOCUMENTS REQUIRED:SIGNED COMMERCIAL INVOICE IN TRIPLICATE.

上海华联贸易有限公司根据信用证制作的商业发票如下：

SHANGHAI HUALIAN TRADING CORPORATION
57 HUAIHAI ROAD SHANGHAI，CHINA
INVOICE

TO ：TMN CO. ，　　　　　　　　INVOICE NO. ：SHE11/7203

　　VANCOUVER，CANADA　　　　DATE：JAN. 28，2017

　　　　　　　　　　　　　　　L/C NO. ： 2017/45687

　　　　　　　　　　　　　　　P. O. NO. ： FAB14 – 20170087/01 – 02

SHIPPED FROM SHANGHAI TO VANCOUVER VIA HONGKONG

MARKS&NOS. DESCRIPTION QUANTITY UNIT PRICE AMOUNT

GOLDTRON GARMENTS SDN BHD

PO NO. FAB14 – 20170087/01 – 02

COLOR：INDIGO

R/NO. ：1 – 4，6 – 36

　　　　　　　　　　　　　2 920 YARDS USD1. 80/YARD USD5 256. 00

100PCS COTTON DENIM – 8 OZ – ROPE DYED INDIGO（CT – 121）

DOUBLE P/SHRUNK RESIDUAL AHRINKAGE NOT MORE THAN 3 – 4PCS 82 × 50/14S × 14S –

WIDTH：58/59'

AS PER PURCHASE ORDER NO. FAB14 – 20170087/01 – 02，CIF VANCOUVER

TOTAL：US DOLLARS FIVE THOUSAND TWO HUNDRED FIFTY SIX ONLY

　　　　　　　　　　SHANGHAI HUALIAN TRADING COPORATION
　　　　　　　　　　57 HUAIHAI ROAD SHANGHAI，CHINA

　　　　　　　　　　（受益人签章）
　　　　　　　　　　E. & O. E.

（二）商业发票的补充单据

商业发票的补充单据主要是包装单据。包装单据（Packing Documents）是指一切记载或描述商品包装情况的单据，是商业发票的附属单据，也是货运单据中的一项重要单据。其主要作用是补充商业发票的不足。

包装单据的种类很多，常见的有以下几种：装箱单（Packing List/Packing Slip）（样本见表 1 – 3）；包装说明（Packing Specification）；详细装箱单（Detail Packing List）；包装提要（Packing Summary）；重量单（Weight List/Weight Note）；重量证书（Weight Certificate/Certificate of Weight）；磅码单（Weight Memo）；尺码单（Measurement List）（样本见表 1 – 4）；花色搭配单（Assortment List）等。根据商品的不同和信用证要求的不同，出口商要提供适当的包装单据。

表 1 - 3　装箱单

Issuer:	装箱单 Packing List	
	Invoice No.	Date
To:		
Marks & No.; No. & Kind of Pkgs; Description of Goods	Gross WT. kgs	Net WT. kgs.	Measts. M³

表 1 - 4　尺码单
Measurement List

No:＿＿＿＿＿＿＿＿＿＿＿＿　　　　　　Date:＿＿＿＿＿＿＿＿＿＿＿＿

Contract No. ＿＿＿＿＿＿＿＿＿＿＿　　第 Page ＿＿＿＿＿＿＿＿＿＿页

标志及箱号 Marks & No.	品名及规格 Article and Specification	数量 Quantity	件数 Package	尺码 Measurement

　　包装单并无固定的格式和内容,一般由出口商根据货物的种类和进口商的要求仿照商业发票的大体格式来制作,出口商制作的包装单格式不尽相同,但基本栏目内容相似,主要包括单据名称、编号、出单日期、货物名称、唛头、规格、件数、毛重与净重、签章等,有时还涉及包装材料、包装方式、包装规格等。

　　包装单的各项内容必须与其他单据一致,尤其是重量、件数或尺码等必须与提单一致,还要与实货相符。为了与发票保持一致,包装单、重量单、尺码单的号码应与发票上的相同;它们的日期与发票日期相同或略迟于发票日期,但不得早于发票日期;它们不列明收货人、价格和货物装运情况;货物的描述使用统称。

二、运输单据

运输单据是证明货物载运情况的单据,是当出口商将货物交给承运人办理装运时,由承运人签发给出口商的证明文件,证明货物已发运或已装上运输工具或已接受监管。由于运输方式不同,运输单据的种类有很多,如海运提单、航空运单、快邮和邮寄收据、铁路运单、多式联运单据、公路运单等。

(一)海运提单

海运提单(Bill of Lading,B/L)(以下简称"提单",样本见表1-5)是海运时使用的运输单据,它是由承运人或其代理人根据运输合同签发给托运人的,表明接受特定的货物或货物已装上船并将经海洋运至目的地交给收货人的收据和物权凭证。收货人在目的港提取货物时,必须提交正本提单。提单是一种货物所有权凭证(Document of Title)。谁拥有提单,谁就拥有了货物。提单持有人可据以提取货物,也可凭此向银行押汇,还可在载货船舶到达目的港交货之前进行转让①。提单是承运人与托运人之间运输契约(合同)的证明②。物权凭证、货物收据、运输合同的证明这三个基本功能就是提单在法律上的核心内容。

表1-5 海运提单样本

(1)Shipper					
(2)Consignee			COSCO		
(3)Notify Party			B/L No.(4)		
(5)Pre Carriage by	(6)Port of Receipt		中国远洋运输公司 CHINA OCEAN SHIPPING COMPANY		
			Cable: Telex:		
(7)Ocean Vessel	(8)Port of Loading		COSCO BEIJING 22264CPCPK CN		
			GUANGZHOU 44080COSCA CN		
(9)Port of Discharge	(10)Place Delivery		SHANGHAI 33057COSCO CN		
(11)Container No.	(12)Seal No. Marks & Nos.	(13)No. of containers or Pkgs.	(14)Kind of Packages; Description of Goods	(15)Gross Weight	(16)Measurement

---

① 提单还是一种可以流通的有价证券,作为对价转让的标的物或贷款的抵押品,但提单的转让必须在承运人交货前才有效。提单持有人必须在货物运抵目的港一定时间内把货提走,过期不提,视为无主货物,承运人可对货物行使处置之权。

② 提单本身并不是运输契约,由于运输契约是在装货前商订的,而提单一般是在装货后签发的,因而提单只是运输契约的证明。

续表

(17) TOTAL NUMBER OF CONTAINERS OF PACKAGES (IN WORDS)					
(18) Freight & charges	(19) Revenue Tons	(20) Rate	(21) Per	(22) Prepaid	(23) Collect
(24) Ex. Rate	(25) prepaid at	(27) payable at		(29) Place and date of Issue	
	(26) Total Prepaid	(28) No. of Original B(s)/L		Signed for the Carrier	
LADEN ON BOARD THE VESSEL (30) Date： (COSCO STANDARD FORM 07) BY：COSCO SHANGHAI SHIPPING CO. ,LTD. ××× (31) ENDORSEMENT：				COSCO　SHANGHAI　SHIPPING CO. ,LTD. ××× (32) COPIES	

　　不同船公司设计的提单格式和内容不尽相同,但由于海运提单是物权凭证,直接牵涉各关系人的责任和权益,因而要求内容尽可能详尽明确,以避免或减少纠纷。完整的提单包括正面关于商品装运情况的记载和背面印就的运输条款。

　　1.由托运人填写部分。由托运人填写部分包括托运人、收货人和被通知人的名称和地址、提单号码、船名、装运港和目的港、货物名称叙述、装船件数、毛重、体积、运输标志、包装方式、全套正本提单份数等。

　　2.由承运人或代理人填写部分。由承运人或代理人填写部分包括运费交付情况、签发日期与地点、船公司的签章、船长或其代理人的签章等。

　　3.承运人或其代理人印定的部分。承运人或其代理人印定的部分是承运人对接受委托承运货物的若干代理契约型的声明文字,主要包括:装船条款、内容不知悉条款、承认接受条款、签署条款。

　　提单背面印就的运输条款规定了承运人的义务、权利和责任的豁免,是承运人与托运人双方处理争议时的依据。

　　(二)航空运单

　　航空运单(Air Way Bill)是空运承运人与托运人订立的民用航空货运凭证。它具有货物收据、运输合约、运费账单、报关依据以及承运人内部业务往来依据等作用,但不是物权凭证,只能做成记名收货人抬头,不能背书转让。

　　航空运单正面载有航线、日期、货物名称、数量、包装、价值、收货人名称与地址、发货人名称与地址、运杂费等项目,背面则印有规定托运人和承运人双方各自责任、权利和义务等内容的规章条款。

我国国际航空运单由一式 12 联组成,包括 3 联正本、6 联副本和 3 联额外副本。3 联正本中,第一联正本交给货主;第二联由承运人(航空公司)留存,为运费账单和发票,作为各方费用结算的凭证;第三联注有"Original for the Consignee"字样,作为随机单据,到目的地后交收货人,作为核收货物的依据。航空运单签发日期不能超过交单的限期,否则会违反信用证的规定①。

（三）铁路运单

铁路运单(Rail Waybill)是国际铁路运输中使用的单据,是由铁路承运人或其代理人签发的证明托运人与承运人运输合约的凭证。

铁路运单只是运输合约的证明和货物收据,不是物权凭证,同航空运单一样,一律记名,不得转让。

（四）公路运单

公路运单(Road Waybill)是利用汽车运输时,由承运人或代理人签发的,作为收到货物的收据和运输合同的证明。

（五）邮包收据和快邮收据

邮包收据和快邮收据(Post Parcel Receipt and Courier Receipt)是货物采取邮包运输方式邮寄时,邮局或快递公司出具的货物收据或邮寄证明。它由寄件人填写寄、收件人的名称及地址,寄件物体名称、价值等内容。邮局核实重量并收费后,予以签发。

邮包收据和快邮收据一律做成记名抬头,只能由指定收件人领取,因此,它只是邮件收据和合同证明,不是物权凭证,不能转让。

（六）多式联运单据

多式联运单据(Multimodal Transport Document)是在货物的运输过程中使用一种以上的运输工具,由联运经营人签发的证明多式联运合同以及证明联运经营人接管货物并按合同条款妥善交付货物的单据,又称联合运输单据(Combined Transport Document)。

多式联运是随集装箱运输的推广而发展起来的一种综合运输方式。签发此单据的人称为联运经营人,该人一般不掌握运输工具,一方面以承运人身份向货主揽货,另一方面又以托运人的身份向实际承运人托运;对托运人来说,他是总承运人,负责完成全程运输并负责赔偿货物在运输过程中发生的灭失和损坏。所以多式联运单据可以概括为"五个一":

一张单据,即全程运输只要一份运输单据;

一人签发,即单据只需多式联运经营人签发,而不需要每个承运人签发;

一个多式联运航程,即尽管使用几种运输工具,但只作为一个航程对待;

一人负责整个航程的完成,即联合运输经营人负责自收货地到交货地的运输;

---

① UCP600 规定,航空运单只有在特别要求实际发运日期时,才以运单批注的发运日期为装运日期,否则均以签发日期作为装运日期。

一人负责灭失与损坏,即由联合运输经营人负责货物在运输过程中的灭失与损坏。

多式联运单据分为可转让的和不可转让的两种。前者像提单一样做成指示式,通过背书交付来完成转让手续;后者必须列明收货人,收货人不能转让单据。

多式联运单据一般包括以下内容:货物品类、标志、危险特征的声明、包数或者件数、重量;货物的外表状况;多式联运经营人的名称与主要营业地;托运人名称;收货人名称;多式联运经营人接管货物的时间、地点;交货地点;交货日期或者期间;多式联运单据可转让或者不可转让的声明;多式联运单据签发的时间、地点;多式联运经营人或其授权人的签字;每种运输方式的运费、用于支付的货币、运费由收货人支付的声明等;航线、运输方式和转运地点;关于多式联运遵守公约的规定的声明;双方商定的其他事项。以上一项或者多项内容的缺乏,不影响单据作为多式联运单据的性质。

单元四　原产地证业务注册与申报

原产地证(简称产地证)是证明商品的原产地,即货物的生产或制造地方的一种证明文件。它是进口国对进口货物确定关税待遇,进行贸易统计,实行数量限制和控制从特定国家进口的主要依据。形象地说,原产地证书是商品进入国际贸易领域的"经济国籍"和"护照",出具原产地证书已成为国际贸易中的一个重要环节。

链接

原产地证的作用

一是证明货物的原产地的法律文书。

二是贸易关系人交接货物、结算贷款、索赔理赔、进口国通关验收、征收关税的有效凭证。

三是出口国享受配额待遇,进口国实行差别关税待遇和国别贸易政策、进行贸易统计、实施数量限制和控制从特定国家进口等的重要凭据。

四是各类优惠性原产地证证书是在进口国享受优惠关税待遇的必要凭证。

在我国,根据规定,原产地证书可由政府授权的部门(例如检验检疫机构)或公证机构(例如中国国际贸易促进委员会及其分会)签发,但各种优惠原产地证书只能由政府授权的各地出入境检验检疫机构签发,代表国家对原产于我国的出口货物作出判定和担保,以便这些货物能够在目标国顺利享受相应的优惠待遇。此外,一些国家也认可出口商签发的原产地证书。

一、原产地证的分类

原产地证书分一般原产地证、普惠制原产地证、区域性优惠原产地证。

(一)一般原产地证(CO 证书)

一般原产地证书(Certificate of Origin,CO)是各国根据各自的原产地规则签发的、证明货物原产于某一特定国家或地区、享受进口国正常关税待遇的证明文件。进口国据此对进口货物实施管理和征税,确定准予放行否,实施数量限制否,实施反倾销否,等等。一般来说,各国海关对持有一般产地证的货物按最惠国税率征收关税。

一般原产地证明书可以分为两种,一种是由中国国际贸易促进委员会(China Council for Promotion of International Trade,CCPIT)签发,另外一种是由中国检验检疫机构签发。

正常情况下,符合我国非优惠原产地规则的货物出口至任何国家/地区均可申请一般原产地证书。货物仅在中国加工但未完成实质性改变的,申请人可以向签证机构申请签发加工、装配证书;经中国转口的非原产货物,申请人可以向签证机构申请签发转口证书。

(二)普惠制原产地证(FORM A 证书)

普惠制(Generalized System of Preference,GSP),全称普遍优惠制度,是发达国家给予发展中国家的出口制成品和半制成品(包括某些初级产品)一种普遍的、非歧视的、非互惠的关税制度,即享受比最惠国税率更加优惠的关税待遇。

普惠制原产地证书(Generalize System of Preferences Certificate of Origin),是根据普惠制给惠国原产地规则和相关要求签发的原产地证,它是受惠国货物出口到给惠国时享受普惠制关税优惠待遇的官方凭证。凡受惠国要求享受普惠制待遇的出口商品,均须持有能证明其原产资格的原产地证明书。普惠制原产地证明书有格式 A(即FORM A)、格式 59A、格式 APR 及简易的普惠制原产地证书等。签发普惠制原产地证书的机构是各出入境检验检疫局。

(三)区域性优惠原产地证

区域性优惠原产地证是订有区域性优惠贸易协定的国家官方机构签发的享受相互减免关税待遇的凭证。区域性优惠证书上所列产品应是优惠贸易协定项下的产品。签证依据为相应的区域性优惠原产地规则。简单来说,区域性优惠原产地证书可以帮助企业在清单内的产品减免关税。

目前我国在签的区域性优惠原产地证书有《亚太贸易协定》原产地证书、中国—东盟自由贸易区原产地证书、中国—巴基斯坦自由贸易区原产地证书、中国—智利自由贸易区原产地证书、中国—新西兰自由贸易区原产地证书、中国—新加坡自由贸易区原产地证书、中国—秘鲁自由贸易区原产地证书、中国—哥斯达黎加原产地证书等。此外还有内地与香港、澳门、台湾地区的优惠安排和对最不发达国家特别关税优惠措施。下面择其主要的原产地证予以简述。

1.《亚太贸易协定》优惠原产地证(FORMB)。《亚太贸易协定》前身为《曼谷协定》①。各成员国根据《亚太贸易协定》关税减让谈判结果,对列入本国减让表的原产于所有其他成员国的产品给予关税、边境费和非关税的优惠待遇。在一出口成员国

---

① 《曼谷协定》签订于 1975 年,是在联合国亚太经济社会委员会主持下,在发展中国家之间达成的一项优惠贸易安排,现有成员国为中国、孟加拉国、印度、老挝、韩国和斯里兰卡。2001 年 5 月 23 日,中国正式成为《曼谷协定》成员,这是中国加入的第一个具有实质性优惠关税安排的区域贸易协定。

境内最终制得或加工的产品,如果其使用的来自非成员国或不明原产地的原材料、零件或制品的总价值不超过该产品 FOB 价的 55% ,可享受《亚太贸易协定》优惠待遇。最不发达成员国原产的产品可享受 10 个百分点的额外优惠,即来自非成员国或不明原产地的成分不能超过产品 FOB 价的 65% 。

《亚太贸易协定》原产地证书(Certificate of Origin Asia – Pacific Trade Agreement)的签发依据为《亚太贸易协定》原产地规则及《亚太贸易协定原产地证书签发和核查程序》。《亚太贸易协定》原产地证书采用专用证书样式。《亚太贸易协定》原产地证书有效期:自签发之日起一年。

2. 中国—东盟①自由贸易区优惠原产地证(FORM E)。中国—东盟自由贸易协定对于非完全获得产品采用的是百分比标准,即"增值标准"的判定方法。该产品中原产于中国—东盟自由贸易区的成分占其总价值的比例不应少于 40% 。此外,非完全获得产品的最终生产工序应在中国—东盟自由贸易区缔约方的境内完成。中国—东盟自由贸易区原产地证的签证依据为《中国—东盟自由贸易区原产地规则》及其签证操作程序。中国—东盟自由贸易区原产地证书采用专用证书格式 FORM E。中国—东盟自由贸易区原产地证书有效期:自签发之日起一年。

二、原产地证业务备案

凡申请办理原产地证明书的申请人,必须预先在当地检验检疫机构办理备案登记手续,已备案企业申请新增原产地证书不需要再次备案。原产地证业务备案流程见图 1 – 3。

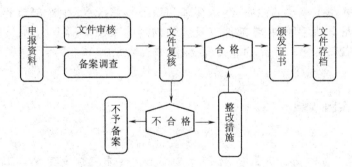

图 1 – 3 原产地证业务备案流程

(一)企业备案

取得合法有效工商营业执照、组织机构代码证、对外贸易经营者备案登记表(或外商投资企业批准证书)的出口企业,不具备对外贸易经营者资格,取得合法有效工商营业执照和组织机构代码证的生产企业,均可办理原产地证备案申请。备案时提

---

① 东盟是东南亚国家联盟(Association of Southeast Asian Nations,ASEAN)的简称,有 10 个成员国:文莱、印度尼西亚、马来西亚、菲律宾、新加坡、泰国、柬埔寨、老挝、缅甸和越南。

供以下材料:①含组织机构代码的证照;②《对外贸易经营者备案登记表》(有出口经营权的企业提供);③法人代表身份证复印件;④原产地证企业备案声明(法人签名,盖公章及企业中英文对照印章)。

申请人登录中国电子检验检疫业务网(http://www.eciq.cn/)业务在线的"原产地证企业备案平台"(http://ocr.eciq.cn/),录入企业基本信息和申报员信息并上传申请资料,向检验检疫机构提交企业备案电子申请。

检验检疫机构受理后进行审核确认通过后,电子回执告知企业核对意见,告知企业原产地证企业备案号。复核不通过的,告知企业原因,企业补正资料后重新提交申请。

(二)产品备案

申请人登录原产地证企业备案平台(http://ocr.eciq.cn/),录入产品信息(生产企业还需录入生产设备信息)并上传证明资料,向检验检疫机构提交产品备案电子申请。备案时提供以下材料:(1)主要原料或零部件的国产证明(包括增值税发票或异地调查结果单);(2)海关出口报关单等相关证明文件。

检验检疫机构受理后核对确认,需要对出口产品实施实地调查的,进入调查流程。由核对机构或委托相关分支机构按要求组织2名工作人员对申请单位进行实地调查,并做出调查意见。检验检疫机构复核通过的,及时以电子回执告知申请人核对意见。复核不通过的,检验检疫机构告知申请人原因及整改意见,申请人整改后重新提交申请。

检验检疫机构在企业首次签发原产地证书前对签证产品进行实地调查的主要内容包括:①生产加工单位的性质、经营管理和设备等状况;②生产出口商品的能力和加工工序情况;③所用原料、零部件以及包装物料的来源及所占比例;④完成检验和最终包装的情况;⑤出口产品的包装、商标及唛头情况。

项目情景实例

在本项目任务的项目情景中,陈湘就是按上述要求完成北京龙口工贸公司的原产地证业务的企业备案工作的。

第一步:陈湘查阅了公司档案记录,发现北京龙口工贸公司没有在北京出入境检验检疫局办理过产地证企业备案手续,因此,需要办理产地证企业备案手续,他决定9月1日办理产地证企业备案手续。

第二步:网上注册并提交材料。陈湘登录中国检验检疫电子业务网(http://www.eciq.cn)→点击【业务在线中的原产地证企业备案平台】→输入组织机构代码、点击【新注册】,进入系统→点击【企业注册】→阅读注意事项、点击【我同意注册】→在【企业基本信息】标签页填写企业基本信息、点击【保存】→记录登录密码→点击【企业电子文档资料】→点击【增加】→按要求上传图片文件→点击【保存】→在【企业产品信息】、【企业申报员信息】和【主要生产加工设备清单】标签页中输入相关信息→点击页面右上角【提交】。成功提交注册申请后,在【综合查询－受理情况查询】中查看申请状态和说明,审核成功后,在【综合查询－企业基本信息查询】中打印企业信息。

第三步:北京出入境检验检疫局对北京龙口工贸公司提交的备案资料进行了详细的审核,并进行了调查,9月4日准予北京龙口工贸公司备案登记。陈湘获得注册号110009999以及原产地证书临时申报员证①。

三、原产地证的申请与签证

企业原产地证书业务备案完成后,企业就具备了申报各类原产地证的资格。在中国完全获得的货物,或者其他国家参与生产,但在中国完成最后实质性改变的出口货物,企业就可以向检验检疫机构申报各类原产地证。检验检疫机构原产地证书签证流程可用图1－4来表示。

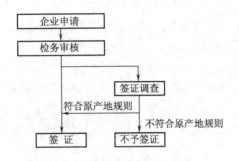

图1－4　原产地证签证流程

(一)普惠制原产地证的申请

申请单位应在货物出运前5天,逐批向检验检疫机构申请签证,并提交:①填制正确、清楚的普惠制原产地证电子申请书;②缮制正确、清楚,并经申请单位手签和加盖公章的普惠制产地证(格式A)一式三份;③出口商品商业发票副本一份;④含有进口成分的产品,还须提交"含进口成分商品成本明细单"一式一份;⑤装箱单及其他有关单证。

检验检疫机构接受申请后,认真审核证书各栏内容,必要时派员去生产厂核查,经查无误的,即予签发。

普惠制原产地证经签发后,申请人如需更改证书内容的,必须征得原签证机构的同意,全数退回原证书,填写更改单,提交更改凭证和重新缮制的普惠制原产地证一式三份,经审核后予以重新签发。

---

①　未经检验检疫机构考核认可的申报员属临时申报员,有效期为1年。临时申报员须按规定在有效期内参加检验检疫机构组织的申报员资格考试,取得正式申报员资质。有效期内没有参加申报员资格考试的,可适当延期。

特殊情况下,货物出运时未申请签发普惠制原产地证,出运后外商又要求格式 A 证书时,申请单位可办理申请后发手续,但必须向出入境检验检疫机构提交货物确已出运的证明文件,经审核同意后,方能予以签发,并加盖"后发"印章。

链接

后发(Issued Retrospectively)

在通常情况下,产地证(格式 A)应在货物装运前或装运时签发。但在个别情况下,出口商在装运后才申请签发格式 A。受惠国签证机构在审核出口商的申请书与相关的出口单据内容一致,而且查对货物在出运时未曾签发过格式 A 后,方可予以签发"后发"证书,并在第四栏中加盖"后发"印章。日本对后发证书规定,只有出于不可避免的原因和人力不可抗拒的情况,后发证书方可生效。但日本办理出口手续所需的时间,通常规定为自货物出口之日起的 10 天之内。因此,在此期限内签发的证书不属于后发证书。

项目情景实例

陈湘采用网上申报方式申请项目情景中货物的普惠制原产地证电子签证。9 月 7 日收到了正确回执。

陈湘收到正确回执后,在企业端软件打印出印有条形码的普惠制产地证格式 A,加盖中英文签证章并签字,再准备好商业发票,与 9 月 9 日将有关单据提交给北京出入境检验检疫局产地证窗口,现场签证、领取了证书。

陈湘填制的普惠制产地证格式 A 见表 1-6。

表 1-6 普惠制原产地证格式 A

(1) Goods consigned from (exporter's business name, address, country) BEIJING LONGKOU INDUSTRIAL AND TRADING COMPANY NO. 34 HUIXIN ROAD, BEIJING CHINA	Reference No. GENERALIIED SYSTEM OF PREFERENCES CERTIFICATE OF ORIGIN (Combined declaration and certificate) Form A Issued in THE PEOPLE'S REPUBLIC OF CHINA (Country)
(2) Goods consigned to (consignee's name, address, country) AAA COMPANY NO. 5 OF SMITH STREET, BARCELONA, Spain	(Country) See Notes Overleaf

续表

(3) Means of transport and route (as far as known) SHIPMENT FROM TIANJIN, CHINA TO BARCELONA BY SEA			(4) For official use		
(5) Item number 1	(6) Marks and numbers of packages N/M	(7) Number and kind of packages: description of goods ONE THOUSAND (1000) CARTONS OF T‐SHIRTS ＊＊＊＊＊＊＊	(8) Origin criterion (see notes overleaf) "P"	(9) Gross weight or other quantity 8 000KGS	(10) Number and date of invoice 2016/F202 SEP.1,2016

(11) Certification 　　It is hereby certified on the basis of control carried out, that the declaration by the exporter is correct. （OFFICIAL STAMP） BEIJING SEP.7,2016 ———————————— Place and date, signature stamp of certifying authority	(12) Declaration by the exporter 　　The undersigned hereby declares that the above details and statements are correct; that all the goods were produced in CHINA ———————————— （country） 　　And that they comply with the original requirements specified for those goods in the Generalized System of Preferences for goods exported to SPAIN ———————————— （Importing country） BEIJING SEP. 8,2016 ———————————— Place and date, signature of authorized signatory

普惠制产地证 FORM A 证书的填制要求如下：

第一栏：出口商名称、地址、国别。此栏出口商名称必须是经检验检疫局登记注册，其名称、地址必须与档案一致。必须填明在中国境内的出口商详细地址、国名（CHINA）。

第二栏：收货人的名称、地址和国别。一般应填写给惠国最终收货人名称，即提单通知人或信用证上特别声明的收货人，到欧盟国家如最终收货人不明确可填"To order"字样。

第三栏：运输方式及路线。一般应填装货和到货地点（始发港、目的港等）、离境日期及运输方式（如海运、陆运、空运、陆海联运等）。如系转运商品，应加上转运港

（如 via Hong Kong 等），离境日期须用 on 或 after，不能用 before 或 about。此栏日期应不早于签证日期。

第四栏：供官方使用。申请单位不用填。在签发"后发"、"补发"证书时由签证机构在证书正本和副本上加盖相应的印章。

附有日本原材料证明的 FORM A 证书，应由申请单位在此栏加上"附件参考号×××"（Annex Ref No. ×××）。

第五栏：商品顺序号。如果同批出口货物有不同品种则可按不同品种分列"1""2""3"…单项商品此栏可不填。

第六栏：唛头及包装号。此栏应照实填具完整的图案、文字标记及包装号。如无唛头，应填 N/M 字样。此栏不得出现"中国香港、中国台湾或其他国家和地区制造"、"见提单"、"见发票"等的字样。

第七栏：商品名称、包装数量及种类。此栏应首先填明详细的商品名称及原材料。在商品名称后须加上大写的英文数字并用括号加上阿拉伯数字及包装种类或度量单位。如同批货物有不同品种则要求有总包装箱数。最后应加上截止线，以防止填伪造内容。国外信用证有时要求填具合同、信用号码等，可加在截止线下方空白处。

第八栏：原产地标准。此栏是国外海关审证的核心项目，必须认真审核。全为中国原产品，不含任何进口成分，不论去哪个国家，只要原材料全部中国产，均填"P"。有进口成分的产品（须符合原产地标准）出口欧盟、瑞士、挪威、日本等国的，填写"W"并在字母下方加注该商品的四位数字级的 HS 税目号。出口加拿大的（商品的进口成分不得超过该商品出厂价的40%），只填"F"字样，不填 HS 编码。出口澳大利亚、新西兰的，此栏可留空或填"W"加 HS 编码。出口俄罗斯、白俄罗斯、捷克、斯洛伐克、乌克兰的含进口成分的商品（其进口成分不得超过离岸价的50%）填"Y"字样，并在字母下面打百分比。

普惠制产地证原产地标准的填写可归纳为表 1-7。

表 1-7　普惠制产地证原产地标准的填写一览表

证书种类	证书种类代码	目的国家	原产地标准及其填制
普惠制原产地证书	G	欧盟、挪威、瑞士、土耳其、日本和列支敦士登	①完全原产：填写"P"； ②非完全原产：满足加工清单要求，未列入的满足品目号改变规则，填写"W"加出口产品 HS 品目号，例如："W"94.05
		加拿大	①完全原产：填写"P"； ②非完全原产：进口成分价值不超过包装完毕待运加拿大的产品出厂价的40%，填写"F"； ③非完全原产：经多个最不发达国家加工的产品，进口成分价值不超过包装完毕待运加拿大的产品出厂价的40%，填写"G"

续表

证书种类	证书种类代码	目的国家	原产地标准及其填制
普惠制原产地证书	G	白俄罗斯、俄罗斯联邦、哈萨克斯坦、乌克兰	①完全原产:填写"P"; ②非完全原产:进口成分价值不超过产品离岸价格的50%,填写"Y"加非原产成分价值占产品离岸价的百分比,例如:"Y"50%; ③非完全原产:进口成分价值不超过产品离岸价格的50%,在一个受惠国生产而在另一个或数个其他受惠国制造或加工的产品,填写"PK"
		澳大利亚、新西兰	①完全原产:填写"P"; ②非完全原产:本国成分价值不小于产品出厂价的50%,留空

第九栏:毛重或其他数量。此栏填写商品的单位,如"只"、"件"、"匹"、"双"等。以重量计算的,则填毛重,只有净重的,填净重即可,但要标上:N. W. (Net Weight)。

第十栏:发票号及日期。此栏不得留空,为避免误解。月份一律用英文缩写。此栏所填发票日期必须与发票一致。发票日期不能晚于第十一、第十二栏日期,年份需用4位数。

第十一栏:签证当局的证明。此栏由签证人员审核无误后签名并加盖公章。

第十二栏:出口商的申明。此栏应有出口国名"中国(CHINA)"和进口国名,进口国名必须与第三栏目的港一致。申报单位须在此栏加盖经检验检疫局注册的单位印章及手签。此栏日期不得早于第十栏日期。

(二)一般原产地证的申请

一般原产地证(样本见表1-8)是证明我国出口货物在中国生产和制造的证明文件。我国目前所签发的原产地证已成为国际贸易中的一个重要环节,货物进口国据此对进口货物给予不同的关税待遇和决定限制与否。根据《中华人民共和国出口货物原产地规则》规定,国家质检总局在地方的检验检疫机构、中国国际贸易促进委员会及其分会负责签发原产地证。一般产地证的全称是:"中华人民共和国原产地证明书",英文为:CERTIFICATE OF ORIGIN OF THE PEOPLE'S REPUBLIC OF CHINA。

在我国境内依法设立,享有对外贸易经营权的企业,从事"来料加工"、"来样加工"、"来件装配"和"补偿贸易"业务的企业,外商投资企业,可以向签发机构申请签发原产地证。凡进口方要求由我官方机构签发一般原产地证的,申请单位应向我国的出入境检验检疫机构申请办理;凡进口方要求由我民间机构签发一般原产地证的,申请单位应向贸促会申请;未明确要求的,可向我国的出入境检验检疫机构或贸促会申请。

表1-8 一般原产地证书

1. Exporter(出口方)	Certificate No. CERTIFICATE OF ORIGIN OF THE PEOPLE'S REPUBLIC OF CHINA			
2. Consignee(收货方)				
3. Means of transport and route(出运日期、运输方式和路线)	5. For certifying authority use only(签证机构用栏)			
4. Country/region of destination(目的国/地区)				
6. Marks and numbers of packages(运输标志)	7. Number and kind of packages;description of goods(商品名称、包装数量及种类及总件数)	8. HS Code(商品编码)	9. Quantity or weight(数量或重量)	10. Number and date of invoices(发票号码及日期)

11. Declaration by the exporter(出口商声明、签字、盖章栏)
  The undersigned hereby declares that the above details and statements are correct; that all the goods were produced in China and that they comply with the Rules of Origin of the People's Republic of China.
 	
Place and date, signature and stamp of authorized signatory
	12. Certification(签证机构证明、签字、盖章栏)
	  It is hereby certified that the declaration by the exporter is correct.
	
	Place and date, signature and stamp of certifying authority			

如果要申请签发一般原产地证书,其产品必须符合中国出口货物原产地规则①。对于企业申报的产品,在收到有关企业的注册申请后,签发机构将派员对生产企业进行实地调查,核对企业提供的有关资料,查看生产企业的原材料情况的生产和加工工序,核算产品中使用的进口成分的价值在制品中所占的比例,以便确定其原产地资格。

申请单位应至少在货物出运前3天,向签证机构申请签证,提交:①一般产地证申请书一份;②缮制正确、清楚并经申请单位手签人员手签和加盖公章的一般产地证一式四份;③出口商的商业发票副本一份;④含有进口成分的产品还得提交产品成本明细单。

原产地证一般应在货物出运前签发。但如属特殊情况,未能及时申请签证,签发机构可酌情办理"后发证书"。申请签发"后发证书"时,申请单位除应提交上述单据

---

① 在我国境内加工装配的产品,不符合"中华人民共和国出口货物原产地规则"有关规定、不能签发一般产地证的,可以申请《加工装配证明书》。申请该证书的方法与申请产地证相同。非中国原产的货物,如经过我国再转运至其他国家,可以向签证机构申请签发《转口证明书》。申请该证书时,申请单位应当提供证明该批货物产地的有关材料。申领这两种证书的申报手续和所需单据与一般产地证相同。

外,还应提交解释迟交申请书原因的函件,该批货物的提单/航空提单/邮政收据。

如果已签发的证书正本被盗、遗失或损毁,从签发之日起半年内,申请单位可申请重新签发证书,即"复本证书"。申请单位在申请签发复本证书前,应首先在《中国检验检疫报》上作遗失声明。申请单位在申请复本证书时,除应提交重新缮制的复本证书外,还应申明理由和提供依据。复本证书的有效期仍按原发证书签发日期起算,证书第四栏中加注"此证为某年某月某日所签发的第×××××号证书的复本,原证作废",并加盖"复本"印章。复本证书的号码要重编,为便于存档,在原发证书后缀以 A 即成,签发日期按重发日期填制。

如果申请人要求更改或补充已签发证书的内容时,应填写《更改申请单》,申明更改理由和提供依据,退回原签发证书。签证机构经审核无误后予以签发新证。

一般原产地证明书的填制与普惠制格式 A 的填制基本相同。

（三）区域性优惠证书的申领

区域性优惠证书的申领流程与一般原产地证、普惠制原产地证基本相同。但要注意以下几点:

第一,中国—智利自由贸易区原产地证书没有后发,必须在货物出运前或出运后 30 天内申请办理;《亚太贸易协定》原产地证书无后发,必须在货物出运前或出运后 3 日内申请办理;中国—巴基斯坦自由贸易区原产地证书货物出运后 15 天内不算后发,一年内可补发;中国—新加坡自由贸易区原产地证书无后发,必须在货物出运前申请。

第二,原产地标准的填写见表 1-9。

表 1-9　区域性优惠证书原产地标准填写一览表

证书种类	证书种类代码	目的国家	原产地标准及其填制
中国—东盟自贸区优惠原产地证书	E	东盟成员国	①完全原产:填写"X"; ②非完全原产:中国—东盟自贸区成分大于等于产品离岸价40%,填写中国—东盟自贸区成分占产品离岸价的百分比,例如:40%; ③非完全原产:符合特定原产地标准,填写"PSR"
《亚太贸易协定》原产地证书	B	孟加拉国、印度、韩国、斯里兰卡	①完全原产:填写"A"; ②非完全原产:非原产成分小于等于产品离岸价55%,填写"B"加非原产成分占产品离岸价的百分比,例如55%; ③非完全原产:使用原产地累计的,成员国成分累计不低于产品离岸价的60%,填写"C"加累计原产成分占产品离岸价的百分比,例如:60%; ④非完全原产:最不发达成员国在以上②③基础上再享受 10 个百分点优惠,填写"D"

证书种类	证书种类代码	目的国家	原产地标准及其填制
中国—巴基斯坦自贸区原产地证书	P	巴基斯坦	①完全原产：填写"P"； ②非完全原产：单一国家成分或中巴自贸区累计成分大于等于产品离岸价40%，填写单一国家成分或中巴自贸区累计成分占产品离岸价的百分比，例如：40%； ③非完全原产：符合特定原产地标准，填写"PSR"
中国—智利自贸区原产地证书	F	智利	①完全原产：填写"P"； ②非完全原产：区域价值成分大于等于产品离岸价40%，填写"RVC"； ③非完全原产：符合特定原产地标准的，填写"PSR"
中国—新西兰、中国—秘鲁、中国—哥斯达黎加自贸区原产地证书	N/R/L	新西兰、秘鲁、哥斯达黎加	①完全原产：填写"WO"； ②非完全原产：完全由获得原产资格的材料制成，填写"WP"； ③非完全原产：符合特定原产地标准中税则归类改变、工序要求的，填写"PSR"；符合特定原产地标准中区域价值成分(RVC)要求的，填写"PSR"并加注区域价值成分百分比
中国—新加坡自贸区原产地证书	X	新加坡	①完全原产：填写"P"； ②非完全原产：区域价值成分大于等于产品离岸价40%，填写"RVC"； ③非完全原产：符合特定原产地标准的，填写"PSR"

单元五 了解我国的对外贸易管制

对外贸易管制，也称国际贸易管制或贸易管制，即进出口贸易的国家管制，是指国家为了宏观经济利益和制定国内外政策的需要，履行所缔结或加入国际条约的义务，确立实行各种对外贸易制度并采取有效管理和规范对外贸易活动的总称。受管制的货物在进出境时要提交经授权部门批准的有关证件。

一、对外贸易管制概述

对外贸易管制是政府的一种强制性行政管理行为，具体施行：进出口禁止、限制、自动许可、进出口收付汇核销、反倾销、反补贴、保障等管制措施。

（一）对外贸易管制的目的、分类及实现手段

1.对外贸易管制的目的。对外贸易管制的目的主要有三项：①保护本国经济利

益、发展本国经济,如保护民族工业,维持优势地位等;②推行本国的外交政策;③实现国家职能。

2.对外贸易管制的特点。对外贸易管制的特点主要体现在三个方面:①对外贸易管制政策是一国对外政策的体现;②贸易管制会因时因势而变化;③一般以对进口的管制为重点。

3.对外贸易管制的分类。目前国际上对对外贸易管制通常有三种分类形式:

(1)按管理目的分类:对外贸易管制分为进口贸易管制和出口贸易管制。

(2)按管制手段分类:对外贸易管制分为关税措施和非关税措施。非关税措施是指除关税以外影响一国对外贸易的主要政策措施。其包括限制进口措施、鼓励出口措施、鼓励进口措施、出口管制措施、贸易制裁措施等。

(3)按管制对象分类:对外贸易管制分为:①货物进出口贸易管制;②技术进出口贸易管制;③国际服务贸易管制。

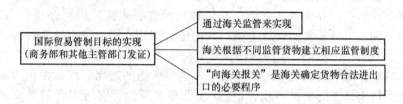

图1-5　对外贸易管制的实现手段

4.对外贸易管制的实现手段。国家对外贸易管制的目标是以对外贸易管制法律、法规为保障,依靠有效的政府行政管理手段来最终实现的。海关监管是实现对外贸易管制的重要手段(见图1-5),商务部及其他行业主管部门依据国家对外贸易管制政策发放各类许可证或文件,由海关验证审核"单"(包括报关单在内的各类报关单据及其电子数据)、"证"(各类许可证件及其电子数据)、"货"(实际进出境货物)三要素是否相符。"单、证、货"三要素互为相符是海关确认货物合法进出口的必备条件。"单"与"证"是货物清关流程中在报关环节向海关申报时需要提交的资料。海关只有在确认"单单相符""单货相符""单证相符""证货相符",且申报人已办结税费缴纳的情况下才给予货物的放行。

(二)对外贸易管制的构成

我国已形成了对外贸易管制的基本框架和法律体系。法律体系主要有:①宪法;②相关法律,如《中华人民共和国对外贸易法》《中华人民共和国海关法》《中华人民共和国商品检验法》等;③行政法规,如《中华人民共和国进出口管理条例》等;④部门规章;⑤国际条约、协定。我国目前所签订生效的各类国际条约,虽然不属于我国国内法的范畴,但就其效力而言可视为我国对外贸易管制的法律渊源之一。

我国对外贸易管制制度是由一系列管理制度构成的综合管理制度,其中包括:对外贸易经营者的资格管理制度、进出口许可制度、海关监管制度、关税制度、出入境检验检疫制度、进出口货物收付汇管理制度以及贸易救济制度等。其内容体系可简要概括为"备""证""检""核""救"5个字(见表1-10)。

表1-10 对外贸易管制概要

备	证	检	核	救
对外贸易经营者的资格核准(备案)。由商务部门审核核准(即进出口经营权和范围审批)	货物、技术进出口许可证等其他证件。由商务部及其他主管部门签发	进出境商品检验、动植物检疫、卫生检疫。由国家质检总局负责(即报检/报验)	进出口收付汇核销制度。由国家外汇管理局负责	贸易管制救济措施:反倾销、反补贴、保障措施。由商务部、国务院税则委员会主导

1."备",即对外贸易经营资格的备案登记。我国对外贸易经营者的资格管理制度规定,对对外贸易经营者的资格管理实行备案登记制度。它突出强调的是我国对外贸易经营者在从事或参与对外贸易经营活动以前,须按规定向国务院商务主管部门或者其委托的机构办理备案登记。对外贸易经营者未按照规定办理备案登记的,海关不予办理进出口货物的验放手续。我国还对部分货物的进出口实行国营贸易管理①。国营贸易是指国家(政府)所出资设立的或所经营的并具有进出口权的贸易企业所从事的具有强烈行政色彩的贸易活动。这里所指的进出口权是指由国家对国营贸易企业所特别授予的一种特权,具有排他性和垄断性。实行国营贸易管理货物的进出口业务只能由经授权的企业经营,但国家也允许部分数量的国营贸易管理货物的进出口业务由非授权企业经营。

2."证",即货物、技术进出口的许可。进出口许可是国家对进出口的一种行政管理制度,既包括准许进出口的有关证件的审批和管理制度本身的程序,也包括以国家各类许可为条件的其他行政管理手续,这种行政管理制度称为进出口许可管理制度。进出口许可制度不仅是我国贸易管制的核心管理制度,而且也是我国贸易管制的主要实现方式之一。进出口许可属于非关税措施,其管理的范围见图1-6。

进出口许可管理的范围 { 禁止进出口货物和技术
限制进出口货物和技术
自由进出口技术
自由进出口中部分实行自动许可管理的货物

图1-6 进出口许可管理的范围

我国对外贸易管制实行许可证和配额管理。有的货物可以通过直接发放许可证管理,有的却实行需要先获得配额证明再申领许可证件相结合的管理。商务部每年都会发布当年的进出口货物管理目录,大家可以上网查询最新政策。

---

① 实行国营贸易管理的进出口货物目录和授权企业的目录,由国家商务部会同相关经济管理部门制定公布。目前我国实行国营贸易管理的商品主要包括玉米、大米、煤炭、原油、成品油、棉花、锑及锑制品、钨及钨制品、白银等。

列入国家公布的禁止进出口商品目录的商品以及其他法律法规明令禁止或停止进出口的商品,任何企业不得经营进出口。

凡属于限制进出口的货物和技术,在办理报检、报关之前必须申领相关进出口许可证件,方可凭证进出口。我国限制出口货物按照其限制方式划分为出口配额限制和出口非配额限制。出口配额限制有两种管理形式,即出口配额许可证管理和出口配额招标管理。

由于国家监测进出口情况的需要,我国对部分属于自由进口的货物实行自动进口许可管理。自动进口许可管理是在自由进口货物进口前对其进行自动登记的许可制度,目的是为了统计和监测进口数量,提供贸易管制决策参考等。

链接

许可证管理、关税配额管理、出口配额限制和出口非配额限制

1.许可证管理是指以国家各主管部门签发许可证件的方式来实现各类限制进口的措施。

2.关税配额管理是指一定时期内(一般是1年)国家对部分商品的进口制定关税配额税率并规定该商品的进口数量总额,在限额内经国家批准后允许按照关税配额税率征税进口,如超出限额则按照配额外税率征进口税的措施。

3.出口配额限制是指国家对部分商品的出口数量直接加以限制的措施。我国出口配额限制有两种管理形式,即出口配额许可证管理和出口配额招标管理。

出口配额许可证管理是国家对部分商品的出口在一定时期内(一般是1年)规定数量总额,经国家批准获得配额后允许出口,否则不准出口的配额管理措施。申请者凭配额证明到国务院商务主管部门及其授权发证机关申领出口许可证。

出口配额招标管理是国家对部分商品的出口在一定时期内(一般是1年)规定数量总额,采取招标分配的原则,经招标获得配额后允许出口,否则不准出口的配额管理措施。国家各配额主管部门对中标者发放各类配额证明,中标者凭配额证明申领出口许可证。

4.出口非配额限制是指以国家各主管部门签发许可证件的方式来实现的各类限制出口的措施。非配额限制管理主要包括出口许可证、濒危物种出口、两用物项出口、黄金及其制品出口等许可管理。

3.“检”,即商品质量的检验检疫、动植物检疫和国境卫生检疫,简称为“三检”。它主要强调的是对货物的进出口、运输工具的出入境实行必要的检验或检疫,也是我国贸易管制方面的重要内容之一,其基本目的是为了保证进出口商品的质量、保障人民的生命安全与健康。我国出入境检验检疫制度实行目录管理,列入目录内的商品为法定检验商品,即国家规定实行强制性检验的进出境商品;法检以外的进出境商品是否需要检验,由对外贸易当事人决定;系国计民生、价值较高、技术复杂或涉及环

境、卫生、疫情标准的进出口商品,收货人应该在合同中约定,在出口国装运前进行预检验、监造或监装,以及保留到货后最终检验和索赔的条款。

4.“核”,即进出口收、付汇核销①。对外贸易经营者在对外贸易经营活动中,应当依照国家有关规定结汇、用汇。我国对有关进出口货物的收、付汇管理,强调对实际进出口的货物与技术实行较为严格的收、付汇核销制度,以达到国家对外汇实施管制的目的,防止偷逃、偷套外汇。境内出口单位向境外出口货物,应当办理出口收汇核销手续。境内单位进口货物应该办理进口付汇核销手续。

5.“救”,即贸易管制中的救济措施。根据世界贸易组织的有关规定,任何一个世界贸易组织成员都可以为维护自身经济贸易利益,防止或阻止本国产业受到侵害和损害而采取保护性措施。我国制定了相应的《反补贴条例》、《反倾销条例》及《保障措施条例》。在对进出口贸易实行管制过程中,我国根据国际公认的规则所采取的贸易补救措施主要包括反倾销、反补贴和保障措施。反倾销和反补贴措施针对的是价格歧视这种不公平贸易行为,保障措施针对的则是进口产品激增的情况。实施反倾销、反补贴和保障措施均先采取的是临时贸易救济措施,然后是最终救济措施。

贸易救济措施见表1-11。

表1-11　贸易救济措施的主要内容

救济措施	形式	措施	时间
反倾销	临时反倾销	征收临时反倾销税;提供保证金、保函	不超过4个月,可以延长至9个月
	最终反倾销	征收反倾销税	
反倾销	临时反倾销	以保证金或者保函作为担保,征收临时反补贴税	不超过4个月
	最终反倾销	征收反补贴税	
反倾销	临时保障措施	提高关税	不超过200天
	最终保障措施	提高关税;数量限制	一般不超过4年

二、我国对各类许可证的主要管理措施

货物进出口许可制度是根据国家的法律、政策和国内外市场的需要,对进出口商品的品种、数量实行全面管制的制度,其管理范围包括禁止进出口、限制进出口货物和自由进出口中部分实行自动许可管理的货物。进出口许可证件,即法律、行政法规规定的各种具有许可进出性质的证明、文件。海关监管审核进出境货物是否“合法进出”的依据,是商务部和其他政府有关部门签发的相关进出口许可证件。

实行许可证管理的商品目录,由商务部统一调整、公布和解释。我国货物、技术进出口许可管理属于以上哪一类,主要是根据进出口货物的种类(税号类别)来确定。

---

① 出口收汇核销的目的是防止出口企业将商业单据直接寄交外国出口商,把国家外汇截留境外;进口付汇核销的目的是防止汇出外汇而不进口商品的逃汇行为。

国际贸易货物在进出口时,是否需要办理相关对外贸易管制许可证件,必须先进行海关 HS 商品归类,然后根据每年出版发行的《中华人民共和国海关进出口税则及申报指南》或相关网络在线查询该商品的"海关监管条件"(表 1 – 12),便可知道该商品需要申领哪种进出口许可证件。

表 1 – 12　海关监管证件代码简表

代码	监管证件名称	代码	监管证件名称
1	进口许可证	4	出口许可证
9	禁止进口商品	8	禁止出口商品
A	入境货物通关单	B	出境货物通关单
J	黄金及其制品进出口准许证或批件	L	药品进出口准许证
O	自动进口许可证(新旧机电产品)	Y	原产地证明
e	关税配额外优惠税率进口棉花配额证	x	出口许可证(加工贸易)

(一)进出口许可证的管理措施

进出口许可证件是货物或技术进出口的证明文件,既是我国贸易管制的最基本手段,同时又是我国有关行政管理机构执行贸易管制与监督的重要依据。此外,国家有关主管部门对于出口文物、进出口黄金及其制品、进口音像制品、进出口濒危野生动植物、进出口药品药材和进口废物等特殊进出口商品的批准文件或许可文件,同样是我国有关职能管理机构执行贸易管制的重要依据。

凡实行进出口许可证管理的货物,对外贸易经营者应当在进出口前按规定向指定的发证机构申领出口许可证,海关凭出口许可证接受申报和验放。我国的进出口许可证的审核和签发由商务部统一负责,并实行分级管理。申领进出口许可证要按照国家进出口许可证管理商品分级发证目录的要求,向各级签发机关办理。具体办法如下:①中央、国务院各部委及其所属企业,由其主管部门向商务部配额许可证事务局申领;②商务部授权该部驻各地特派员办事处签发沿海开放城市及在其联系地区内有关单位的部分进出口许可证;③商务部授权各省、自治区、直辖市、计划单列市的商务厅(局)签发本地区部分出口货物许可证和部分进口货物许可证。

对实行出口配额管理的商品,凭商务主管部门分配的配额数量领取许可证。各类出口配额当年有效,出口单位必须在当年 12 月 16 日前申领出口许可证。根据商务部下达的下一年度出口商品配额,出口企业可于当年 12 月 15 日起,预领下一年度出口许可证,出口许可证发证日期应填制为下一年 1 月 1 日,许可证自下一年 1 月 1 日起生效,占用下一年度出口指标。对一般许可证管理的商品,凭出口有效合同申领许可证。

出口许可证管理实行"一证一关"制(即许可证只能在一个海关报关)、"一批一证"制(即许可证在有效期内一次报关使用)和"非一批一证"制(即许可证在有效期内可多次报关使用)。

出口实行"一批一证"制的商品,其许可证有效期自发证之日起最长为 3 个月。供港澳地区(不包括转口)鲜活冷冻商品的许可证有效期为 1 个月。不实行"一批一证"制的商品、外商投资企业和补偿贸易项下的出口商品,其许可证有效期自发证之日起最长为 6 个月。许可证证面有效期如需跨年度时,可在当年将许可证日期填到次年,最迟至 2 月底。跨年度的出口许可证不得再延期。

出口许可证应当在有效期内使用,逾期自行失效,海关不予放行。出口许可证不得擅自更改证面内容,如需更改,经营者应当在许可证有效期内提出更改申请,并将许可证交回原发证机构重新换发许可证。

实行"非一批一证"制的,签发出口许可证时应在备注栏内注明"非一批一证",但最多不超过 12 次,由海关在许可证背面"海关验放签注栏"内逐批签注出运数量。报关 12 次后,出口许可证即使有余额,海关也停止接受报关。实行"非一批一证"管理的货物为:外商投资企业出口货物;加工贸易方式出口货物;补偿贸易项下出口货物;大米、玉米、小麦、活牛、活猪、活鸡、牛肉、猪肉、鸡肉、原油、成品油、煤炭。

进口许可证的有效期为 1 年,当年有效,特殊情况下需要跨年度使用时,有效期最长不得超过次年 3 月 31 日。进口许可证应当在有效期内使用,逾期自行失效,海关不予放行。进口许可证不得擅自更改证面内容,如需更改,经营者应当在许可证有效期内提出更改申请,并将许可证交回原发证机构重新换发许可证。

进口许可证管理实行"一证一关"管理。一般情况下,进口许可证为"一批一证"。如要实行"非一批一证",应当同时在进口许可证备注栏内打印"非一批一证"字样,但最多不超过 12 次。由海关在许可证背面"海关验放签注栏"内逐批签注、核减进口数量。

（二）自动进口许可证管理

我国对部分属于自由进口的货物实行自动进口许可证管理。自动进口许可证是我国自动进口制度中具有法律效力,用来证明对外贸易经营者经营某些商品合法进口的证明文件,是海关验放该类货物的重要依据。

自动进口许可证实行"一批一证"管理,部分货物也可实行"非一批一证"管理（如铜精矿等）,但不得超过 6 次。一般情况下,自动进口许可证有效期为 6 个月,在公历年度内有效。

我国已实施自动进口许可证通关作业无纸化。实施自动进口许可"一批一证"管理的货物,企业可申请电子许可证,采用无纸方式向海关申报,免交纸质自动进口许可证。海关通过自动进口许可证联网核查方式验核电子许可证,不进行纸面签注。

个案分析与操作演练

1. 合同中的检验条款规定:"以装运地检验报告为准"。但货到目的地后,买方发现货物与合同规定不符,经当地商品检验机构出具检验证书后,买方可否向卖方索赔?为什么?

2. 韩国 A 公司出售一批电视机给香港 B 公司,B 又把这批电视机转售给上海 C

公司。在货物到达香港时，B 已发现货物质量有问题，但 B 将这批货物转船直接运往上海。上海 C 公司收到货物后，经检验，发现货物有严重的缺陷，要求退货。于是 B 转向 A 提出索赔，但遭到韩国 A 公司拒绝。问韩国 A 公司有无权利拒绝？为什么？

3. 某年 3 月，山东 TT 公司与香港 M 公司签订了一项进口香烟生产线合同。设备是二手货，共 16 条生产线，由 A 国某公司出售，价值 80 多万美元。合同规定，出售商保证设备在拆卸之前均在正常运转，否则更换或退货。设备运抵目的地后发现，这些设备在拆运前早已停止使用，在目的地装配后也因设备损坏、缺件根本无法马上投产使用。但是，由于合同规定如要索赔需商检部门在"货到现场后 14 天内"出证，而实际上货物运抵工厂并进行装配就已经超过 14 天，无法在这个期限内向外索赔。这样，工厂只能依靠自己的力量进行加工维修。经过半年多时间，花了大量人力物力，也只开出了 4 条生产线。问题：本案中山东 TT 公司损失的主要原因是什么？如何防止发生这些损失？

4. 某信用证对货物的描述如下：7 000PCS OF 100% COTTON SHIRTS AT USD9.60 PER PCS AS PER CONTRACT NO.07AB120 FOB QINGDAO。开证行收到单据后经审核商业发票未注明 FOB QINGDAO，因此认为单证不符而拒绝付款。但受益人认为，贸易术语并不是货物描述的一部分，而且其已经在提单上注明了"FREIGHT COLLECT"，表明贸易术语就是 FOB，因此单证是相符的，要求银行付款。问题：开证行与受益人哪方有理？为什么？

5. 某年 8 月北京 T 公司向葡萄牙 P 公司出口一批女鞋，合同号：TP1109。北京 T 公司将该货物由天津装船发往葡萄牙，于 8 月 9 日装船完毕，取得提单，8 月 10 日发运，这时葡萄牙 P 公司紧急来电要求北京 T 公司提供该批女鞋的原产地证。请问北京 T 公司该如何操作？

6. 某年 6 月山东 M 公司向日本 K 公司出口一批 A 型和 B 型针织毛衣，合同号：MK110608。合同中日本 K 公司只要求山东 M 公司提供 A 型针织毛衣的原产地证。山东 M 公司准备办理针织毛衣的原产地证，将该批货物由烟台装船发往大阪。这时，日本 K 公司来电要求 B 型针织毛衣也需要提供原产地证。这样，山东 M 公司原产地证书内容需要更改，请问山东 M 公司该如何操作？

7. 天津某外贸企业（已办理产地证备案登记）生产的吸尘器出口至韩国，产品 FOB 价格为 35 美元/台。该产品生产中使用了从当地市场采购的韩国产塑料 ABS 及公司以进料加工方式从日本进口的吸尘器电机和集成控制块，其余原料零部件均为国产。经核算，进口原料价值分别为：塑料 ABS 为 6 美元/台，电机 9 美元/台，集成控制块 4 美元/台。请问此批货物是否可以申请《亚太贸易协定》优惠原产地证书？为什么？如可以申请，该证书原产地标准栏应如何填制？

8. 根据下面给定资料制作普惠制原产地证：

BENEFICIARY: GUANGDONG MACHINERY IMPORT AND EXPORT CORP. (GROUP)

　　726 DONGFENG ROAD EAST, GUANGZHOU, CHINA

APPLICANT: SHITAYA KINZOKU CO., LTD.

6 – 11 7 – CHOME UENO TAITO – KU TOKYO，JAPAN

AMOUNT：　USD 15 880.00

SHIPMENT FROM GUANGZHOU PORT FOR TRANSPORTATION TO YOKOHAMA BY VESSEL.

SHIPPING MARKS：A9700247/YOKOHAMA/NO.1 – 410

发票号码：GD920029

发票日期：NOV.2,2017

FORM A 号码：GZ07/2345/12345

商品型号	数　量	毛　重	包　装
S501MH	210DOZ	@ 25.00KGS/CTN	1DOZ/CTN
S503MH	200DOZ	@ 23.00KGS/CTN	

商品名称："RABBIT" BRAND SHOVEL WITH METAL HANDLE

申请时间、地点：GUANGZHOU NOV.15,2017

复习思考题

一、名词解释：国际贸易、对外贸易关系人、海运提单、一般原产地证书、普惠制、区域性优惠原产地证书、后发证书、对外贸易管制。

二、简答题

1. 按货物移动的方向不同可将国际贸易分为哪几种？

2. 列举贸易方式(六种以上)。

3. 图示在信用证方式下，国际贸易运作的基本程序。

4. 简述国际货物销售合同基本条款的主要内容。

5.《UCP 600》对发票有哪些要求？

6. 国际贸易中的基本单据和附属单据都有哪些？

7. 简述原产地证的分类。

8. 图示检验检疫机构原产地证书签证流程。

9. 企业申请原产地证业务备案一般需要哪些资料？

10. 普惠制原产地证的申请一般需要哪些资料？

11. 中国—东盟自贸区优惠原产地证书其原产地标准一般如何填写？

12. 中国—智利自贸区原产地证书其原产地标准一般如何填写？

13. 中国—新西兰自贸区原产地证书其原产地标准一般如何填写？

14. 我国实现对外贸易管制的手段是什么？

15. 简述进出口许可证的管理措施。

项目任务二　理解编码协调制度和我国的进出口商品归类①

项目要求

- 掌握协调制度的内容结构,各组成部分的地位、特点、作用及相互关系
- 掌握归类总规则的含义并能在实际工作中运用
- 熟悉进出商品 HS 编码的查询方法
- 熟悉我国进出商品的归类操作

项目情景

北京龙口工贸公司与日本某汽车公司达成出口汽车风扇的协议。北京龙口工贸公司委托北京 KK 物流有限公司代理报检和报关。北京 KK 物流有限公司的业务员认为汽车风扇属于汽车配件,归入第 87 章,得出的 HS 编码为 8703236190,查询全关通信息网(www.qgtong.com/hgsz/),在海关进出口税则中查询编码为 8703236190 的商品的海关监管条件为 4/6/O,即不属于出口法定检验的范围,不需要出境货物通关单。货物到达天津港后,却由于没有经过法检,造成无法在口岸海关报关出口。原来海关人员认为该批货物归类错误,将该批货物归入第 87 章,但第 87 章章注规定:本税目包括品目 87.01 至 87.05 所列机动车辆的零件及配件,但它们必须同时符合下列两个条件,即必须是可确定为专用于或主要用于上述车辆的;必须是不列入第十七类注释二规定不包括的货品范围的。汽车风扇其 HS 编码应归入第 84 章,属于出口法定检验的范围。由于北京 KK 物流有限公司的人员对归类理解错误,货物虽已到达天津港,却无法在口岸海关报关出口,货物延误了船期,造成了北京龙口工贸公司不小的损失和麻烦。

我国对进出口商品的很多政策管理,如出口许可证管理、出口退税管理、商检种类管理等,都以 HS 编码(《商品名称及编码协调制度》)为基本分类基础。检验检疫

---

① 本项目可作为选讲内容,需要另备教学资料,如《商品归类与编码目录》、《中华人民共和国海关进出口商品规范申报目录》以及网络资料等。

人员受理报检时会将商品的 HS 编码作为一个重要工作环节仔细加以审核。

商品编码申报不符,往往会引发如下问题:

第一,使用不正确的商品编码可能引起进出口税率适用的错误,造成税款多征、漏征,同时也会影响出口退税计算的正确性。

第二,使用不正确的商品编码可能会造成海关监管条件适用错误。比如应申领许可证件而未申领许可证件,无法及时通关;需要办理法检的商品而未申请法检,影响顺利通关;非法检的商品却申请了法检,产生了报检费用的浪费等。

第三,进口料件商品编码申报不准确,还涉及相关出口成品的商品编码更改及相关合同的更改、核销问题,企业必须重新向海关申报,由海关审核、批准、备案,手续复杂,时间较长。商品编码的临时更改将影响货主报检、报关和通关,进而影响口岸通关速度和企业正常生产。

商品归类直接关系到企业的税负、获取退税收益、需提交许可证种类等一系列重要事宜,所以熟悉商品归类并给予正确编码是从事报检、报关工作的基本技能之一。报检员、报关员应了解商品名称及编码协调制度的主要内容及作用,掌握《商品名称及编码协调制度》的构成并能运用其查找商品税号,掌握我国海关进出口商品分类目录的内容和商品编码的查找方法,具备在《中华人民共和国海关进出口税则》上快速查找商品的进出口税率的能力,并能在报检单、报关单上正确填制。

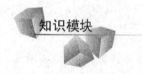

知识模块

单元一　理解商品名称及编码协调制度

《商品名称及编码协调制度》(Harmonized Commodity Description and Coding System,HS)(以下简称《协调制度》)是指原海关合作理事会(1995 年更名为世界海关组织)在《海关合作理事会商品分类目录》(CCCN)和联合国的《国际贸易标准分类》(SITC)的基础上,参照国际上主要国家的税则、统计、运输等分类目录而制定的一个多用途的国际贸易商品分类目录。

HS 编码[①](Harmonized System Code)是按照《协调制度》的相关规定,对每一种进出口货物进行商品归类,以确定该种商品的唯一性商品编码,是商品在国际市场上流通的"身份证"号码,是各国海关、商品出入境管理机构确认商品类别、进行商品分类管理、审核关税标准、检验商品品质指标的最基本的要素。

目前世界贸易总量98%以上的货物是以《协调制度》目录进行分类的。《协调制度》在国际贸易、贸易统计、国际运输、国际贸易谈判以及经济分析等方面起着日益重要的作用。目前,在国际上已有 200 多个国家、地区和国际组织采用《协调制度》目录

---

① HS 编码有的简称为 H. S. 编码或 H. S 编码,本书统一简称 HS 编码。

作为各自的海关税则及商检和外贸统计等商品目录。我国1992年成为《协调制度公约》的缔约方。我国海关以《协调制度》为基础结合我国实际进出口货物情况，编制《中华人民共和国进出口税则》和《中华人民共和国海关统计商品目录》。

一、《协调制度》采用的分类原则

《协调制度》是一个以公约形式保证其统一实施的国际商品分类目录，根据《协调制度公约》的规定设立了协调制度委员会。为使协调制度适应科学技术的发展及国际贸易格局的变化，协调制度委员会在它的第一届会议上决定，每隔4~6年就要对目录作一次全面的重审和修订。因此自1988年协调制度实施起已进行了多次修订，形成了1988，1992，1996，2002，2007，2012，2017年版七个版本。《协调制度》是各国专家长期共同努力的结晶，它吸收了国际上多种商品分类目录的长处，成为国际贸易商品分类的一种"标准语言"，它的主要优点通常用八个字表示：完整、系统、通用、准确。

《协调制度》是一部系统的国际贸易商品分类表，所列商品名称的分类和编排是有一定规律的：

其一，从类来看，《协调制度》基本上是按社会生产的分工（或称生产部类）分类，将属于同一生产部类的产品归在同一类里。如第六类为化学工业及相关工业的产品，第十一类为纺织工业的产品等。类次及同类内章次多依照先动物商品，再植物商品，后矿物商品，最后化学及相关工业产品的顺序排列，如活动物以及动物产品在第一类，植物产品在第二类，矿物产品在第五类，化学及相关工业产品在第六类。又如第十一类中第50,51章为动物纤维，第52,53章为植物纤维。

其二，从章来看，《协调制度》基本上是按商品的自然属性（原材料及其制成品）或用途（功能）来划分的。如第28章无机化学品（自然属性相同），第57章地毯及其他铺地用品（功能相似）。

其三，从品目看，《协调制度》的商品分类一般是先原材料后成品；先加工程度低的产品后加工程度高的产品；先列名具体的品种后列名一般的品种。依此原则，同章内原材料商品在前，半制成品居中，制成品居后。例如第39章按照初级形态塑料——塑料板等半制成品——盥洗用具等制成品的顺序列目。依此原则，《协调制度》对同类商品通常按具体列名、一般列名和未列名的顺序排列。例如第7章品目07.07鲜或冷藏的黄瓜（具体列名）；品目07.08鲜或冷藏的豆类蔬菜（一般列名）；品目07.09鲜或冷藏的其他蔬菜（未列名）。对同一商品一般整机在前，专用零件或配件在后。例如：品目84.08压燃式活塞内燃发动机；品目84.09专用于或主要用于品目84.07或84.08所列发动机的零件。

此外，《协调制度》分类时，对难于按常用的分类标志进行分类的大宗进出口商品则从照顾商业习惯和实际操作的可行性入手，专列类、章和品目，使商品归类简单易行。如第二十类第94章的活动房屋即属此种情况。

总体来说，《协调制度》按商品的原料来源，结合其加工程度、用途以及所在的工业部门来编排商品。这里，原料来源为编排的主线条，加工程度及用途为辅线条。主辅线条相辅相成，再加上"法定注释"，就使人们能在协调制度所涉及的成千上万种商品中迅速、准确地确定自己商品所处的位置。这也正是协调制度分类法的科学性和系统性所在。

二、《协调制度》的结构体系

《协调制度》将国际贸易涉及的各种商品按照生产类别、自然属性和不同功能用途等分为21个类、97个章(第77章是空章,为协调制度将来所用)、1 222个品目①、5 367个6位数级商品编码(2017年版)②。每章由若干品目构成,品目项下又细分出若干一级子目和二级子目。为了避免各品目和子目所列商品发生交叉归类,在类、章下加有类注、章注和子目注释;为了使每项商品的归类具有充分的依据,设立了归类总规则,作为整个《协调制度》商品归类的总原则。

《协调制度》文本由归类总规则、注释(类注、章注、子目注释)和商品名称及编码表三部分组成。

(一)商品名称及编码表

商品名称及编码表由协调制度编码(简称商品编码)和货品名称(亦称品目条文和子目条文)组成,是《协调制度》商品分类目录的主体,从属于21个类,分布在97个章中。商品编码栏居左,货品名称栏居右,依次构成一横行。

1. 商品名称。商品名称即品目条文,主要采用商品的名称、规格、成分、外观形态、加工程度或方式、功能及用途等形式限定商品对象。它是协调制度具有法律效力的归类依据,在各种归类依据中居于最优先使用的地位。品目条文可解决的商品归类问题,不能使用其他归类原则。

2. 商品编码。商品编码是具有特定含义的顺序号,它用四位数码表示品目。品目前两位表示货品所在章,后两位表示此货品在该章的序次。如品目47.05,表示该货品在第47章,是第五个品目。四位数级商品编码所对应的货品名称栏目又称品目条文,主要采用货品名称、规格、成分、外观形态、加工程度或方式、功能及用途等形式限定货品对象。

一些品目被细分为一级子目(也称一杠子目)。一级子目用五位数码表示,第五位数码通常表示它在所属品目中的顺序号;一些一级子目被进一步细分为二级子目(二杠子目),用六位数码表示。第六位数码通常表示该二级子目在所属一级子目中的顺序号。没有细分一级子目的品目或没有细分二级子目的一级子目,商品编码的第五位或第六位数码为0,如子目0501.00、子目0502.10。五位和六位数级商品编码所对应的货品名称栏目又称子目条文。五位数级商品编码所对应的货品名称栏目为一级子目条文;六位数级商品编码所对应的货品名称栏目为二级子目条文。

【例2-1】商品编码5105.39各层次含义如下:

51表示第51章;

---

① 品目也称税目,税(品)号中第1至第4位称为税(品)目,第5位开始称为子目。
② 可以从网上下载或查询商品名称及编码协调制度的详细分类,并加以学习。

05 表示该章第五个品目；

3 表示品目 51.05 项下第三个一级子目；

9 表示子目 5105.3 项下未列名二级子目。

需要指出的是，作为未列名货品的第五位或第六位数码一般用数字 9 表示，不代表它在该级子目中的实际序位，其间的空序号是为在保留原有编码的情况下，适应日后增添新商品等情况而预留的。数字 9 被零件占用时，数字 8 通常表示未列名整机。例如品目 84.38 项下：子目 8438.6 水果、坚果或蔬菜加工机器；子目 8438.8 其他机器；子目 8438.9 零件。其中第五位数码为 6 表示该一级子目在所属品目 8435 项下的序次即是第六个一级子目；第五位数码 8 不表示该一级子目在所属品目 84.38 项下的序次，而是表示未列名整机；第五位数码 9 不表示该一级子目在所属品目 84.38 项下的序次，而是表示零件；6~8 之间的空序号预留，可以用于将来增添新的商品等用。

按照《协调制度》规定，在 HS 基础上编制的国家税目号或统计编号，前六位数字必须与 HS 完全相同。如果该项商品在所属的 HS 品目中未再细分，即无子目号时，编制国家税目号或统计编号时，其第四位数字后面应加上两个"0"，然后再加上国家税目号或统计编号的细分编码，从而确保其前六位数字与 HS 完全相同，不使 HS 体系产生混乱。商品编码数大于六位时，表示此编码是某国家根据 HS 编制的税目号或统计编号，其前面六位数字即 HS 的编码。相对于协调制度六位数级编码而言，第七、八位乃至第九、十位编码就是人们通常所称的"本国子目"。我国在《协调制度》的基础上增设本国子目（三级子目和四级子目），形成了我国海关进出口商品分类目录，然后分别编制出《进出口税则》和《统计商品目录》。

此外，由于协调制度的定期修改，以及在一定时间内不能使用已删除的编码，所以从 1996 年版本开始，协调制度目录编码的连续性已被破坏，如品目 14.01 后是品目 14.04 而不是品目 14.02 及 14.03（被 2007 年版删除）；子目 0808.10 后是子目 0808.30 而不是子目 0808.20（被 2012 年版删除）。

（二）注释

协调制度中的注释是解释说明性的规定。为了避免人们在商品归类上发生争议，协调制度还为每个类、章甚至有的品目和子目加了注释。注释是为了限定协调制度中各类、章、品目和子目所属货品的准确范围，简化品目和子目条文文字，杜绝商品分类的交叉，保证商品归类的正确。

1.《协调制度》中的注释的种类。协调制度中的注释有 3 种：位于类标题下的注释，简称类注（Section Notes）；位于章标题下的注释，简称章注（Chapter Notes）；位于类注、章注或章标题下的子目注释（Subheading Notes）。

2. 注释的法律效力。注释是具有法律效力的商品归类依据，被称为"法定注释"。而相对来说，各类、章的标题对商品的归类却没有法定的约束力，仅为查阅的方便而设。了解这一点对正确查阅协调制度编码十分重要。例如，第 22 章的标题为"饮料、酒和醋"，而章注释却明确标明"本章不包括以重量计、醋酸浓度超过 10% 的醋酸溶液"（品目 29.15）。

除另有说明外，注释一般只限于使用在相应的类、章、品目及子目中。在运用注释解决商品归类的问题时,子目注释处于最优先的地位,其次是章注,最后才是类注。即三者发生矛盾时服从于子目注释;类注和章注发生矛盾时服从于章注释。

（三）归类总规则

为了保证国际上对《协调制度》使用和解释的一致性,使得某一特定商品能够始终如一地归入一个唯一编码,《协调制度》首先列明了归类总规则,规定了使用《协调制度》对商品进行分类时必须遵守的分类原则和方法。我国在进出口商品归类中,完全沿用了协调制度确立的税则归类规则。

《协调制度》归类总规则共有 6 条,是商品具有法律效力的归类依据,适用于品目条文、子目条文以及注释无法解决商品归类的场合。按照归类总规则及其归类方法归类,每一种商品都能找到一个最合适的税目。如果有些新产品或特殊商品按照这个归类规则和方法,确定其应归税目确有困难(首先要对该商品作全面了解),可向海关请示、咨询。

1.规则一。规则一的原文是:"类、章及分章的标题,仅为查找方便而设;具有法律效力的归类,应按品目条文和有关类注和章注确定,如品目、类注或章注无其他规定,按以下规则确定。"

规则一说明了 3 个问题:

第一,类、章及分章的标题对商品归类不具有法律效力。

第二,具有法律效力的归类依据是品目条文、类注和章注。

第三,归类时应按顺序运用归类依据,即先品目条文,其次是注释,最后是归类总规则二至五。也就是说,只有在前级依据无法确定该商品归类时,才能使用下一级依据,各级依据矛盾时,应以前级为准。

【例 2-2】印花机织物制正方形围巾(边长 60cm;按重量计算:含棉花 50%、含涤纶短纤维 50%)应按手绢归入子目 6213.9090。围巾在第 62 章品目 62.14 有列名,但为什么却作为手绢归入品目 62.13 呢? 这是因为参照第 62 章章注 7 可以知道,正方形或近似正方形的围巾或围巾式样的物品,如果每边均不超过 60cm,应作为手绢归类。本题归类时如果只看品目条文没看注释,就会误认为商品名称已在品目条文中具体列名,只按品目条文归类就可以了。其实按照规则一规定可以知道,商品在进行品目归类时,类、章注释和品目条文居于同等优先使用的地位。注释是非常重要的归类依据,千万不能不看注释就忙于归类。此题也提醒我们品目归类时很多商品无须运用归类总规则二至五就能解决。

规则一告诉我们,确定商品在《协调制度》中的归类应首先参照品目条文和类、章注释,许多商品可据此归类,而不必借助其他规则。例如:活马归在品目 01.01;冷冻杏子归在品目 08.09,因为品目 08.09 的条文提及"新鲜的杏",且第 8 章注释 2 注明:"冷冻水果应归入新鲜水果所属的品目下"。然而,按品目条文和类、章注释进行归类不可能总是准确的,在某些情况下,一些特定商品初看可归在几个品目内,当品目条文或类、章注释未另行规定时,就要采用总规则的后面几条。

2.规则二。规则二的原文是:"(一)品目所列货品,应视为包括该项货品的不完整品或未制成品,只要在进口或出口时该项不完整品或未制成品具有完整品或制成品的基本特征,还应视为包括该项货品的完整品或制成品(或按本款可作为完整品或制成品归类的货品)在进口或出口时的未组装件或拆散件。(二)品目中所列材料或物质,应视为包括该种材料或物质与其他材料或物质混合或组合的物品。品目所列某种材料或物质构成的货品,应视为包括全部或部分该种材料或物质构成的货品。由一种以上材料或物质构成的货品,应按规则三归类。"

规则二分两部分,为扩大品目范围而设,适用于品目条文、章注、类注无其他规定的场合。

规则二(一)有条件地将不完整品、未制成品和散件包括在品目所列货品范围之内,仅适用于第 7 至第 21 类。对于不完整品和未制成品,必须具有相应完整品或制成品的基本特征。不完整品是指这个物品还不完整,还缺少一些东西,如汽车少了一个轮胎仍按汽车归类。未制成品是指虽具有制成品的形状特征,但还不能直接使用,需经过进一步加工才能使用的物品,如已具备制成品大概外形或轮廓的坯件。散件,必须是因运输、包装等原因而被拆散或未组装,仅经焊、铆、紧固等简单加工就可装配起来的物品,如为便于运输而装于同一包装箱内的两套摩托车未组装件,可视为摩托车整车。

"未组装件或拆散件"意指用简便紧固件(如螺丝,螺母和螺栓等)或用铆接或焊接方法可组装好的物品。许多货物以未装配或拆卸开的形式出售是因为包装、运输或管理的需要。庞大的或易碎的货物(如桥架,灯具,照明设备等)通常均是未装配或拆卸开的,只要未装配的或拆卸的商品具有完整品或制成品的基本特征,就应归于其成品的品目。只有在品目条文或类、章注释未另行规定时,才援用此规则。例如:品目 91.01,其条文规定为"具有贵金属或表面包有贵金属的金属表壳的怀表、手表"等,因此,未包装好的钟表部件(如钟表机芯)不能归入 91.01,而必须归入其他品目。

规则二(二)的作用是将保持原商品特征的某种材料或物质构成的混合物或组合物品,等同于某单一材料或物质构成的货品。即有条件地将单一材料或物质构成货品的范围扩大到添加辅助材料的混合或组合材料制品,如加糖牛奶仍具有牛奶的基本特征,等同于牛奶;以毛皮饰袖口的呢大衣仍具有呢大衣的基本特征,等同于呢大衣。又如,"涂蜡的热水瓶塞子",其基本特征是由软木制成的柱形塞子,涂上石蜡并不改变它的基本特征,所以仍归 45.03 天然软木制品的税号中。

【例 2 - 3】做手套用已剪成型的针织棉布应归入 6116.9200。图示如下:

<u>做手套用已剪成型的针织棉布</u>

↓

<u>参阅类、章标题名称针织棉布属 60 章、手套属 61 章</u>

↓

<u>按规则二(一),未制成品如已具备制成品的基本特征应按制成品归类</u>

↓

<u>按规则一规定查阅类章注释,61 章章注并未提到是否包括该产品</u>

↓

<u>按规则二(一)归入税号 6116.9200</u>

使用规则二要注意如下几点:①只有在规则一无法解决时,方能运用规则二。②规则二(一)一般不适用于第一至第六类的商品。③品目所列商品范围的扩大是有条件的,即不管是"缺少"还是增多,都必须保持"基本特征"。"基本特征"的判断有时是很困难的,例如缺少了多少零部件的电视机仍具有电视机的基本特征,仍可以按电视机归类。对于不完整品而言,核心是看其关键部件是否存在。如压缩机、蒸发器、冷凝器、箱体这些关键部件如果存在,则可以判断为具有冰箱的基本特征;对于未制成品而言,主要看其是否具有制成品的特征,如齿轮的毛坯,如果其外形基本上与齿轮制成品一致,则可以判断为具有齿轮的基本特征;对未组装件或拆散件而言,主要看其是否通过简单组装即可装配起来。④当品目条文或类、章注释有特殊规定时,规则二(二)款将不适用。例如:第9章(咖啡,茶,调味香料)中混合商品的归类,按该章注释1的规定办才有效;品目15.03不包括混合猪油,因为该品目的条文规定猪油不能与其他混合。由两种或两种以上材料或物质组成的商品,原则上可能归于两个或两个以上品目时,这种商品应按规则三归类。

3. 规则三。规则三的原文是:"当货品按规则二(二)或由于其他原因看起来可归入两个或两个以上税目时,应按以下规则归类:

(一)列名比较具体的品目,优先于列名一般的品目。但是,如果两个或两个以上品目都仅述及混合或组合货品所含的某部分材料或物质,或零售的成套货品中的某些货品,即使其中某个品目对该货品描述得更为全面、详细,这些货品在有关品目的列名应视为同样具体。

(二)混合物、不同材料构成或不同部件组成的组合物以及零售的成套货品,如果不能按照规则三(一)归类时,在本款可适用的条件下,应按构成货品基本特征的材料或部件归类。

(三)货品不能按照规则三(一)或(二)归类时,应按号列顺序归入其可归入的最末一个品目。"

规则三只能使用在货品看起来可归入两个以上品目的场合。规则三有三条规定,应按规定的先后次序加以运用。即只有不能按照规则三(一)归类时,才能运用规则三(二);不能按照规则三(一)、三(二)归类时,才能运用规则三(三)。因此它们的优先次序为:具体列名,基本特征,从后归类。

规则三的具体解释与应用如下:

(1)规则三(一)的应用。规则三(一)讲的是列名比较具体的品目,优先于列名一般的品目。例如,自行车轮胎似乎可归入40.11和87.14,但40.11对其描述得很具体,称之为"新的充气橡胶轮胎,用于自行车",而87.14只是说"摩托车、自行车的零件",因此自行车轮胎应归入40.11。

对"具体"和"一般"可理解为:与类别名称相比,商品的品种名称更具体。例如,紧身胸衣是一种女内衣,看起来既可归入62.08女内衣品目下,又可归入62.12妇女紧身内衣品目下,比较两个名称,女内衣是类名称,属一般列名,妇女紧身胸衣是商品品种名称,是具体列名,故本商品应归入62.12。所列名称明确包括某一货物的品目,比所列名称未明确包括该货品的品目更具体。又如,汽车用电动刮雨器可能归入两个编号汽车零件(87.08)或电动器具(85.12),查阅第十六、十七类类注及第85和第87章章注并无规定,应按规则三(一)具体列名归类,又比较品目条文,因85.12机动车辆用电风挡刮雨器较87.08机动车辆用的零件、附件具体(所列名称明确包括了电动刮雨器),因此该商品应归入85.12。

此外,对具有单一功能的机器设备,在判定具体列名与否时,可按下述规定操作:①按功能属性、类别列名的比按用途列名的具体;②按结构原理、功能列名的比按行业列名的具体;③同为按用途列名的,则以范围小、关系最直接者为具体。

规则三(一)简称"具体列名"原则。它包含三层意思:

第一,商品的具体名称与商品的类别名称相比,前者更具体,因此,按商品具体名称列目的税号优先于按商品类别列目的税号。比如:进口电子表用的集成电路,税则上有两个税号与其有关,一个是税号85.21,是按微电子电路这个具体的商品名称列目;另一个是91.11,是按钟表零件这样一类的商品名称列目。显然,微电子电路的税号更具体,应归入85.21。如果两个税号属同一商品,可比较它的内涵和外延,一般说来内涵越大、外延越小,就越具体。

第二,如果一个税目所列名称更为明确地包括某一货品,则该税目要比所列名称不完全包括该货品的其他税目更为具体。

第三,与有关商品最为密切的税号应优先于与其关系间接的税号。如进口汽车柴油机的活塞,有关的税号一个是柴油机专用零件84.06,另一个是汽车专用零件87.06。活塞是柴油机的零件,柴油机又是汽车的零件,那么活塞就是汽车零件的零件,但上述两个零件是不同层次的,活塞与汽车是间接关系,因此,应归入84.06。

需要说明的是,如果两个或两个以上税目都仅述及混合或组合货品所含的某部分材料或物质,或零售成套货品中的某些货品,即使其中某个税目比其他税目对该货品描述得更为全面、详细,这些货品在有关税目的列名应视为同样具体。在这种情况下,货品应按规则三(二)或三(三)的规定进行归类。

(2)规则三(二)的应用。当规则三(一)不适用时,规则三(二)才采用。规则三(二)仅适用于以下货品:①混合物;②不同材料的组合物品;③不同部件的组合物品;④零售的成套物品。

规则三(二)是说明混合物、不同材料或不同部件的组合货品以及零售的成套货品,在归类时应按构成材料或部件的基本特征归类。确定货品的基本特征一般可综合分析货品的外观形态、结构、功能、用途、使用的最终目的、商业习惯、价值比例、社会习惯等多方面因素。可根据其所含材料或部件的性质、体积、数量、重量或价值来确定物品的基本特征,也可根据所含材料对物品用途的作用来确定物品的基本特征。

规则三(二)所称零售的成套货品是指为了某种需要或开展某项专门活动,将可归入不同品目的两种或两种以上货品包装在一起,无须重新包装就可直接零售的成套货品。零售的成套货品必须是同时符合以下三个条件的物品:

第一,由至少两种看起来可归入不同品目号的不同物品构成的。例如,六把乳酪叉不能作为本款规则所称的成套物品。

第二,为了迎合某项需求或开展某项专门活动而将几件产品或物品包装在一起的。

第三,其包装形式适于直接销售给用户而货物无须重新包装的(例如,装于盒、箱内或固定于板上)。

据此,它包括由不同食品构成,配在一起调制后可成为即食菜或即食饭的成套食品。

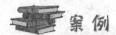 **案例**

报检员张华手中有下列货品:(1)一个礼盒,内有咖啡一瓶、咖啡伴侣一瓶、塑料杯子两只;(2)一个礼盒,内有一瓶白兰地酒、一只打火机;(3)一个礼盒,内有一包巧克力、一个塑料玩具;(4)一碗方便面,内有一块面饼、两包调味品、一把塑料小叉。张华认为属于 HS 归类总规则中所规定的"零售的成套货品"的是(1)和(4)。你认为张华的观点正确吗?为什么?

【分析】

张华的观点正确。根据归类总规则三(二)的规定,"零售的成套货品"必须满足三个条件:由至少两种可归入不同品目的不同物品构成;为了某项需求或某项专门活动而将几件产品或物品包装在一起;其包装形式适于直接销售而货物无须重新包装。本题中只有(1)和(4)选项符合,而(2)选项中的白兰地酒与打火机以及(4)选项中的巧克力与玩具,它们相互之间并不存在配合关系。

规则三(二)不适用于包装在一起的混合产品,混合产品需分别归类。例如,放在礼品盒内的一块电子表(9102.12)和一条贱金属项链(7117.19)。此礼品盒不是为了适应某一项活动的需要包装成套的,不能按规则三(二)办理,应分别归类。

【例2-4】放在皮盒内的成套理发用具(电动理发推子、塑料梳子、剪子、发刷、棉制毛巾)应归入8510.2000。分析如下:

因该商品可直接销售给用户,适合规则三(二)的使用条件,并且从功能、最终用途及价值比例等因素分析,电动理发推子具备该成套货品的基本特征,因此该成套理发用具应按电动理发推子归类。

放在皮盒内的成套理发用具(电动理发推子、塑料梳子、剪子、发刷、棉制毛巾)

↓

参阅类及章注并未提到这类成套商品归何税号

↓

按规则三(二)其成套商品中具有主要特征的商品是电动理发推子

↓

故归入税号8510.2000

规则三(二)与规则二所讲的混合物、组合物是有区别的,此地混合物、组合物已改变了原来的特征,难以肯定是原来的商品。其中,对于由几个不同部件构成的组合货品,这些部件可以是各自独立的,但它们必须是功能上互相补充,共同形成一个新的功能,从而构成一个整体。使用本规则的关键是确定货品的主要特征。一般来说可根据商品的外观形态、使用方式、主要用途、购买目的、价值比例、贸易习惯、商业习惯、生活习惯等诸因素进行综合考虑分析来确定。

(3)规则三(三)的应用。规则三(三)只适用于不能按规则三(一)、三(二)归类的货品。它规定在此种情况下,货品应归入看起来可归入诸多有关品目中居于商品编码表最末位置的品目,即从后归类原则。

【例2-5】25%的牛肉(02.01),25%的猪肉(02.03),25%的羊肉(02.04)和25%的鸡肉(02.07)组成的肉馅归入02.07。但如果肉馅中牛肉、猪肉、羊肉各为30%,鸡肉仅10%,此时,应归入02.04,而不是02.07。

规则三(三)不能在类注、章注有例外规定时使用,注释中的例外规定在操作时总是优先于总规则的。

【例2-6】含铜、锡各50%的铜锡合金应归入8001.20。因铜锡含量相等,似既可按铜合金归类,也可按锡合金归类,前者应归7403.22,后者应归8001.20,但依规则三(三)从后归类的原则,该商品只能按锡合金归类。

使用规则三要注意以下几点:

第一,只有规则一与规则二解决不了时,才能运用规则三。例如“豆油70%、花生油20%、橄榄油10%的混合食用油”,不能因为是混合物,且豆油含量最大,构成基本特征,从而运用规则三(二),按豆油归入15.07,而是应该首先运用规则一,由15.17的税(品)目条文确定归入15.17。

第二,在运用规则三时,必须按其中(一)、(二)、(三)款的顺序逐条运用。

第三,规则三(二)中的零售成套货品,必须同时符合下列三个条件:①由至少两种可归入不同税(品)目的不同物品构成;②为了某项需求或某项专门活动而将几件产品或物品包装在一起;③其包装形式适于直接销售而货物无须重新包装。不符合以上三个条件时,不能看成是规则三(二)中的零售成套货品。

4.规则四。规则四的原文是:“根据上述规则无法归类的货品,应归入与其最相类似的货品的品目。”

因《协调制度》品目多设有(其他)子目,多数章单独列出“未列名货品”品目以容纳特殊货品,并且规则四只适用于品目条文、注释均无规定,且很少使用归类总规则一、规则二、规则三解决商品归类的场合,所以此项规定很少使用。

鉴于规则四未明确指出商品最相类似之处是指名称、特征,还是指功能、用途、结构,使用此规定难度较大。必须使用此规则时归类程序如下:待归商品—详列最相类似货品编码—从中选出一个最合适编码—如无法判断最合适编码,依从后归类原则选择最末位的商品编码。

本规则明确对不能归入税则分类目录中任何一个税号的物品,应归入最相类似物品的税号。归类时,第一步要用进口的货品与其相近似的物品逐一比较,从而确定其最相近似的物品。第二步确定哪一个税号对该项类似物品最为适用。然后,将进口物品即归入该税号之内。

5. 规则五。规则五的原文是："除上述规则外,本规则适用于下列货品的归类:

(一)制成特殊形状仅适用于盛装某个或某套物品并适合长期使用的照相套、乐器盒、枪套、绘图仪器盒、项链盒及类似容器,如果与所装物品同时进口或出口,并通常与所装物品一同出售的,应与所装物品一并归类。但本款不适用与本身构成整个货品基本特征的容器。

(二)除规则五(一)规定的以外,与所装货品同时进口或出口的包装材料或包装容器,如果通常是用来包装这类货品的,应与所装货品一并归类。但明显可重复使用的包装材料和包装容器可不受本款限制。"

规则五是解决货品包装物归类的专门条款。

规则五(一)仅适用于同时符合以下五条规定的容器的归类:①制成特定形状或形式,专门盛装某一物品或某套物品的容器。②适合长期使用的容器,其使用期限与盛装物品的作用期限相称,在物品不使用时,容器可起保护物品的作用;③必须与所装物品同时进出口,为运输方便可与所盛物品分开包装;④通常与所装物品一同出售;⑤包装物本身不构成整个物品基本特征。

规则五应用举例如下。

【例2-7】皮革制手枪套与左轮手枪同时进口,则按手枪归入93.02。皮革制手枪套单独进口归入42.02。

【例2-8】一次性瓶装啤酒,按啤酒归类归入22.03。装在回收玻璃瓶内的瓶装啤酒,啤酒瓶与啤酒分别归类,啤酒瓶归入70.10,啤酒归入22.03。

规则五不适用于某些特定的容器,如:价值高于所装物品,因而通常不与所装物品一起销售的容器;不适用于使整个商品或整套商品具有其基本特征的容器,即使这些容器通常是与所装物品一起销售的。

【例2-9】当高级香皂塑料盒与高级香皂一起呈验时,归类于34.01(香皂的品目号),若分开呈验时则归类于39.24(塑料盥洗用品)。但对于盛装茶叶的银质茶叶罐,则须将其归入71.14(贵金属制品)而不应归入茶叶的品目(09.02)。

然而,当包装材料或容器,显然可反复使用时,本规则不适用。

【例2-10】盛装罐头肉的马口铁盒应与肉类制品(16.01)归在一起。但用以装液化气的钢颊则应归在73.11而不是与液化气一起归类。

规则五解决的是包装材料或包装容器何种情况下单独归类、何种情况下可与所装物品一并归类的问题。重点要注意包装材料或包装容器与所装物品一并归类的条件——与所装货品同时进口或出口。例如"单独进口某香水专用的玻璃瓶",尽管该玻璃瓶是香水专用的,也不能按香水归类,只能按玻璃瓶归入70.13。又如"与数字照相机一同进口的照相机套",由于符合规则五(一)的条件,所以应与照相机一并归入数字照相机的税(品)目85.25,而不能按42.02的"照相机套"的列名归类。

6. 规则六。规则六的原文是:"货品在某一品目下各子目的法定归类,应按子目条文或有关的子目注释以及以上各条规则来确定,但子目的比较只能在同一数级上进行。除本制度目录条文另有规定的以外,有关的类注、章注也适用于本规则。"

由于HS税则出现了5位数级、6位数级子目,这与《海关合作理事会商品分类目录》(CCCN)税则只有4位数级税目不同,因此,有必要对5位、6位数级子目的归类规则作出规定,规则六就是这样产生的。

规则六为解决某一品目下各子目的法定归类而设。它规定5位数级子目的商品范围不得超出所属4位数级品目的商品范围,6位数级子目的商品范围必须在所属的5位数级子目的商品范围之内。也就是说,在确定了商品的4位数级编码后,才可确定5位数级编码,再进一步确定6位数级编码。例如,要将女用衬衣归类于相应的子目时,首先确定4位数级品目号,然后确定其相应的一级子目号,最后再在该一级子目内确定其相应的二级子目号,对其他的一级子目则不必查看了。

规则六告诉我们,任何商品只有在协调制度的4位数级品目中适当归类之后,才能考虑其子目归类问题。品目下面子目的归类,必须符合在细节上已作必要修正的4位数级品目归类的原则,子目条文和子目注释应优先考虑。为了正确归类,只有属于同一级的子目才是可比的。即:在一个品目中,一级子目号只能在相应的一级子目条文的基础上加以选定,同样,二级子目号,只有在参照与其相应的一级子目的分目条文(又称二级子目)之后,才能选定。例如,税号52.08棉机织物,其5位数级子目按未漂白、漂白、染色、色织、印花来分,而6位数级子目又是按坯布每平方米重量来分,如在税号5208.4的色织布中,色织布又按每平方米重量是否超过100克,来分出两个6位数子目,即超过100克的税号5208.42,不超过100克的归入税号5208.41。也就是说,税号5208机织物中的色织布,还要按其每平方米重量进行比较后,才归入各自对应的6位数级子目中。

确定子目时,一定要按先确定一级子目,再二级子目,然后三级子目,最后四级子目的顺序进行。确定子目时,应遵循"同级比较"的原则,即一级子目与一级子目比较,二级子目与二级子目比较,依此类推。

【例2-11】"中华绒毛蟹种苗",在归税(品)目03.06项下子目时,应按以下步骤进行:

先确定一级子目,即将两个一级子目"冻的"与"未冻的"进行比较而归入"未冻的";

再确定二级子目,即将二级子目"龙虾"、"大螯虾"、"小虾及对虾"、"蟹"、"其他"进行比较而归入"蟹";

然后确定三级子目,即将两个三级子目"种苗"与"其他"进行比较而归入"种苗"。

所以正确的归类(重点是子目)是0306.2410。

注意,不能将三级子目"种苗"与四级子目"中华绒毛蟹"比较而归入0306.2491"中华绒毛蟹"。因为二者不是同级子目,不能比较。

总之,归类总规则是《协调制度》中所规定的最为基本的商品归类原则,它规定了6条基本原则,在使用这6条规则时要注意以下两点:

第一,要按顺序使用每一条规则,即当规则一不合适时才用规则二,规则二不合适才用规则三,依此类推。

第二,在实际使用规则二、规则三、规则四时要注意条件,即是否类注、章注和税目有特别的规定或说明,如有特别规定,应按税目或注释的规定归类而不能使用规则

二、规则三、规则四。

单元二　熟悉我国进出口税则与商品归类

我国规定,收、发货人或者其代理人应当按照法律、行政法规规定以及海关要求如实、准确申报其进出口货物的商品名称、规格型号等,并且对其申报的进出口货物进行商品归类,确定相应的商品编码。

一、我国进出口货物商品归类的操作

我国对进出口商品进行归类的依据主要有:《中华人民共和国海关进出口税则》(简称《进出口税则》),《进出口税则商品及品目注释》《本国子目注释》,海关总署发布的关于商品归类的行政裁定,海关总署发布的商品归类决定①。

我国现行的《进出口税则》是以《协调制度》为基础,结合我国实际进出口情况编制而成的,其结构与《协调制度》商品分类目录结构基本相同,也由归类总规则、注释和商品名称及编码表三部分组成。但《进出口税则》在商品名称及编码表中增设了税率栏,并将商品编码改称税则号列,税则号列的前6位数码及其货品名称与协调制度相应栏目完全一致。为适应我国关税、统计和贸易管理的需要,税则号列增设了第7、第8位数码,1~7位数码和1~8位数码分别代表第3、第4级子目,即中国子目。与此相适应增设了必要的3,4级子目注释,即中国子目注释。新子目的增设体现了我国关税政策和产业政策,有利于统计进出口量较大的产品及新技术产品。未设3或4级子目的税则号列,第7或第8位数码为0,如0207.3400。

【例2-12】商品编码(税则号列)5105.3910各层次含义如下:

51表示第51章(协调制度章代码);

05表示该章第五个品目(协调制度品目代码);

3表示品目51.05项下第三个一级子目(协调制度子目代码);

9表示子目5105.3项下未列名二级子目(协调制度子目代码);

1表示子目5105.39项下第一个三级子目(中国子目代码);

0表示子目5105.391项下未增设四级子目(中国子目代码)。

同时,我国《进出口税则》还根据代征税、暂定税率和贸易管制的需要,对部分税号增设了第9,10位附加代码。

为了规范进出口企业申报行为,海关总署编制了《中华人民共和国海关进出口商品规范申报目录》(简称《规范申报目录》)。《规范申报目录》采用了与我国海关进出口商品分类目录基本相同的结构,所列商品按照我国海关进出口商品分类目录固有的类、章、品目的顺序排列,并根据需要在品目级或子目级列出了申报要素。在保存

---

①　此外,在进出口商品归类过程中海关可以要求进出口货物的收、发货人提供商品归类所需的有关资料并将其作为商品归类的依据;必要时,海关可以组织化验、检验,并将海关认定的化验、检验结果作为商品归类的依据。

原有注释的基础上,某些章在正文前以【注解】的方式对该章的共性问题加以说明,以起到便于准确理解商品归类申报要求的作用。《规范申报目录》的正文包括商品编码、商品描述、申报要素、说明举例四个栏目。报关单"商品名称、规格型号"栏的填写应在确定商品编码后进行。在使用《规范申报目录》填写报关单时,应当先阅读各章的【注解】弄懂该章的共性问题,再按《规范申报目录》中相应编码对应申报要素的各项内容逐一填写清楚。

在对进出口货物进行商品归类时,应运用具有法律效力的归类依据,按照法定归类程序办理。正确的操作程序是正确进行进出口货物商品归类的前提和保证。进出口货物商品归类(8位数级)的具体操作程序如下:

第一步,确定品目(4位数级编码)。明确待归类商品的特征→查阅类、章标题→列出可能归入的章标题→查阅相应章中品目条文和注释,如可见该商品则确定品目→如无规定则运用归类总规则二至规则五确定品目。注意:此处所说归类商品的特征是指决定商品处于不同类、章的特征。

第二步,确定子目(5~8位数级编码)。查阅所属品目的一级子目条文和适用的注释→如可见该商品则确定一级子目(5位数级)→如无规定则运用作适当修改后的归类总规则二至规则五确定一级子目。依次重复前述程序,确定2,3,4级子目即6,7,8位数级子目,最终完成归类。注意同一数级的子目才能进行比较。

在确定了商品4位数级编码后确定一级子目具体操作时,各归类依据的优先级别依次为:5位数级子目条文、子目注释、章注、类注(类、章注释与子目条文或子目注释不矛盾时)→作适当修改后的归类总规则二至规则五;或5位数级子目条文、子目注释(类、章注释与子目条文或子目注释不相一致时)→作适当修改后的归类总规则二至规则五。作适当修改后的归类总规则二至规则五是指将归类总规则二至规则五中所述"品目"改为"子目",即可用相同的规定解决各级子目中有关"具有相应完整品或制成品的基本特征的不完整品、未制成品"等的归类;同理可用相同的具体列名、基本特征等方法解决看起来可归入多个子目的货品的归类。

二、进出口货物商品归类的申报

《中华人民共和国海关进出口货物商品归类管理规定》指出:进出口货物商品归类是指在《商品名称及编码协调制度公约》商品分类目录体系下,以《中华人民共和国进出口税则》为基础,按照《进出口税则商品及品目注释》《中华人民共和国进出口税则本国子目注释》以及海关总署发布的关于商品归类的行政裁定、商品归类决定的要求,确定进出口货物商品编码的活动。海关总署可以根据有关法律、行政法规规定,对进出口货物作出具有普遍约束力的商品归类决定。商品归类决定由海关总署对外公布。

(一)申报的要求

申报的货物品名、规格、型号等,必须要能够满足归类的要求,报关人员应向海关详细提供归类所需要的货物的形态、性质、成分、加工程度、结构原理、功能、用途等技术性指标和技术参数等,尤其要注意提供以下情况的资料:

(1)农产品、未列名化工品等的成分和用途;

（2）材料性商品的成分和加工方法、加工工艺；

（3）机电仪器产品的结构、原理和功能；

（4）货物的进出口状态。

收、发货人或者其代理人应当提供满足归类所需的资料，不得以商业秘密为理由拒绝向海关提供有关资料。向海关提供的资料涉及商业秘密、要求海关予以保密的，应当事前向海关提出书面申请，并且具体列明需要保密的内容，海关应当依法为其保密。

为了规范进出口企业申报行为，海关总署编制了《中华人民共和国海关进出口商品规范申报目录》（简称《规范申报目录》）。《规范申报目录》采用了与我国海关进出口商品分类目录基本相同的结构，所列商品按照我国海关进出口商品分类目录固有的类、章、品目的顺序排列，并根据需要在品目级或子目级列出了申报要素。在保存原有注释的基础上，某些章在正文前以【注解】的方式对该章的共性问题加以说明，以起到便于准确理解商品归类申报要求的作用。

《规范申报目录》的正文包括商品编码、商品描述、申报要素、说明举例四个栏目。报关单中"商品名称、规格型号"栏的填写应在确定商品编码后进行。在使用《规范申报目录》填写报关单时，应当先阅读各章的【注解】弄懂该章的共性问题，再按《规范申报目录》中相应编码对应申报要素的各项内容逐一填写清楚。

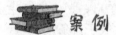 案 例

某年 10 月 12 日，青岛 A 进出口有限公司以一般贸易方式向海关申报进口碎头发（未梳理）2 102.5 千克，申报 CIF 总价 12 825.25 美元（人民币完税价格 85 850元），申报商品编码 67042000（进口关税税率 15%，增值税税率 17%，无进口监管条件），报关单号 425820161000171299。经查，实际货物为短头发（已梳理），应归入商品编码 67030000（进口关税税率 20%，增值税税率 17%，无进口监管条件）。

【分析】

在企业申报进出口货物中，海关编码对应着商品特定的税率与监管条件，决定了企业进出口应缴税款的数额及应办理的通关手续，与企业的切身利益息息相关。青岛 A 进出口有限公司的上述行为已违反海关监管的规定，影响了国家税款管理。

（二）商品归类的修改

海关在审核收、发货人或者其代理人申报的商品归类事项时，可以依照《海关法》和《关税条例》的规定查阅复制有关单证、资料；要求收、发货人或其代理人提供必要的样品及相关商品资料；组织对进出口货物实施化验、检验，并且根据海关认定的化验、检验结果进行商品归类。

收、发货人或者其代理人申报的商品编码需要修改的，应当按照《中华人民共和国海关进出口货物报关单修改和撤销管理办法》等规定向海关提出申请。

海关经审核认为收、发货人或者其代理人申报的商品编码不正确的，可以根据

《中华人民共和国海关进出口货物征税管理办法》有关规定,按照商品归类的有关规则和规定予以重新确定,并且根据《中华人民共和国海关进出口货物报关单修改和撤销管理办法》等有关规定,通知收、发货人或者其代理人对报关单进行修改、删除。

进出口货物商品归类发生争议,应依《海关总署关于实施商品归类磋商与质疑程序的公告》以及《中华人民共和国海关行政复议办法》等相关法律、法规办理。进出口货物收、发货人及其代理人因进出口货物的商品归类与海关发生争议,可以向海关申请进行磋商。

（三）预归类

为加速货物通关,提高归类的准确性,便利报关人办理海关手续、方便合法进出口,我国海关除在通关环节进行商品归类外,亦参照国际通行做法对进出口商品实行预归类。

预归类即申请人可以在货物实际进出口的 45 日前①,向货物拟实际进出口所在地的直属海关提出预归类申请,并提交进出口合同以及商品情况说明、样品等。

申请人应按要求填写《中华人民共和国海关商品预归类申请表》(简称《预归类申请表》)。一份《预归类申请表》只应包含一项商品;申请人对多项商品申请预归类的应分别提出。直属海关在接受申请之日起 15 个工作日内制发《中华人民共和国海关商品预归类决定书》(简称《预归类决定书》),并且告知申请人。申请人实际进出口《预归类决定书》所述商品,并且按照《预归类决定书》申报的,海关按照《预归类决定书》所确定的归类意见审核放行。

（四）归类尊重先例制度

归类尊重先例制度,简称归类先例制度,是指收发人或者其代理人在通关中对同一商品可以引用经海关认定的归类先例,海关原则上应予以认可,确有异议的,事后按规定启动归类一致性协调解决机制进行处置的一项制度。

商品归类技术性非常强,受到海关关员以及企业对商品认知程度、对归类相关规定的理解判定等主观因素影响,同一商品可能出现在不同口岸归类不一致、在不同时间归类不一致的情况,一定程度上增加了企业进出口贸易的不确定因素。针对这一问题,海关探索并逐步开展了归类尊重先例制度,即选取高资信企业为试点,建立了以企业为单元的"企业数据备案库",采用通关过程中不干预、通关后抽查审核的方式,统一海关归类执法,避免归类争议造成的企业通关受阻。企业对货物进行进出口申报时只需填写商品归类编号,海关不再审核其商品归类,而是直接认可先前的结果,货物可直接征税放行,从而提升货物通关时效。

实施归类尊重先例制度,目的是完善争端解决机制,同时建立异议提交和纠错机制,确有错误的归类先例可在事后得以修正,通关中将减少因归类问题引发的货物滞留和执法争议,降低企业通关成本,提升海关执法的统一性。

为给收发货人或其代理人申报进出口商品编码提供参考,海关总署开发了"归类

---

① 申请人有义务提供资料证明所涉商品将在 45 日后实际进出口,如提供真实有效的进出口合同等。

先例辅助查询系统",并在中国电子口岸预录入系统中增加了"归类先例查询功能"。收发货人或其代理人在向海关申报进出口货物时,可以通过该功能选取与本企业进出口商品相同的归类先例数据进行归类申报。选取先例数据申报的,系统自动将已选中的该条归类先例数据中的商品编码、商品名称和规格型号填到对应报关单的信息中。如选取的归类先例数据是 8 位商品编码的,系统填到报关单的相应信息后,收发货人或其代理人可自行补充填报第 9~10 位商品编码。

个案分析与操作演练

1.2017 年 1 月,某企业向惠州检验检疫局申报一批进境集装箱,共装载 13 项商品,包括塑胶粒、空白软线性线路板、插座和磁头组装件等商品。工作人员在审核单证时发现该企业申报的插座 HS 编码为 8541.100000,属非法定检验货物。实际上正确 HS 编码应为 8536.6900,属于入境验证商品。这一情况引起了工作人员的警觉,经询问,报检员自称是因为工作疏忽,错误录入 HS 编码所致。后经惠州检验检疫局工作人员进一步调查发现,从 2016 年 1 月至今,该企业已使用相同手段将 4 批本应属法定入境验证商品改为非法定检验货物申报入境,其目的是为了逃避相关部门对入境验证商品的检验监管。请结合本案阐述商品归类的作用。

2. 上海某服装公司的报关员小王要对"饰有兔毛皮(做袖口)的男士呢大衣"与"衬里为兔毛皮的男士呢大衣"两种商品进行归类,他将两种商品都归入了第 11 类纺织品。小王归类正确吗?

3. 分组讨论下列商品的归类:(1)葵花子油渣饼;(2)制刷用山羊毛;(3)纯棉妇女用针织紧身胸衣;(4)菠萝原汁中加入 20% 的水组成的混合物。

4. 小张手中有下列货品的进出口业务:(1)40 升专用钢瓶液化氮气;(2)25 千克桶(塑料桶)装涂料;(3)纸箱包装的彩色电视机;(4)分别进口的照相机和照相机套。问题:上述四种货品中,包装物与所装物品应分别归类的有哪些?

复习思考题

一、名词解释:商品名称及编码协调制度、商品归类、预归类。

二、简答题

1. 协调制度商品分类目录将国际贸易商品分为多少类?整个分类体系由哪三部分组成?

2. 商品编码中第 5 位数码代表什么?

3. 商品编码数大于 6 位时表示什么意思?

4. 商品编码"0103.9110"说明该商品在第几章?第 5 位"9"表示什么?第 8 位"0"又表示什么?

5. 协调制度中的注释有哪几种?

6. 简述协调制度中注释的法律效力。

7. 归类总规则一说明了哪三个问题?

8. 使用规则二要注意哪几点?

9. 规则三适用于哪些方面?

10. 规则三(二)中的零售成套货品必须同时符合哪些条件?

11. 规则五适用于哪些货品的归类?

12. 在使用归类总规则的 6 条规则时要注意哪两点?

13. 简述我国现行的《进出口税则》与协调制度的异同点。

14. 简述我国进出口货物商品归类依据。

15. 简述进出口货物商品归类的操作步骤。

16. 简述进出口货物商品归类的申报要求。

17. 简述归类先例制度的主要内容。

项目任务三　认知出入境检验检疫工作

项目要求

- 了解出入境检验检疫工作的任务与内容
- 熟悉出入境货物检验检疫机构及其主要职能
- 掌握出入境检验检疫工作的一般工作流程
- 能够办理自理报检单位、代理报检单位的登记注册
- 能够申请开通电子报检，并熟悉电子报检的流程与做法
- 熟悉出入境检验检疫的收费，并能够办理出入境检验检疫签证

项目情景

　　北京龙口工贸公司在天津设有生产车间。4月3日，北京龙口工贸公司从天津口岸进口了一批机电设备。该批货物属于《出入境检验检疫机构实施检验检疫的进出境商品目录》中规定的商品。项目经理要求陈湘协助报检员张军督促代理报检单位适时申请检验。陈湘不知道检验检疫机构需要检验哪些内容。张军告诉陈湘，检验检疫机构一般要对法定检验检疫的商品是否符合安全、卫生、健康、环境保护、防止欺诈等要求以及相关的品质、数量、重量等项目进行检验。张军按检验检疫的相关规定对该批机电设备进行了报检，结果，这批机电设备不合格。北京龙口工贸公司对出入境检验检疫机构作出的检验结论不服，欲申请复验。陈湘问张军："应当向哪一机构申请复验？应如何申请复验？"张军也不甚清楚。后来，北京龙口工贸公司在明知该批货物不合格的情况下，仍然用于生产经营，结果，北京市检验检疫局对北京龙口工贸公司进行了行政处罚。

　　北京市检验检疫局为什么要对北京龙口工贸公司进行行政处罚呢？因为在明知该批货物不合格的情况下仍然用于生产经营，出入境检验检疫机构可以责令其停止销售、使用，没收违法所得，并处违法销售、使用商品货值金额等值以上3倍以下罚款。

　　检验人员告诉陈湘：对出入境检验检疫机构作出的检验结论不服，欲申请复验，应向作出检验结果的出入境检验检疫机构或者其上级出入境检验检疫机构乃至国家质检总局申请复验。复验必须在收到商检结果15日内提出，复验商品必须保持原

样。报检人申请复验,应当按照规定如实填写复验申请表,并提供原报检所提供的证单、资料及原检验检疫机构出具的检验证书。

北京龙口工贸公司受到北京检验检疫局的行政处罚后,决定进行工作整改,加强报检工作。一是北京龙口工贸公司决定招聘专职报检人员,不再让代理报检单位代理报检,而是要自理报检,以节约成本和更好地使报检环节与贸易业务环节衔接。二是成立专门的子公司——北京龙口货运代理公司开展代理报检业务,以扩大公司的经营范围,增加赢利增长点。陈湘开始忙于办理自理报检单位登记注册、办理代理报检单位登记注册、申请开通电子报检。

陈湘先后登录"中国检验检疫电子业务网"(http://www.eciq.cn)完成了上述任务。

向检验检疫机构报告进出口货物的情况是收、发货人或其代理人报检工作的核心环节。我国的报检单位分为自理报检单位和代理报检单位。出口货物的生产、经营单位,以及进口货物的收、用货单位,可以自行报检也可以委托其他报检企业代理报检。报检员要了解出入境检验检疫工作的内容、机构及其职能,掌握出入境检验检疫工作的一般工作流程和相关规定。

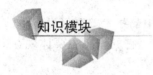

知识模块

单元一　了解出入境检验检疫工作的任务与内容

出入境①检验检疫工作,是指检验检疫机构依照进出口国有关法律、行政法规及国际惯例的规定,实施对报检人申报出入境的货物、交通运输工具、货物包装、集装箱以及人员等进行检验检疫、认证和签发官方检验检疫证明等监督管理业务的统称。我国出入境检验检疫产生于 19 世纪后期,迄今已有 100 多年历史②。当前我国出入境检验检疫工作的主管机关是国家质量监督检验检疫总局(下文简称国家质检总局)。我国出入境检验检疫机构具有公认的法律地位。我国出入境检验检疫从其业务内容划分,包括进出口商品检验、进出境动植物检疫以及国境卫生检疫。这些检验检疫业务对保证国民经济的发展,消除国际贸易中的技术壁垒,保护消费者的利益和贯彻我国的对外交往政策,都有非常重要的作用。

一、出入境检验检疫的主要目的、任务和作用

世界各国的法律法规和国际通行法、有关规则、协定等,都赋予检验检疫机构以

---

① 我国很多文献、法规将出入境与进出境、进出口混用,读者不必在乎其细微差别,其基本含义一致。

② 早在 1864 年,英商劳合氏的保险代理人——上海仁记洋行就开始代办水险和船舶检验、鉴定业务,上海仁记洋行成为中国第一个办理商检业务的机构。中国最早的动物检疫是 1903 年在中东铁路管理局建立的铁路兽医检疫处,它对来自沙俄的各种肉类食品进行检疫工作。

公认的法律地位;国际贸易合同中对检验检疫一般也有明确的条款规定,使检验检疫工作受到法律保护,所签发的证件具有法律效力。

出入境检验检疫是随着国际贸易和人员的往来而产生的,在不同的历史时期,因受历史条件局限性的制约,出入境检验检疫的作用、主要目的和任务也不相同。

（一）出入境检验检疫的主要目的和任务

当前我国出入境检验检疫的主要目的和任务是:

第一,对进出口商品进行检验、鉴定和监督管理,保证进出口商品符合质量(标准)要求,维护对外贸易有关各方的合法权益,促进对外经济贸易的顺利发展。

第二,对出入境动植物及其产品,包括其运输工具、包装材料进行检疫和监督管理,防止危害动植物的病菌、害虫、杂草种子及其他有害生物由国外传入或由国内传出,保护本国农、林、渔、牧业生产和国际生态环境及人类的健康。

第三,对出入境人员、交通工具、运输设备以及可能传播传染病的行李、货物、邮包等物品实施国境卫生检疫和口岸卫生监督,防止传染病由国外传入或者由国内传出,保护人类健康。

（二）出入境检验检疫的作用

出入境检验检疫对保证国民经济的发展,消除国际贸易中的技术壁垒,保护消费者的利益和贯彻我国的对外交往政策,都有非常重要的作用。它的作用主要体现在以下几个方面:

第一,出入境检验检疫是国家主权的体现。我国关于应检对象的强制性制度,是国家主权的具体体现。出入境检验检疫机构作为涉外经济执法机构,根据法律授权,代表国家行使检验检疫职能。

第二,出入境检验检疫是国家管理职能的体现。出入境检验检疫机构对出境货物、包装和运输工具的检验检疫和注册登记与监督管理,都具有相当的强制性,是国家监督管理职能的具体体现。

第三,出入境检验检疫是维护国家根本经济权益与安全的重要的技术贸易壁垒措施,是保证我国对外贸易顺利进行和持续发展的需要。

第四,出入境动植物检疫对保护农林牧渔业生产安全、促进农畜产品的对外贸易和保护人体健康具有十分重要的意义。

第五,国境卫生检疫对防止检疫传染病的传播、保护人体健康是一个十分重要的屏障。

二、我国出入境检验检疫机构及其主要业务

我国出入境检验检疫工作的主管机关是国家质量监督检验检疫总局(以下简称质检总局)。质检总局是国务院主管全国质量、计量、出入境商品检验、出入境卫生检疫、出入境动植物检疫、进出口食品安全和认证认可、标准化等工作,并行使行政执法职能的直属机构。质检总局主管全国报检企业管理工作。质检总局设在各地的直属出入境检验检疫局负责办理出入境检验检疫业务,负责所辖区域报检企业的管理工作。

■ 链接 ■

我国的专业检验检疫部门

除出入境检验检疫机构外,我国还有负责检验检疫的专业部门。例如,进出口药品由卫生部指定的药品检验部门检验;进出口计量器具由国家计量部门检验鉴定;进出口锅炉及压力容器的安全监督检验,由锅炉压力容器安全监察机构办理;进出口船舶、主要船用设备和材料、集装箱的船舶规范检验,由船舶检验检疫机构办理;进出口飞机,包括飞机发动机、机载设备等的适航检验,由民航部门的专门机构办理;出口文物必须经国家文物行政管理部门检验鉴定并出具准予出口的凭证;等等。凡上述物品的进出口检验,须依法向各专职检验部门申请办理,只有取得合格的检验鉴定文件后,才准予进口或出口。

此外,我国也有为进出口贸易提供检验服务的中介组织,如中国进出口商品检验总公司(CHINA NATIONAL IMPORT & EXPORT COMMODITIES INSPECTION CORPORATION, CCIC),该公司是国家指定的开展进出口商品检验和鉴定业务的检验实体,它的性质属于民间商品检验检疫机构。CCIC 在全国各省、市、自治区设有分支机构,接受对外贸易关系人的委托,办理各项进出口商品检验鉴定业务,为之提供顺利交接与结算、合理解决索赔争议等方面的服务。CCIC 还在世界许多国家设有分支机构,承担着装船前检验和对外贸易鉴定业务。

我国出入境检验检疫机构主要履行经济调节、市场监督、口岸把关、公共服务等职能。其主要工作内容是出入境卫生检疫、动植物检疫、商品检验、鉴定、认证和监督管理。其主要业务内容包括以下几个方面。

（一）法定检验检疫

法定检验检疫又称强制性检验检疫,是指出入境检验检疫机构依照国家法律、行政法规和规定,对必须检验检疫的出入境货物、交通运输工具、人员及其他事项等依照规定的程序实施强制性的检验检疫措施。

■ 链接 ■

非法定检验检疫

根据《中华人民共和国进出口商检法》及《商检法实施条例》的规定,对外经济贸易关系人或者外国检验检疫机构可以根据有关合同的约定或自身的需要,申请或委托检验检疫机构办理进出口商品鉴定业务,签发鉴定证书。这类检验称为鉴定业务,为非法定检验检疫。

检验检疫机构办理进出口商品鉴定业务范围包括:进出口商品质量鉴定、装运技术条件鉴定、集装箱鉴定、外商投资财产鉴定等业务。

> 鉴定业务与法定检验的一个主要区别是凭申请或委托办理,而非强制性的。检验检疫机构办理进出口商品鉴定业务,须凭申请办理。检验检疫机构签发各种鉴定证书,供申请单位作为办理商品交接、结算、计费、理算、通关、计税、索赔或举证等的有效凭证。

法定检验检疫的货物,货主或其代理人应在规定的时限和地点向检验检疫机构报检。国家质检总局及其各地的检验检疫分支机构依法对指定的进出口商品实施法定检验,检验的内容包括商品的质量、规格、重量、数量、包装及安全卫生等项目。经检验合格并签发证书以后,方准出口或进口。

1. 法定检验检疫的范围。须实施法定检验检疫的范围包括:

(1)有关法规如《出入境检验检疫机构实施检验检疫的进出境商品目录》中规定的商品;

(2)对进出口食品的卫生检验和进出境动植物的检疫;

(3)对装运出口易腐烂变质食品、冷冻品的船舱、集装箱等运载工具的适载检验;

(4)对出口危险货物包装容器的性能检验和使用鉴定;

(5)对有关国际条约规定或其他法律、行政法规规定须经检验检疫机构检验的进出口商品实施检验检疫;

(6)国际货物销售合同规定由检验检疫机构实施出入境检验时,当事人应及时提出申请,由检验检疫机构按照合同规定,对货物实施检验并出具检验证书。

2.《出入境检验检疫机构实施检验检疫的进出境商品目录》。《出入境检验检疫机构实施检验检疫的进出境商品目录》(简称《实施检验检疫的进出境商品目录》或《法检目录》)是以《商品分类和编码协调制度》为基础编制而成的,包括了大部分法定检验检疫的货物,是检验检疫机构依法对出入境货物实施检验检疫的主要执行依据。列入检验检疫《法检目录》的进出境商品,必须经出入境检验检疫机构实施检验检疫和监管,进出口经营者持出入境检验检疫机构签发的入境货物通关单或出境货物通关单向海关办理进出口手续。

每条目录由商品编码、商品名称及备注、计量单位、海关监管条件和检验检疫类别五栏组成(见表3-1)。其中商品编码、商品名称及备注和计量单位是以 HS 编码为基础,并依照最新的海关《商品综合分类表》的商品编号、商品名称、商品备注和计量单位编制。

表 3-1 《出入境检验检疫机构实施检验检疫的进出境商品目录》举例

海关商品编码	商品名称	计量单位	海关监管条件	检验检疫类别
08109030	鲜龙眼	千克	A/B	P. R/Q. S
28469029	其他氯化稀土	千克	/B	M/N

其中,海关监管条件、检验检疫类别代码含义如下:

海关监管条件代码:

A:表示对应商品须实施进境检验检疫;

B:表示对应商品须实施出境检验检疫;

D:表示对应商品海关与检验检疫机构联合监管。

检验检疫类别代码:

M:表示对应商品须实施进口商品检验;

N:表示对应商品须实施出口商品检验;

P:表示对应商品须实施进境动植物、动植物产品检疫;

Q:表示对应商品须实施出境动植物、动植物产品检疫;

R:表示对应商品须实施进口食品卫生监督检验;

S:表示对应商品须实施出口食品卫生监督检验;

L:表示对应商品须实施民用商品入境验证。

根据检验检疫相关法律法规规定,《法检目录》内商品进出口时须依法申报检验检疫,擅自进出口未报检的法检商品属于违法行为。《中华人民共和国进出口商品检验法》第十五条的规定:"必须经商检机构检验的出口商品的发货人或者其代理人,应当在商检机构规定的地点和期限内,向商检机构报检。"《中华人民共和国进出口商品检验法实施条例》第四十六条规定:"擅自出口未报检或者未经检验的属于法定检验的出口商品,由出入境检验检疫机构没收违法所得,并处商品货值金额5%以上20%以下罚款;构成犯罪的,依法追究刑事责任。"第四十七条规定:"销售、使用经法定检验、抽查检验或者验证不合格的进口商品,或者出口经法定检验、抽查检验或者验证不合格的商品的,由出入境检验检疫机构责令停止销售、使用或者出口,没收违法所得和违法销售、使用或者出口的商品,并处违法销售、使用或者出口的商品货值金额等值以上3倍以下罚款;构成犯罪的,依法追究刑事责任。"

【例3-1】某厂在某年2月至该年11月间,有部分法检目录内的来料料件复出未按规定报检,品名包括插座、导线、开关、变压器等,总货值55 350美元,山东某检验检疫局对当事人作出行政处罚。

【分析】当事人的行为属于擅自出口未报检的出口法检商品,违反了《中华人民共和国进出口商品检验法》第十五条的规定,可以根据《中华人民共和国进出口商品检验法实施条例》第四十六条的规定进行处罚。

3.法定检验检疫的流程。法定检验检疫的基本流程如图3-1所示。

(1)入境申报。进出口法定检验商品的收货人或者其代理人在进出口时应按照出入境检验检疫报检规定依法向检验检疫机构申报,并提供必要的证明文件。

(2)检验。检验检疫机构采用符合性验证、抽样检验、合格保证、登记备案等方式实施检验监管。检验检疫机构对进出口法定检验商品实施检验的内容包括是否符合安全、卫生、健康、环境保护、防止欺诈等要求以及相关的品质、数量、重量等项目。

(3)合格评定。检验检疫机构对于仅实施现场检验的进出口法定检验商品,经检

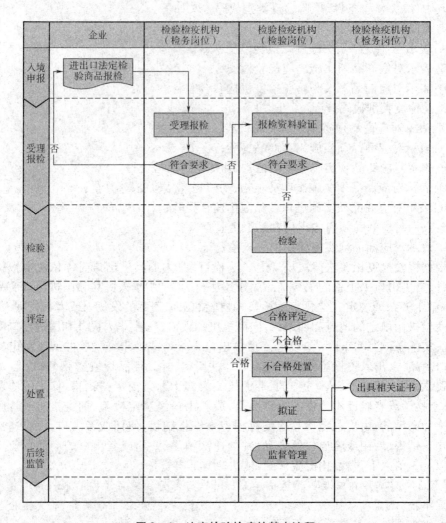

图 3 - 1 法定检验检疫的基本流程

验符合相关规定的,可以判定该检验批合格,否则应当判定该检验批不合格;对于抽样送检的,应在现场检验和实验室检测,均符合相关要求的可判定该批合格,否则应当判定为不合格。

(4)不合格处置。进出口法定检验商品经检验,涉及人身财产安全、健康、环境保护项目不合格的,由检验检疫机构责令当事人销毁,或者出具退货处理通知单并书面告知海关;其他项目不合格的,可以在检验检疫机构的监督下进行技术处理,经重新检验合格的,方可销售或者使用。当事人申请出入境检验检疫机构出证的,检验检疫机构应当及时出证。

(5)监督管理。检验检疫机构对进出口法定检验商品的收货人及其代理人、进口商及其代理人以及其相关活动应当根据实际工作情况实施监管,必要时可约谈进口工业品的品牌商、制造商、进出口商,以及收(发)货人或其代理人、第三方检验机构等贸易相关方。

（二）进出口商品检验

进出口商品检验,是指确定列入《出入境检验检疫机构实施检验检疫的进出境商品目录》的进出口商品是否符合国家技术规范的强制性要求的合格评定活动①。

凡列入《出入境检验检疫机构实施检验检疫的进出境商品目录》的进出口商品和其他法律、法规规定须经检验的进出口商品,必须经过出入境检验检疫部门或其指定的检验机构检验。检验检疫机构根据需要,对检验合格的进出口商品可以加施检验检疫标志或封识。

（三）动植物检疫

我国对入境、出境、过境的动植物、动植物产品和其他检疫物实施检疫;对装载动植物、动植物产品和其他检疫物的装载容器、包装物、铺垫材料实施检疫;对来自动植物疫区的运输工具实施检疫;对入境拆解的废旧船舶实施检疫;对有关法律、行政法规、国际条约规定或者贸易合同约定应当实施出入境动植物检疫的其他货物、物品实施检疫。

（四）卫生检疫与处理

我国关于卫生检疫与处理的内容和规定主要有:

1.出入境检验检疫部门统一负责对出入境的人员、交通工具、集装箱、行李、货物、邮包等实施医学检查和卫生检查。

2.检验检疫机构对未染有检疫传染病或者已实施卫生处理的交通工具,签发入境或者出境检疫证。

3.检验检疫机构对入境、出境人员实施传染病监测,有权要求出入境人员填写健康申明卡,出示预防接种证书、健康证书或其他有关证件。

4.对患有鼠疫、霍乱、黄热病的出入境人员,应实施隔离留验。

5.对患有艾滋病、性病、麻风病、精神病、开放性肺结核的外国人应阻止入境。

6.对患有监测传染病的出入境人员,视情况分别采取留验、发就诊方便卡等措施。

7.对国境口岸和停留在国境口岸的出入境交通工具的卫生状况实施卫生监督。

8.对发现的患有检疫传染病、监测传染病、疑似检疫传染病的入境人员实施隔离、留验和就地诊验等医学措施。

9.对来自疫区、被传染病污染、发现传染病媒介的出入境交通工具、集装箱、行李、货物、邮包等物品进行消毒、除鼠、除虫等卫生处理。

（五）进口废物原料、旧机电产品装运前检验

例如,我国对国家允许作为原料进口的废物,实施装运前检验制度,防止境外有害废物向我国转运。收货人与发货人签订的废物原料进口贸易合同中,必须订明所进口的废物原料须符合中国环境保护控制标准的要求,并约定由出入境检验检疫机

① 合格评定程序包括:① 抽样、检验和检查;② 评估、验证和合格保证;③ 注册、认可和批准以及各项的组合。

构或国家质检总局认可的检验机构实施装运前检验,检验合格后方可装运。

（六）进口商品认证管理

我国对涉及人类健康和安全,动植物生命和健康,以及环境保护和公共安全的产品实行强制性认证制度。我国主要通过制定强制性产品认证的产品目录和强制性产品认证程序规定,对列入《实施强制性产品认证的产品目录》中的产品实施强制性的检测和审核。列入《实施强制性产品认证的产品目录》内的商品,必须经过指定的认证机构认证合格,取得指定认证机构颁发的认证证书,并加施认证标志后,方可进口。

（七）出口商品质量许可和卫生监督管理

我国对重要出口商品如机械、电子、轻工、机电、玩具、医疗器械、煤炭等类商品实行质量许可制度,并对于实施许可制度的出口商品实行验证管理。出入境检验检疫部门单独或会同有关主管部门共同负责发放出口商品质量许可证的工作,未获得质量许可证书的商品不准出口。国内生产企业或其代理人均可向当地出入境检验检疫机构申请出口质量许可证书。

我国对进出口食品实施卫生监督检验。进口的食品(包括饮料、酒类、糖类)、食品添加剂、食品容器、包装材料、食品用工具及设备必须符合我国有关法律法规规定。申请人须向检验检疫机构申报并接受卫生监督检验。检验检疫机构对进口食品按食品危险性等级分类进行管理。检验检疫机构依照国家卫生标准进行监督检验,检验合格的,方准进口。一切出口食品必须经过检验,未经检验或检验不合格的不准出口。

我国实行出口食品生产企业备案管理制度。凡在中华人民共和国境内生产、加工、储存出口食品的企业,必须取得《出口食品生产企业备案证明》后,方可出口食品。未经备案的企业的出口食品,国家质检总局设在各地的出入境检验检疫机构不予受理报检。

出口食品生产企业需要办理国外卫生注册的,必须按规定取得《出口食品生产企业备案证明》,依照我国和进口国的有关要求,向所在地直属检验检疫局提出申请,由其向国家认证认可监督管理委员会申请推荐,国家认证认可监督管理委员会负责统一向进口国卫生主管当局推荐。未取得有关进口国批准或认可的,不得向该国出口食品。

（八）出口危险货物运输包装检验

我国对出口商品的运输包装进行性能检验,未经检验或检验不合格的,不准用于盛装出口商品。对出口危险货物包装容器实行出口质量许可制度,危险货物包装容器须经检验检疫机构进行性能鉴定和使用鉴定后,方能生产和使用。

（九）外商投资财产鉴定

外商投资财产鉴定包括价值鉴定,损失鉴定,品种、质量、数量鉴定等。各地检验检疫机构凭财产关系人或代理人及经济利益有关各方的申请,或司法、仲裁、验资等机构的指定或委托,办理外商投资财产的鉴定工作。

（十）货物装载和残损鉴定

用船舶和集装箱装运粮油食品、冷冻品等易腐食品出口的,应向口岸检验检疫机构申请检验船舱和集装箱,经检验符合装运技术条件并发给证书后,方准装运;对外贸易关系人及仲裁、司法等机构,对海运进口商品可向检验检疫机构申请办理监视、残损鉴定、监视卸载、海损鉴定、验残等残损鉴定工作。

（十一）进出口商品质量认证

检验检疫机构根据国家统一的认证制度,对有关的进出口商品实施认证管理。检验检疫机构可以根据国家质检总局的规定,同外国有关机构签订协议,或接受外国有关机构的委托进行进出口商品质量认证,准许有关单位在认证合格的进出口商品上使用质量认证标志。

（十二）涉外检验检疫、鉴定、认证机构审核认可和监督涉外检验检疫、鉴定、认证机构审核认可

例如,对拟设立的中外合资、合作进出口商品检验、鉴定、认证公司,由国家质检总局负责对其资格、信誉、技术力量、装备设施及业务范围进行审查。合格后出具《外商投资检验公司资格审定意见书》,然后交由商务部批准,在工商行政管理部门办理登记手续领取营业执照后,再到国家质检总局办理《外商投资检验公司资格证书》,方可开展经营活动。

对从事进出口商品检验、鉴定、认证业务的中外合资、合作机构、公司及中资企业,对其经营活动实行统一监督管理。

对于境内外检验鉴定认证公司设在各地的办事处,实行备案管理。

（十三）与外国和国际组织开展合作

检验检疫部门承担世界贸易组织贸易技术壁垒协议（WTO/TBT）和"实施动植物卫生检疫措施的协议"（WTO/SPS 协议）咨询业务;承担联合国（UN）、亚太经合组织（APEC）等国际组织在标准与一致化和检验检疫领域的联络工作;负责对外签订政府部门间的检验检疫合作协议、认证认可合作协议、检验检疫协议执行议定书,并组织实施等。

单元二　掌握出入境检验检疫工作的一般流程

我国实施"先报检,后报关"的检验检疫货物通关制度。我国还有免验、预验、复验和重验的相关规定。

一、我国检验检疫通关的基本模式

通关是国际物流的必要环节。向检验检疫机构和海关报告进出口货物的情况是收发货人或其代理人报检、报关工作的核心环节。我国实施"先报检,后报关"的检验检疫货物通关制度（如图3-2所示）。对法定检验检疫货物,在报关时必须提供检验检疫机构签发的出/入境货物通关单,海关凭此验放。

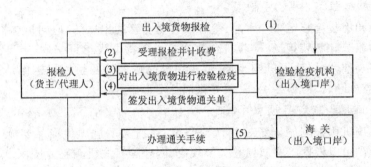

图 3-2 我国检验检疫货物通关的基本程序

我国检验检疫通关的基本原则可概括为监管有效、便利通关。为使通关手续更简便,作业流程更优化,以达到减少重复作业、节约企业通关成本、提高口岸通关效率和关检执法效能的目的,我国近年不断深化关检协作,改进海关、检验检疫监管和服务,实现口岸管理部门"信息互换、监管互认、执法互助",实施"单一窗口"①和"一次申报,一次查验,一次放行"的通关作业模式,推行检验检疫通关一体化。

（一）检验检疫通关一体化

检验检疫通关一体化是指通过优化检验检疫工作流程,以"三通"(通报、通检、通放)为基础,对进出口货物实施"两直"(出口直放、进口直通),促进对外贸易便利化。在检验检疫通关一体化模式下,对于符合条件的出口货物,企业可在产地报检并直接获取通关单;对于符合条件的进口货物,收货人可自主选择在口岸或目的地报检,货物在目的地实施检验检疫。

"通报"是指企业可选择自愿在任一检验检疫机构办理出入境货物的报检手续。

"通检"是指坚持"属地检验、监管",各检验检疫机构对货物的检验、检测、监管结果互认。

"通放"是指企业可自愿选择在任一检验检疫机构办理通关放行手续。

"出口直放"是指出口货物经产地检验检疫合格后直接放行,与海关协调对接,实现跨关区电子通关,缩短出口货物检验检疫时限,提高工作效率,减少物流成本,对于出口直放的货物口岸检验检疫机构一般不再实施查验。

"进口直通"是指对企业自愿选择的内地检验检疫局具备监管条件的进口集装箱等可转检应检物,由口岸检验检疫局实施必要的检疫后,直接转检到目的地检验检疫局实施检验检疫和监管,集装箱查验工作随同货物检验检疫监管一并实施,进一步缩短口岸滞留时间,实现监管后移,提速增效。

国家质检总局按照风险分析、科学管理的原则,制定检验检疫一体化货物负面清单,并根据进出口货物的疫病疫情、质量安全、风险预警等情况动态调整。检验检疫

---

① 按照联合国贸易便利化和电子商务中心的解释,单一窗口是指参与国际贸易和运输的各方,通过单一的平台提交标准化的信息和单证以满足相关法律法规及管理的要求。

信用 B 级及以上的企业进口或出口负面清单以外的货物,可以自主选择实施进口直通或出口直放。

（二）"三个一"通关作业模式

"一次申报,一次查验,一次放行"的通关作业模式,简称"三个一"通关作业模式。

"一次申报"即"一次录入、分别申报"。企业对于依法须报关报检的货物,通过统一录入界面的客户端,可以一次录入报关报检数据,分别向海关申报报关电子数据、向检验检疫申报报检电子数据,从而改变了原来企业需要使用报检系统和海关报关系统填报报检单和报关单后,分别向检验检疫机构和海关申报,实现了报关和报检录入项目的整合,企业通过"一次录入"企业端软件,一次性录入申报内容,"一次申报"系统即可自动转换成完整的报关单和报检单,分别向海关和检验检疫系统申报。

"一次查验"即"一次开箱、关检依法查验/检验检疫"。海关和检验检疫接受企业申报后,对双方均需查验的货物,双方在约定时间内实施一次开箱,分别依法查验,从而减少企业重复移箱、开箱、装卸货物的状况。按照传统做法,海关下达查验指令后,企业需要到码头办理移箱查验手续后到场协助海关查验;在检验检疫查验时,企业要重复以上动作。"一次查验"模式实现了海关和检验检疫机构查验指令在电子口岸"一次查验"平台上的对碰,码头可立即根据平台的查验指令安排移箱操作。移箱到位后,海关、检验检疫部门共同到场进行查验,企业只需一次到场配合。

"一次放行"即为"关检联网核放"。关检双方分别把电子放行信息发送给口岸经营单位,口岸经营单位凭关检双方的放行信息接受企业办理提货手续,从而提高了口岸通关效率。在过去,企业在办结海关和检验检疫手续后,需要在提货单证上分别加盖海关和检验检疫印章,方可到码头办理提货手续;在"一次放行"模式下,海关和检验检疫机构在办结手续后,直接将电子放行指令经电子口岸对碰、发送至码头,码头核对提货信息和海关、检验检疫放行信息后办理货物放行。

二、出入境检验检疫的一般工作流程

出入境检验检疫的工作流程可概括为四个环节:受理报检→检验检疫和鉴定→计、收费→签证、放行。这里主要以出入境货物的检验检疫为例对检验检疫的工作程序进行概要阐述,各环节的具体做法与规定,我们将在其他单元中详细阐述。

（一）受理报检

报检也称报验,是指申请人向出入境检验检疫机构就进出口货物报请检验检疫,是检验检疫机构受理报检的前提和基础。检验检疫机构接受申请人报检,是检验检疫工作的开始。检验检疫机构根据我国《出入境检验检疫报检规定》,负责受理报检范围内的各类报检工作。

1.需要报检的范围。报检范围为:①国家法律、法规规定必须由检验检疫机构检验检疫的;②输入国家或地区规定必须凭检验检疫机构出具的证书方准入境的;③有关国际条约规定须经检验检疫的;④申请签发普惠制原产地证或一般原产地证的;⑤对外贸易关系人申请的鉴定业务和委托检验;⑥对外贸易合同、信用证规定由检验检疫机构或官方机构出具证书的;⑦未列入《出入境检验检疫机构实施检验检疫的进出境商品目录》的入境货物,经收、用货单位验收发现质量不合格或残损、短缺,需检验检疫局出证索赔的;⑧涉及出入境检验检疫内容的司法和行政机关委托的鉴定业务。

2. 报检人报检时必须履行的手续。不同类的货物如一般货物、动植物以及一些有特殊规定的检验检疫货物,其报检要求是不同的。报检人报检时必须履行的手续主要有三项:填写报检单;提供相应的单证;按规定缴纳检验检疫费。

（二）检验检疫和鉴定

出入境检验检疫机构对进出口商品实施检验的内容,包括是否符合安全、卫生、健康、环境保护、防止欺诈等要求以及相关的品质、数量、重量等项目。在检验检疫和鉴定环节,报检人应事先约定抽样、检验检疫和鉴定的时间,并须预留足够的取采样、检验检疫和鉴定的工作日,同时须提供进行取采样、检验检疫和鉴定等必要的工作条件。

（三）检验检疫收费

依法收费是检验检疫机构的重要职责之一,依法缴费是出入境关系人的基本义务。

检验检疫收费包括:出入境检验检疫费,考核、注册、认可认证、签证、审批、查验费,出入境动植物实验室检疫项目费,鉴定业务费,检疫处理费等。收费对象是向出入境检验检疫机构申请检验、检疫、鉴定等业务的货主或其代理人。收费基本上采取预收费或月底结算两种方式。对预收费者,申请人取证(单)时,根据检验检疫结果,多退少补。

近年来,出入境检验检疫费用逐年降低,2017 年 4 月 1 日起,出入境人员、货物、运输工具、集装箱及其他法定检验检疫物停征出入境检验检疫费。

（四）签证、放行

签证、放行是检验检疫机构检验检疫工作的最后一个环节。

1. 签证。出入境检验检疫机构根据我国法律规定行使出入境检验检疫行政职能,按照有关国际贸易各方签订的契约规定或其政府的有关法规以及国际惯例、条约的规定从事检验检疫工作,并据此签发证书。

凡法律、行政法规、规章或国际公约规定须经检验检疫机构检验检疫的出境货物,经检验检疫合格的,签发出境货物通关单,作为海关核放货物的依据。同时,国外要求签发有关检验检疫证书的,检验检疫机构根据对外贸易关系人的申请,经检验检疫合格的,签发相应的检验检疫证书;经检验检疫不合格的,签发出境货物不合格通知单。凡法律、行政法规、规章或国际公约规定须经检验检疫机构检验检疫的入境货物,检验检疫机构接受报检后,先签发入境货物通关单,海关据以验放货物。然后,经检验检疫机构检验检疫合格的,签发《入境货物检验检疫情况通知单》;不合格的,对外签发检验检疫证书,供有关方面对外索赔。

（1）检验检疫证单的类型。出入境检验检疫机构的法律地位决定了检验检疫证书的法律效力。检验检疫证单的法律效力主要体现在七个方面:一是出入境货物通关的重要凭证;二是海关征收和减免关税的有效凭证;三是履行交接、结算及进口国准入的有效证件;四是议付货款的有效证件;五是明确责任的有效证件;六是办理索赔、仲裁及诉讼的有效证件;七是办理验资的有效证明文件。

检验检疫证单的类型主要有三种,即证书类、凭单类及国家质检总局印制的其他证单。表3-2简要归纳了证书类、凭单类的主要常见单证。

表3-2 检验检疫证单的常见类型

类 型	具体分类	主 要 单 证
证书	检验鉴定类	品质、数量、重量、包装等检验证书
	食品卫生类	卫生证书、健康证书
	兽医类	兽医卫生证书
	动物检疫类	动物卫生证书
	植物检疫类	植物检疫证书、植物转口检疫证书
	运输工具检验检疫类	船舶入境卫生检疫证、船舶入境检疫证、交通工具卫生证书、交通工具出境卫生检疫证书、除鼠证书/免予除鼠证书、运输工具检疫证书
	检疫处理类	熏蒸/消毒证书、运输工具检疫处理证书
	许可证类	进境动植物检疫许可证、卫生许可证、健康证明书
凭单	申请类	进境动植物检疫许可证申请表、国境口岸食品生产经营单位卫生许可证申请书、入境货物报检单、出境货物报检单、出境货物运输包装检验申请单、船舶鼠患检查申请书、出/入境集装箱报检单、更改申请单
	通关类	入境货物通关单、出境货物通关
	结果类	出境货物运输包装性能检验结果单、出境危险货物包装容器使用鉴定结果单、集装箱检验检疫结果单
	通知类	入境货物检验检疫情况通知单、检验检疫处理通知书、出境货物不合格通知单
	凭证类	入境货物检验检疫证明、进口机动车辆检验证明、抽/采样凭证

(2)检验检疫证单的签发。出入境检验检疫证单的签发程序包括:抽样记录与检验检疫结果原始记录—拟稿—审核—制证—核对—签署—盖章—发证/放行。抽样记录、检验检疫结果记录、拟稿等环节在各检验检疫施检部门完成,其他各环节均在检务部门完成。检务部门收到施检部门的证稿后,出境签证应在两个工作日完成,入境签证应在五个工作日内完成,特殊情况除外。

检验检疫证单分别由官方兽医、检疫医师、医师、授权签字人签发。向国外官方机构备案的签字人,由该备案签字人签发相关证书。上述签字人依据各自职务分工,如检验、鉴定、检疫、卫生、兽医等,按规定审核证稿的结果和用语是否正确,适用证书(单)是否符合规定,与合同、信用证及有关签证规定是否相符。经审核无误的,签署有关证书。

签证印章管理人员在核对证书签字人在授权范围内正确签字后,加盖相应签证印章。中英文签证印章适用于签发证书(含一般原产地证书)、中外文凭单以及国外关于签证的查询;检验检疫专用印章适用于签发中文凭单以及国内关于签证的查询。两页或两页以上的证书,用签证印章加盖骑缝。

链接

证书文字与文本

检验检疫证书必须严格按照国家质检总局制定或批准的格式,分别使用英文、中文、中英文合璧签发。如报检人有特殊要求使用其他语种签证的,也应予以办理。签发两个语种或多语种证书时,必须中外文合璧缮制。入境货物索赔的证书使用中英文合璧签发,根据需要也可使用中文签发。

一般情况下,检验检疫机构只签发一份正本。特殊情况下,合同或信用证要求两份或两份以上正本,且难以更改合同或信用证的,经审批同意,可以签发,但应在第二份证书正本上注明"本证书是××号证书正本的重本"。

检验检疫证书一般由一正三副组成,其中正本对外签发,可同时向报检人提供二份副本,检验检疫机构留存一份副本。检验检疫证单编号必须与报检单编号一致。同一批货物分批出具同一种证书的,在原编号后加 -1,-2,-3…以示区别。

检验检疫证单一般应以检讫日期作为签发日期,出境应在收到证稿后两个工作日完成,入境应在收到证稿后三个工作日内完成,特殊情况除外。

发证是签证工作的最后一个环节,是整个检验检疫工作程序的最后一个环节。发证人员发证时,在确定已缴纳检验检疫费后,将证单发放给领证人,并要求其在报验单上签署姓名及日期。

【例3-2】我国A公司和美国B公司签订了我国向其出口9 000箱茶叶的合同,对方如期开来信用证。由于我方业务员疏忽没有注意到合同和信用证中均要求卖方提供两份正本检验检疫证书,而一般情况下检验检疫机构只签发一份。问在这种情况下我方应该怎么处理?

【分析】一般情况下检验检疫机构只签发一份正本。特殊情况下,合同或信用证要求两份以上正本,且难以更改合同或信用证的,经审批同意,可以签发,但应在第二份证书正本上注明"本证书是×××号证书正本的重本"。结合本题,在这种情况下我方应首先和美方协商看其是否能够更改信用证中该条款,若不能,我方可向检验检疫机构提出申请,待审批同意后按约定执行合同。

(3)证单的补充、更改与重发。在检验检疫机构签发检验检疫证单后,报检人要求更改或补充内容的,应向原证书签发检验检疫机构提出申请,经检验检疫机构核实批准后,按规定予以办理。任何单位或个人不得擅自更改检验检疫证书内容,伪造或变更检验检疫证书属于违法行为。

①补充证单。检验检疫机构发出证单后,或因交接、索赔、结汇等各种需要,或报

检人要求补充检验项目,或发现该批货物的其他缺陷或产生缺陷的原因等,为了进一步说明这些情况,检验检疫机构可在原证单的基础上酌情补充证书,对原证书的不充分或遗漏部分作进一步说明或评定。报检人需要补充证书内容时,应填写《更改申请单》,办理申请手续,并出具书面证明材料,说明要求补充的理由,经检验检疫机构核准后据实签发补充证书。检验检疫机构按规定在补充证书上注明本证书是××证书的补充证书字样(This Certificate is a supplement of the Certificate No. ××.)。补充证书与原证书同时使用时有效。

签发补充证单,在原编号前加"S",并在证单上加注"本证书/单系××日签发的××号证书/单的补充",签发日期为补充证单的实际签发日期。

②更改证单。在检验检疫证书签发后,报检人要求更改证单内容的,经审批同意后方可办理更改手续。报检人申请更改证单时,应填写《更改申请单》,书面说明更改原因及要求,并附有关函电等证明单据。

检验检疫机构对申请更改证书的几种处理形式:a. 报检人将原发证书的正副本全部缴回的,作一般更改处理。另行签发已更改内容的证书,并将原证书作废。b. 如果报检人因退关、短装、国外要求修改或报验人差错等原因需要更改者,应退回全部原发证书正副本,经检验检疫局审核无误后给予更正。c. 出具更改证书时,应在更改证书中注明"本证书系××号证书的更正"字样。

更改涉及检验检疫有关内容的,应经施检部门核准:a. 对原证是若干批货物加权平均综合出证,报检人要求更改为分证的,应经施检部门审批同意,并出具分批结果。b. 对要求将分证改为并证的,应经施检部门确认原分证证书所列货物是否含有已超过检验检疫有效期。

在处理更改申请时,应注意的几种情况:a. 受理更改证书申请,应收回原发证书正副本,对于不能交回原发证书正副本的,一般不予受理更改申请。b. 品名、数(重)量、检验检疫结果、包装、发货人、收货人等重要项目更改后与合同、信用证不符的,或者更改后与输出、输入国家法律法规规定不符的,均不能更改。

对更改证单,能够退回原证单的,签发日期为原证签发日期;不能退回原证单的,更改后的证单在原证编号前加"R",并在证单上加注"本证书/单系××日签发的××号证书/单的更正,原发××号证书/单作废",签发日期为更改证单的实际签发日期。

③重发证书。申请人在领取检验检疫证书后,因故遗失或损坏,应提供经法人代表签字、加盖公章的书面说明,并在检验检疫机构指定的报纸上声明作废。经原发证的检验检疫机构审核批准后,方能重新补发证书。签发重发证书时,应在证书中注明"本证书系原××号证书的重发证书,原发××号证书作废"。

签发重发证单,能够退回原证单的,签发日期为原证签发日期;不能退回原证单的,在原证编号前加"D",并在证单上加注"本证书/单系××日签发的××号证书/单的重本,原发××号证书/单作废",签发日期为重发证单的实际签发日期。

④检验检疫证单的有效期。检验检疫机构签发的证单一般以验讫日期作为签发日期。入境货物通关单的有效期为 60 天。出境货物的出运期限及有关检验检疫证

单(出境货物通关单、出境货物换证凭单等)的有效期为:一般货物为60天;植物和植物产品为21天,北方冬季可适当延长至35天①;鲜活类货物为14天。

【例3-3】某企业报检一批玩具,并于9月10日领取了出境货物通关单。11月20日,该企业持出境货物通关单办理报关手续,结果海关不予放行。请问这是为什么?该企业应怎么办?

【分析】出境货物的通关单的有效期为60天,该企业的出境货物通关单已失效。该企业应该重新报检。

2.放行。放行是检验检疫机构对列入法定检验检疫的出入境货物出具规定的证件,表示准予出入境并由海关监管验放的一种依法行政行为。其目的是为了保证出境货物的质量、安全、卫生符合国家法律行政法规的规定、对外贸易合同的要求以及国际上的有关规定,维护国家信誉,扩大出口,提高经济效益;保证入境货物符合国家法律、行政法规和对外贸易合同规定要求,防止次劣、有害的货物入境,保障生产建设安全和人民健康、维护国家的权益。

凡列入《出入境检验检疫机构实施检验检疫的进出境商品目录》的进出境商品,必须经出入境检验检疫机构实施检验检疫,海关凭出入境检验检疫机构签发的入境货物通关单或出境货物通关单验放。海关只受理报关地出入境检验检疫机构签发的入境货物通关单或出境货物通关单。

对出入境运输工具,符合卫生检疫要求的,检验检疫机构签发运输工具检验检疫证书予以放行;经卫生处理的,签发检验检疫证书放行。对入境人员,经检验检疫机构查验入境人员填报的入境检疫申明卡后放行。对出入境货物,检验检疫机构签发入境货物通关单或出境货物通关单,海关凭入境货物通关单或出境货物通关单验放。

三、免验、预验、复验

我国还有免验、预验、复验的相关规定。

(一)免验

在国际上获质量奖(未超过3年时间)的商品;经国家检验检疫部门认可的国际有关组织实施质量认证,并经检验检疫机构检验质量长期稳定的商品;连续3年出厂合格率及商检机构检验合格率100%,并且没有质量异议的出口商品;连续3年检验合格率及用户验收合格率100%,并且获得用户良好评价的出口商品,可由收货人、发货人或者其生产企业提出免验申请,填写免验申请表,经国家质检总局审核批准,可以免验。获准免验进出口商品的申请人,凭有效的免验证书、合同、信用证及该批产品的厂检合格单和原始检验记录等,到当地检验检疫机构办理放行手续,并交纳放行手续费。对需要出具商检证书的免检商品,检验检疫机构可凭申请人的检验结果,核

---

① 对于出境植物产品,从经检疫合格出具检疫证书的当天算起,至本批货物离开国境不超过21天的,视为在有效期内;辽宁、吉林、黑龙江、内蒙古、新疆五省区冬季(11月至次年2月底)检疫的货物,其检疫有效期可适当延长,但最长不能超过35天。由于超过植物检疫有效期的植物、植物产品有可能感染病虫害,因此超过检疫有效期后,货主或其代理人应当重新向出境口岸出入境检验检疫机构报检,经检疫合格后,重新出证放行。

发商检证书。

免验证书有效期为 3 年。期满要求续延的,免验企业应当在有效期满 3 个月前,向国家质检总局提出免验续延申请,经国家质检总局组织复核合格后,重新颁发免验证书。

（二）预验

预验是检验检疫机构为了方便对外贸易,根据需要和可能对某些品质较为稳定、非易腐易烂的出境货物预先进行的检验检疫。它是防止内地不合格货物运抵口岸的一项有效措施。

对于已生产的整批出口货物,生产厂已检验合格及经营单位已验收合格,货已全部备齐并堆存于仓库,但尚未签订外贸合同或虽已签订合同但信用证尚未到达,不能确定出运数量、运输工具、唛头的,为了使货物在信用证到达后及时出运,可以办理预报检。检验检疫机构对预报检的出境货物实施检验检疫,合格的签发出境货物换证凭单,不合格的签发出境货物不合格通知单。正式对外出境时,报检单位到报关地检验检疫机构,凭出境货物换证凭单①办理查验放行手续。

需要分批装运出口的货物、整批货物可办理预验。出口货物经检验检疫合格后,检验检疫机构签发出境货物换证凭单。正式装运出口时,可在检验检疫有效期内逐批向检验检疫机构申请办理放行手续。放行时,检验检疫机构查验合格后,在出境货物换证凭单的登记栏内对货物的数量予以登记核销。

（三）复验

经出入境检验检疫机构初验的进出境商品,因各种原因需要进行的第二次检验称复验。报检人对出入境检验检疫机构的进出境商品检验结果有异议时,可以向原出入境检验检疫机构或者其上级出入境检验检疫机构以至国家质检总局申请复验,由受理复验的出入境检验检疫机构或者国家质检总局作出复验结论。

检验检疫机构或者国家质检总局对同一检验结果只进行一次复验。复验申请表是进出口商品的报验人对商检机构的检验结果持有异议时,申请复验使用的文书。复验必须在收到商检结果 15 日内提出,复验商品必须保持原样。报检人申请复验,应当按照规定如实填写复验申请表,并提供原报检所提供的证单、资料及原检验检疫机构出具的检验证书。

检验检疫机构或者国家质检总局自收到复验申请之日起 15 日内,对复验申请进行审查并作出如下处理:①复验申请符合规定的,予以受理,并向申请人出具《复验申请受理通知书》。②复验申请内容不全或者随附证单资料不全的,向申请人出具《复验申请材料补正告知书》,限期补正。逾期不补正的,视为撤销申请。③复验申请不符合规定的,不予受理,并出具《复验申请不予受理通知书》。复验申请人应当按照规定交纳复验费用。受理复验的检验检疫机构或者国家质检总局的复验结论认定属原检验的检验检疫机构责任的,复验费用由原检验检疫机构负担。

---

① 预验合格的货物,必须在出境货物换证凭单有效期内到出境口岸办理查验换证放行手续。办理出境查验换证时,必须提交出境货物换证凭单正本,方可办理。

报检人对检验检疫机构、国家质检部门作出的复验结论不服的,可以依法申请行政复议,也可以依法向法院提起诉讼。报检人或其他关系人向法院起诉,法院已经受理的,不得申请复验。

单元三　报检企业的备案及业务管理

各地检验检疫机构负责所辖区域报检企业的日常监督管理工作。出口货物的生产、经营单位,进口货物的收、用货单位可以自理报检,也可以委托其他报检企业代理报检。企业办理报检业务,应当向检验检疫机构备案。

一、报检企业的分类管理

报检企业分自理报检企业和代理报检企业。自理报检企业,是指向检验检疫机构办理本企业报检业务的进出口货物收发货人。代理报检企业,是指接受进出口货物收发货人(以下简称委托人)委托,为委托人向检验检疫机构办理报检业务的境内企业(包括为委托人办理出入境快件报检业务的出入境快件运营企业)。

检验检疫机构对报检企业实施信用管理,按照质检总局《出入境检验检疫企业信用管理办法》及相关规定进行信用信息采集和信用等级评定。对代理报检企业,在信用管理的基础上实施分类管理。检验检疫机构可以公布报检企业的信用等级、分类管理类别和报检人员的报检差错记录情况。

(一)报检企业的信用等级管理

检验检疫机构将报检企业的信用等级分为 AA、A、B、C、D 五级,一般以一年为一个评定周期。检验检疫机构按"守信便利,失信惩戒"的原则,将企业信用等级作为开展检验检疫监督管理工作的基础,对不同信用等级的企业分别实施相应的检验检疫监管措施。

(1)对 AA 级企业大力支持,在享受 A 级企业鼓励政策的基础上,可优先办理进出口货物报检、查验和放行手续;优先安排办理预约报检手续;优先办理备案、注册等手续;优先安排检验检疫优惠政策的先行先试。

(2)对 A 级企业积极鼓励,给予享受检验检疫鼓励政策,优先推荐实施一类管理、绿色通道、直通放行等检验检疫措施。

(3)对 B 级企业积极引导,在日常监管、报检、检验检疫、放行等环节可结合相关规定实施相应的鼓励措施。

(4)对 C 级企业加强监管,在日常监管、报检、检验检疫、放行等环节可结合相关规定实施较严格的管理措施。

(5)对 D 级企业重点监管,实行限制性管理措施,依据相关法律、法规、规章、规范性文件的规定重新评定企业已取得的相关资质。

(二)代理报检企业的分类管理

检验检疫机构根据代理报检企业的信用状况、管理水平、业务能力等,设置一类、二类、三类、四类四个管理类别。例如,一类代理报检企业应当同时符合以下条件:①符合二类管理条件,且适用二类管理 1 年以上;②出入境检验检疫信用 A 级以上,且适用信用 A 级以上管理 1 年以上;③上一年度报检差错率在 1% 以下;④上一年度代理报检的批次或货值在直属检验检疫局辖区范围内代理报检企业的平均水平以上;⑤连续 1 年在人民银行、商务、海关、税务、工商、外汇等相关部门没有失信或违法违规记录。

代理报检企业符合一定条件的可以向备案的检验检疫机构提出向上逐级调整管理类别的申请。对于代理报检企业不符合原管理类别适用条件的,则向下调整管理类别。

检验检疫机构按照守法便利原则,对不同类别的代理报检企业实施相应的差别管理措施。其中一类和二类企业适用相应的便利措施,三类企业适用常规管理措施,四类企业适用严格监管措施。

(1)对一类代理报检企业,优先享受检验检疫便利措施;可以设立专用报检窗口,优先办理报检、查验和放行手续;优先办理预约报检和预约查验手续;除检验检疫机构有特殊要求外,报检随附单据不齐全的,可以先接受报检材料,在规定时限内补齐;可实施无纸化报检;经风险评估后,可适当降低查验比例。

(2)对二类代理报检企业,享受检验检疫便利措施;可以办理预约报检和预约查验手续;除检验检疫机构有特殊要求外,报检随附单据不齐全的,可以先接受报检材料,在规定时限内补齐;可实施无纸化报检。

(3)对三类代理报检企业,适用常规管理措施;可以办理预约报检和预约查验手续。

(4)对四类代理报检企业,对其报检业务在正常查验比例基础上增加 10% 至 30%;不予实施无纸化报检;加大日常监督检查力度;主要负责人应接受检验检疫政策法规强化培训,提高依法经营、诚实守信意识。

二、报检企业的备案管理

我国对报检企业实施备案管理。报检企业备案的基本流程如图 3 - 3 所示。

报检企业在首次办理报检业务之前,应当通过信息化系统提交备案信息,打印备案表,向检验检疫机构备案并提供相关材料。取得报检企业备案号后,方可办理报检业务。备案时应提交以下材料:

报检企业登录中国检验检疫电子业务网 www.eciq.cn,点击"报检企业备案登记",登录报检企业管理系统。选择"自理报检单位备案"或"代理报检单位备案"输入企业基本信息,点击提交并打印报检企业备案表,按照操作结果页面提示,持以下材料到检验检疫机构办理备案:①《报检企业备案表》;②营业执照复印件;③组织机构代码证书复印件;④企业的公章印模;⑤使用报检专用章的,应当提交报检专用章印模;⑥出入境快件运营企业应当提交国际快递业务经营许可证复印件。

对材料齐全、符合要求的,检验检疫机构核发企业备案号。

备案信息发生变更的,报检企业应自变更之日起 30 日内办理变更手续。报检企业还可以向备案检验检疫机构申请注销备案信息。

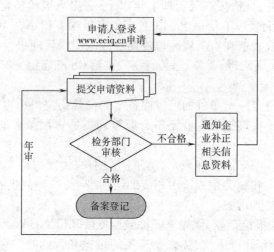

图 3-3　报检企业备案流程

项目情景实例

陈湘是这样办理北京龙口工贸公司自理报检单位备案登记的：

第一步：陈湘登录"中国检验检疫电子业务网"（www.eciq.cn），点击"报检企业备案登记"。见图 3-4。

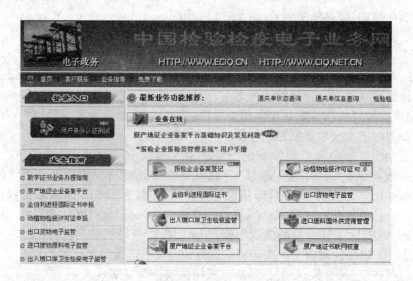

图 3-4　中国电子检验检疫业务网首页

第二步:进入"报检企业管理系统"后,选择新用户,输入组织机构代码,点击备案。见图3-5。

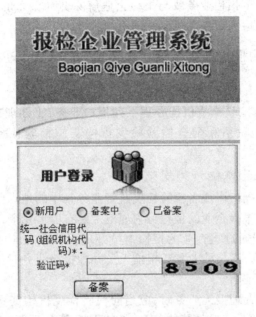

图3-5 报检企业管理系统页面

第三步:选择"自理报检单位"登记备案申请;提交信息;打印报检企业备案表。

第四步:持相关资料到属地检验检疫机构检务部门现场审核;审核通过,领取《自理报检单位备案证明书》。

三、报检员的备案管理

报检员是指负责向检验检疫机构办理所在企业报检业务的人员。检验检疫机构对报检人员实行备案管理制度。已备案报检企业向检验检疫机构办理报检业务,应当由该企业在检验检疫机构备案的报检人员办理。报检企业对其报检人员的报检行为承担相应的法律责任。

报检人员在首次办理报检业务之前,应当通过信息化系统提交备案信息,打印备案表,向检验检疫机构备案并提供相关材料。取得备案号后,方可办理报检业务。

报检员的备案的办理流程如下:

第一步:登录报检企业管理系统,选择"已备案"选项,输入企业备案号、密码登录。

第二步:选择"报检员备案/变更",点击"申请"。

第三步:使用身份证进行备案的,录入报检人员姓名、身份证号码等信息;使用报检能力水平进行备案的,输入报检员资格证编号等,点击查找,确认信息无误后点击保存。

第四步:打印《报检人员备案表》,持《报检人员备案表》、报检人员身份证复印件等材料到检验检疫机构办理备案。

报检人员不再从事报检业务或与报检企业解除劳动关系的,报检企业应及时向检验检疫机构办理报检人员备案信息注销手续。

四、报检企业的报检业务管理

(一)报检企业的报检业务

报检企业可以向检验检疫机构办理下列报检业务:①办理报检手续;②缴纳出入境检验检疫费;③联系和配合检验检疫机构实施检验检疫;④领取检验检疫证单。

(二)报检企业的报检行为规范

报检企业可在我国口岸或者检验检疫监管业务集中的地点向检验检疫机构办理本企业的报检业务。报检企业的报检行为规范主要有以下几个方面:

1. 报检企业应当通过本企业的报检人员办理报检业务。自理报检企业可以委托代理报检企业代为办理报检业务。报检人员办理报检业务时应当提供报检人员备案号及报检人员身份证明。

2. 代理报检企业办理报检业务时,应当向检验检疫机构提交委托人授权的代理报检委托书①。委托书应当列明货物信息、具体委托事项、委托期限等内容,并加盖委托人、代理报检企业的公章。代理报检企业应当在委托人授权范围内从事报检业务,并对委托人所提供材料的真实性进行合理审查。

报检委托书,亦称检验检疫委托书,是委托人向受托人作的一种书面委托证明,属法人与法人之间的委托,具有法律效力,也是代理报检单位(受托人)办理进出口商品检验检疫的重要依据之一。报检委托书应结合检验检疫部门的实际,包括如下基本内容:执行检验的检验检疫机构名称,委托人声明及法律责任,受托人名称,报检商品的品名、数(重)量,合同号/信用证号,出具何种检验检疫证单(有何特殊要求),委托书有效期,委托方名称,日期,法人代表签字或手签名章,并加盖委托方公章。

报检委托书样本如下:

代理报检委托书

编号.

_____出入境检验检疫局:

本委托人(备案号/组织机构代码_____)保证遵守国家有关检验检疫法律、法规的规定,保证所提供的委托报检事项真实、单货相符。否则,愿承担相关法律责任。具体委托情况如下:

本委托人将于_____年_____月间进口/出口如下货物:

_____

---

① 出入境快件运营企业代理委托人办理出入境快件报检业务的,免予提交报检委托书。

品　名		HS 编码	
数(重)量		包装情况	
信用证/合同号		许可文件号	
进口货物		进口货物提/运单号	
其他特殊要求			

特委托＿＿＿＿＿＿＿＿＿＿＿＿＿＿＿＿＿＿(代理报检备案号＿＿＿＿＿＿＿＿＿＿＿＿＿＿＿＿),代表本委托人办理上述货物的下列出入境检验检疫事宜:

□1. 办理报检手续;

□2. 代缴纳检验检疫费;

□3. 联系和配合检验检疫机构实施检验检疫;

□4. 领取检验检疫证单。

□5. 其他与报检有关的相关事宜:＿＿＿＿＿＿＿＿＿＿＿＿＿＿＿＿＿＿＿

联系人:＿＿＿＿＿＿＿＿＿＿＿＿＿＿＿＿＿＿＿

联系电话:＿＿＿＿＿＿＿＿＿＿＿＿＿＿＿＿＿

本委托书有效期至＿＿＿＿＿＿年＿＿＿＿＿＿月＿＿＿＿＿＿日　　委托人(加盖公章)

　　　　　　　　　　　　　　　　　　　　　　　　　　　　　年　月　日

受托人确认声明

本企业完全接受本委托书。保证履行以下职责:

1. 对委托人提供的货物情况和单证的真实性、完整性进行核实;

2. 根据检验检疫有关法律法规规定办理上述货物的检验检疫事宜;

3. 及时将办结检验检疫手续的有关委托内容的单证、文件移交委托人或其指定的人员;

4. 如实告知委托人检验检疫部门对货物的后续检验检疫及监管要求。

如在委托事项中发生违法或违规行为,愿承担相关法律和行政责任。

联系人:＿＿＿＿＿＿＿＿＿＿＿＿＿＿＿＿＿

联系电话:＿＿＿＿＿＿＿＿＿＿＿＿＿＿　　受托人(加盖公章)

　　　　　　　　　　　　　　　　　　　　　　　　　年　月　日

3. 代理报检企业代缴出入境检验检疫费的,应当将出入境检验检疫收费情况如实告知委托人,不得假借检验检疫机构名义向委托人收取费用。

4. 报检企业应对报检资料建档保存。自检验检疫完毕之日起,出境报检资料应保存 2 年,入境报检资料应保存 3 年。具备条件的报检企业,经检验检疫机构核准,其报检资料可以电子形式保存。

5. 代理报检企业应当在每年 3 月 31 日前提交上一年度的《代理报检业务报告》,主要内容包括:企业基本信息、遵守检验检疫法律法规情况、报检业务管理制度建设情况、报检人员管理情况、报检档案管理情况、报检业务情况及分析、报检差错及原因分析、自我评估等。

单元四 电子报检、电子转单和电子通关

我国实现了电子报检、电子转单和电子通关。

一、电子报检

电子报检是指报检人使用电子报检软件,通过检验检疫电子业务服务平台将报检数据以电子方式传输给检验检疫机构,经检验检疫业务管理系统和检务人员处理后,将受理报检信息反馈报检人,实现远程办理进出境检验检疫报检的行为。其工作原理如图 3 – 6 所示。

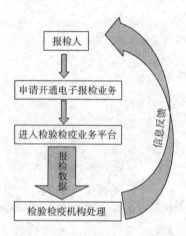

图 3 – 6 电子报检的工作原理

电子报检的具体工作流程如图 3 – 7 所示。

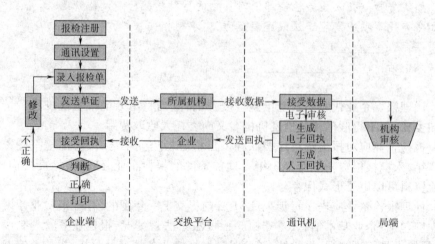

图 3 – 7 电子报检的工作流程

目前我国检验检疫电子业务服务平台主要有中国电子检验检疫(e-CIQ)主干系统以及中国电子检验检疫网上申报系统。

（一）中国检验检疫电子主干系统

中国检验检疫电子主干系统(e-CIQ)2017年全面上线运行,实现了全国各检验检疫机构间的互联互通。e-CIQ覆盖了所有检验检疫工作,实现从货物申报、检验检疫到放行的全流程电子化管理。e-CIQ通过进出口商品唯一报检号的"一号到底"设计①,实现了进出口货物在口岸和内地不同检验检疫机构间的"通报、通检、通放",做到一次报检、一次查验、一次放行,实现检验检疫通关一体化②。通过e-CIQ主干系统,进出口企业可以选择在全国任意检验检疫机构办理报检、领证等通关手续,检测结果在各机构间互认。通过e-CIQ主干系统客户端,企业可以全流程办理进出口货物的相关检验检疫事宜。在各个业务环节中,e-CIQ主干系统根据检验检疫局端的操作向企业端发送对应的回执信息,指导企业如何办理各环节的检验检疫事宜;通过实时公告,将检验检疫相关政策法律法规推送企业端,使得企业能够及时掌握政策法规信息;引入"无纸化申报"和"电子放行"监管模式,极大降低了纸质单据的报检量和放行量;采用仓单核销、港区放行、检验检疫放行等放行管理方式,实现了对进出口货物的全流程物流监管,优化了通关工作模式,增强了货物通关效率;实现"通报、通放"的一体化监管模式,满足了进出口企业在报检和放行方面的个性化需求,切实服务于广大进出口企业。

（二）中国电子检验检疫网上申报系统

中国电子检验检疫网上申报系统(http://web.eciq.gov.cn)(如图3-8所示)为企业免费提供出入境报检、原产地证书申领等业务的在线申报服务,并可获取检验检疫机构的业务要求及各类回执。

企业可以对出入境报检单进行申报、修改、查看、删除、打印等操作,将报检数据发送给e-CIQ主干系统,手动获取e-CIQ主干系统的回执信息。

二、电子转单

电子转单是指通过系统网络,将产地检验检验机构和口岸检验检疫的相关信息相互连通,出境货物经产地检验检疫机构将检验检疫合格后的相关电子信息传输到出境口岸检验检疫机构;入境货物经入境口岸检验检疫机构签发《入境货物通关单》后的相关电子信息传输到目的地检验检疫机构实施检验检疫的监管模式。

电子转单传输内容包括报检信息、签证信息及其他相关信息。

---

① 主干系统将对企业申报数据生成全国统一的报检号,以116(进口)、216(出口)、316(包装)、416(集装箱)字段开头的主干系统报检号,用于办理检验检疫业务。(如:117000000056789,1代表进口,17代表年份,56789代表报检批次流水号)。

② 主干系统专门为检验检疫一体化设计了有关功能,报检数据中涉及了"报检地、领证地、入境口岸机构/出境施检地、入境目的机构/出境口岸机构"四个检验检疫机构。

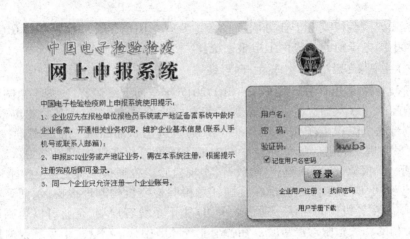

图 3 - 8　中国电子检验检疫网上申报系统登录页面

三、电子通关

采用网络信息技术,检验检疫部门在签发通关单的同时发送通关电子数据到海关的计算机业务系统,海关在核查电子通关信息和物理文本通关信息相符的前提下放行货物,这种通关形式叫电子通关。

为了确保检验检疫机构对出入境货物的监管有效、方便进出,加快进出口货物通关速度,国家质检总局和海关总署开发了电子通关单联网核查系统。

个案分析与操作演练

1. 硬粒小麦(配额内)在《法检目录》中对应的商品编码为 1001100001,计量单位为千克,海关监管条件为 A/B,检验检疫类别为 P. R/Q. S。问题:(1)该商品是在入境时还是在出境时须实施检验检疫? (2)该商品进出口时应实施哪些检验检疫?

2. 某厂于某年 6 月 28 日以来料成品退换的方式从深圳口岸出口一批法检商品,品名:水貂皮衣(1.8KG/件),HS 编码:4303101090,重量 162 千克,货值 37 098 美元。当事人未依法向检验检疫机构申报就出口了上述货物。问题:(1)当事人的行为属于什么行为? (2)应该如何处罚?

3. A 企业进口一批水性油漆共计 40 桶,检验检疫工作人员下厂抽样检验后送实验室检验,检测结果为"挥发性有机化合物不符合 GB18582 - 2001 标准要求",即抽样检验结果不合格。但是在检测结果出来之前,A 企业就已经使用了 18 桶该批进口油漆了。在接到检测结果后,企业认为:他们多年来一直使用该品牌的油漆,且产品质量稳定,符合国际标准,此次检测结果不合格,可能是由于溶剂受污染引起的,遂申请将剩余的 22 桶油漆进行重新抽样检验。而检验检疫工作人员认为:该企业虽然长期进口该品牌的油漆,但并不排除抽检的这一批是不合格的这一可能性,且企业也无法证明剩余的 22 桶油漆就是此次进口的抽检不合格的那一批,故不同意重新抽样检验。

问题:(1)A 企业的行为是否违法?

(2)检验检疫局是否应该同意 A 企业重新抽样检验的要求?

(3)检验检疫机构是否应对该企业进行行政处罚?依据是什么?应当作出怎样的处罚决定?

4.济南 A 公司某年 12 月 3 日从黄岛口岸进口了一批旧机电设备货物。

问题:(1)若该批货物依法应当实施检验,出入境检验检疫机构实施检验的内容包括什么?

(2)若 A 公司对出入境检验检疫机构作出的检验结论不服,欲申请复验,请问应当向哪一机构申请?应如何申请复验?

(3)A 公司对复验结果不服,拟申请再次复验,出入境检验检疫机构还会同意再次复验吗?A 公司对复验结果不服,应该怎么办?

5.某年 11 月 3 日,我国辽宁省 A 公司和加拿大 B 公司以 FOB 术语签订了一份出口 3 000 公吨大豆的合同,B 公司于 12 月 1 日以加拿大 D 银行为开证行开出了以 A 公司为受益人的信用证,信用证有效期为一个月。A 公司接到信用证后开始备货、准备各项单据,12 月 4 日取得了由检验检疫部门签发的出境货物通关单以及各项随附单据,但在此时 B 公司迟迟没有派船来接运货物,经 A 公司的反复催促,B 公司于 12 月 26 日派来船只接运货物。问在 A 公司报关时海关能否以 A 公司的出境货物通关单有效期超过 21 天而不予通关?

6.富达贸易有限公司代理湖北武汉再生资源有限责任公司进口废电机一批(商品编码 74040000.10),货物在进口前需申领哪些监管证件?如何申领?

复习思考题

一、名词解释:法定检验检疫、报检、预验、复验、自理报检企业、代理报检企业、报检委托书、电子报检。

二、简答题

1.简述出入境检验检疫的法律地位。

2.简述出入境检验检疫的作用。

3.我国出入境检验检疫机构工作有哪 13 项主要内容?

4.简述法定检验检疫的范围。

5.检验检疫类别 P.R/Q.S 的含义是什么?

6.简述检验检疫的工作流程。

7.免验的条件是什么?

8.简述出入境检验检疫证单的签发程序。

9.简述检验检疫证单的有效期。

10.简述报检企业备案管理的主要内容。

11.简述报检企业的报检行为规范。

12.简述中国检验检疫电子主干系统的主要特点。

项目任务四　办理出境货物报检

项目要求

- 办理一般出境货物报检
- 办理有特殊报检要求的出口商品的报检
- 办理出境动物及其产品的报检
- 办理出境植物及其产品的报检
- 办理出境货物木质包装的报检

项目情景

北京龙口工贸公司灯具厂是天津灯具进出口公司的供应商。天津灯具进出口公司与德商达成协议,出口北京龙口工贸公司灯具厂生产的一批落地灯具(FLOOR – STANDING LAMPS)。天津灯具进出口公司与德国 CHR 贸易有限公司签订的销售合同主要内容如下:

S/C No. : RT17342

The Seller : TIANJIN LAMPS IMPORT & EXPORT CORPORATION

　　　　118 FENGXIAN ROAD, TIANJIN , CHINA

The Buyer : CHR TRADING CO. LTD.

　　　　LERCHENWEG 10 97522 SAND GERMANY

MARKS& NO.	DESCRIPTIONS OF GOODS	QUANTITY	UNIT PRICE	AMOUNT
CHR	FLOOR – STANDING LAMPS		CFR HAMBURG	
HAMBURG	FLOOR – STANDING LAMPS, A	30 000PCS	EUR0. 33	EUR9 900. 00
NO. 1 – UP	FLOOR – STANDING LAMPS, B	30 000PCS	EUR0. 33	EUR9 900. 00

LOADING PORT : TIANJIN

DESTINATION : HAMBURG

PARTIAL SHIPMENT : ALLOWED

TRANSSHIPMENT : NOT ALLOWED

PAYMENT : L/C AT SIGHT

天津灯具进出口公司将货物存放北京龙口工贸公司仓库(北京大兴黄庄路368号),获得买方开来的信用证(L/C No.140804),订到 GOLDEN GATE BRIDGE V.10W 轮的舱位,取得提单(B/L No. COSU66119803;B/L DATE:JUN.01,2017),货物装箱情况如下:

PACKING	G. W/kgs	N. W/kgs	MEAS/(m³)
FLOOR – STANDING LAMPS , A			
Packed in 1 cartons of 15 000 pcs each	1 380/case	1 370/case	4/case
FLOOR – STANDING LAMPS , B			
Packed in 1 cartons case of 10 000 pcs each	1 030/case	1 020/case	3/case

Packed in TWO 20 ' Container(集装箱号:TEXU2260978;TEXU2263979)

天津灯具进出口公司委托供应商即北京龙口工贸公司在北京进行产地检验。北京龙口工贸公司要求报检员陈湘对这批货物进行报检。

对刚刚从事报检业务工作的陈湘来说,了解出境货物检验检疫工作程序和出境货物报检的分类,熟悉报检的范围,掌握特殊出境货物报检手续以及出境货物报检单缮制方法是十分重要的。陈湘是如何完成这项任务的呢,我们将在单元一的实例中详述。

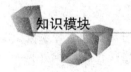

知识模块

单元一 办理一般出境货物报检

出境货物报检是报检人根据我国有关法律法规、对外贸易合同的规定,向检验检疫机构申请检验、检疫、鉴定以获准出境合法凭证及某种公证证明所必须履行的法定程序和手续。

一、出境货物报检的分类与检验检疫工作的一般流程

法律与行政法规所规定的实施检验检疫的出境对象;输入国家或地区所规定须凭检验检疫机构出具证书方准入境的对象;凡我国作为成员的国际条约、公约和协定所规定的实施检验检疫的出境对象;凡贸易合同约定的须凭检验检疫机构签发的证书进行交接、结算的出境货物;申请签发原产地证明书及普惠制原产地证明书的出境货物等,都属于出境货物报检的范围。

(一)出境货物报检的分类

出境货物报检可分为以下四类。

1. 出境货物一般报检。出境货物一般报检是指法定检验检疫出境货物的货主或其代理人,持有关单证向产地检验检疫机构申请检验检疫,以取得出境放行证明及其他单证的报检。

有下列情况,需重新报检的,也归为一般报检:①超过检验检疫有效期限的;②变更输往国家或地区,并有不同检验检疫要求的;③改换包装或重新拼装的。

2. 出境货物换证报检。出境换证报检,也称核查货证,是指经产地检验检疫机构检验检疫合格的法定检验检疫出境货物的货主或其代理人,持产地检验检疫机构签发的出境货物换证凭单或换证凭条向报关地检验检疫机构申请换发出境货物通关单的报检。

出境货物换证报检包括以下几种情况:①产地预检的;②按规定比例对验证的货物进行的抽检;③产地进行品质检验,口岸进行检疫或鉴重的货物;④在口岸重新进行并批的;⑤在口岸拼柜的;⑥在口岸加换木质包装,出具通关单的;⑦出口活动物;⑧重点核查名单内的企业申报的货物;⑨国家质检总局确定其他需要口岸查验换证的货物;⑩超过证单有效期需重新报检但不需要重新检验检疫的。

链接

出境货物换证凭条

出境货物换证凭条或凭单都是出境货物报检的凭证,都是针对法检货物的报检地和出境地不同的情况下,用凭条或凭单到出境地检验检疫机构换取正本出境货物通关单的凭证。

换证凭条可以一次报检,分批核销。也就是说,可以一次将货物进行检验完毕,然后分批出口,但是必须携带换证凭条正本到出境地检验检疫机构核销并换取出境货物通关单。

换证凭条是由当地检验局签发的一种电子数据凭条,是电子转单的凭证,也就是说,在报检地通过报检后,有关数据就已通过系统自动传送到出境地检验检疫机构,企业只需凭换证凭条上的转单号和换证凭条的传真件就可以到出境地检验检疫机构换取通关单。海关凭通关单验放。

出境货物换证凭条或凭单仅供检验检疫机构内部查验换证用,不具备通关的作用,也不具有在国内市场交易中作为品质证明的效用。

3. 出境货物预检报检。出境货物预检报检是指货主或者其代理人持有关单证向产地检验检疫机构申请对暂时还不能出口的货物预先实施检验检疫的报检。在产地预检合格后,报检人会取得出境货物换证凭单。报检人必须在出境货物换证凭单有效期内办理查验换证放行手续。超过有效期的,须重新报检。经产地检验检疫机构预检的货物正式出口时,必须报经口岸检验检疫机构查验换证,经查验符合有关要求、标准的,给予签证或换证放行。办理出境查验换证时,必须提交出境货物检验检疫换证凭单正本,方可办理。

预检只能出具换证凭单而不能电子转单。

4. 验证。验证是指凭《出境货物换证凭单》或《出境货物换证凭条》申报,无需经口岸检验检疫部门查验,直接换发通关单的报检行为。按规定无须实施检验检疫而出具出境货物通关单的情况,如根据出口加工区办法,区外入区原材料免于品质检验,但仍需出具通关单供企业通关的情况等。

（二）出境货物检验检疫工作的一般流程

法定检验检疫的出境货物,在报关时必须提供出入境检验检疫机构签发的出境货物通关单,海关凭出入境检验检疫机构签发的出境货物通关单验放。出境货物的检验检疫工作是先检验检疫,后通关放行,即出境货物的发货人或者其代理人向检验检疫机构报检,检验检疫机构受理报检后,转检验检疫部门实施检验检疫。

出境货物检验检疫遵循产地检验检疫原则。符合条件的出口企业可以选择"出口直放",不符合条件的,出口企业只能采取传统的报检程序。

1.非"出口直放"模式下出境货物检验检疫工作的一般流程。非"出口直放"模式下出境货物检验检疫工作的一般流程可归纳为:报检→受理报检→检验检疫→评定合格→通关放行。如图4-1所示。

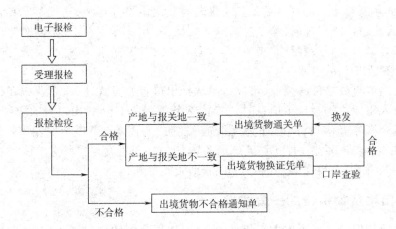

图4-1 出境货物检验检疫工作的一般流程

报检企业可通过 Web 申报、客户端申报发送报检电子数据,取得检验检疫正式报检号后(尾数非 E 的),打印纸制报检单。发送报检电子数据后被退单的,应按照退单指令的要求,对报检电子数据进行修改和补充。直至取得正式报检号后,方可打印纸质报检单。检验检疫机构对报检资格、报检时限和地点、电子报检数据和报检单据进行审核,受理报检。

产地与报关地一致的,报检人应向产地检验检疫机构申请出境货物通关单和相关证书,经检验检疫合格,海关凭出境货物通关单办理通关手续;产地与报关地不一致的,报检人应向产地检验检疫机构报检,申请出境货物换证凭单或电子凭条,经产地检验检疫机构检验检疫合格后,由产地检验检疫机构向口岸检验检疫机构发送电子信息,报检人凭转单号和密码向口岸检验检疫机构报检。口岸检验检疫机构验证或核查货证相符后,出具出境货物通关单,海关凭出境货物通关单办理通关手续;对于经检验检疫不合格的货物,检验检疫机构签发出境货物不合格通知单,该批货物不能出口。

2. "出口直放"模式下出境货物检验检疫工作的一般流程。"出口直放"模式下,出口货物经产地检验检疫合格后直接签发出境货物通关单和相关证书放行,并与海关协调对接,实现跨关区电子通关,口岸检验检疫机构一般不再实施查验。

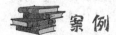 案例

在实施检验检疫通关业务一体化前,陕西一家企业的苹果从上海口岸出口,首先要在陕西检验检疫合格后签发换证凭条,到达上海口岸后,企业需再次向上海检验检疫局报检并经查验合格后,企业凭换证凭条换取通关单,方可向上海海关办理报关手续。而检验检疫通关业务一体化实施后,该企业可选择"出口直放"模式进行通关。只需在产地陕西一次性报检并检验检疫合格后,陕西检验检疫机构直接签发通关单验放,这批苹果抵达上海口岸后可直接报关和装运出口。这样,这批苹果可以至少缩短1−2天的港口滞留时间,除了时间效率的提高,在成本方面,该企业免除了出口货物在上海口岸二次报检和开箱查验,无形中为企业节省了人工费、仓储费、吊装费、掏箱费等至少上千元的费用。

符合出口直放条件的企业,可以自愿选择出口直放方式通关,企业应在报检软件企业端录入出境货物报检单信息时,在"特殊条款"栏内注明"出口直放"字样和出口口岸和生产批号等信息;同时如为无纸通关,在"所需单证"栏不要勾选"出境通关单",需在"特殊条款"栏内注明"无纸通关";如为有纸通关,在"所需单证"栏勾选"出境通关单",并在"特殊条款"栏内注明"需纸质通关单"。

二、出境货物报检的一般要求

出境货物报检是指出口方在货物备妥后,根据合同约定或国家规定,向出入境检验检疫机构申请对出境货物进行检验的工作。

(一)出境货物报检必须具备的条件

出境货物报检必须具备以下几个条件:

1. 外贸经营单位已对外成交,签订对外贸易销售合同,凭信用证结算货款的,已收到国外开来的信用证,明确了装运条件和检验依据。

2. 出口货物已备齐,除散装货、裸装货外,已成箱成件包装完毕,外包装符合出口要求。

3. 除合同、信用证规定的中性包装外,已刷好出口唛头标记。

4. 整批商品堆码整齐,便于检验人员查看包装和标记、进行抽样和现场检验。

(二)出境货物报检的时限和地点要求

凡经检验不合格的货物,一律不得出口。在出口货物托运环节中,未经检验合格是不能装船出运的,因而在托运的同时,应办理报检。出境货物最迟应在出口报关或

装运前 7 天报检,对于个别检验检疫周期较长的货物,应留有相应的检验检疫时间。需隔离检疫的出境动物在出境前 60 天预报,隔离前 7 天报检。法定检验检疫货物,除活动物须由口岸检验检疫机构检验检疫外,原则上应坚持产地检验检疫。在检验检疫通关一体化下,实现了全国各检验检疫机构间的互联互通,符合条件的出口货物,按照"企业自愿、便捷为先"的原则,"就近报检、属地施检、就近放行",符合条件的出口企业可根据需要自愿选择任何一个检验检疫机构办理报检、计缴费、通关放行、领取证单等手续。

（三）出境货物报检的手续要求

出境货物报检的手续要求如下:

1. 报检单位首次报检时须先办理备案手续,取得报检单位代码。代理报检的,应有委托书。委托书由委托人按检验检疫机构规定的格式填写。

2. 在申请报检时,应填制出境报检申请单,向检验检疫机构申请报检。每份报检单限填一批货物。特殊情况下,对批量小、使用同一运输工具、运往同一地点、有同一收货人与发货人、使用同一报关单的同类货物,可填写一份报检单。

3. 应附资料包括合同、信用证、厂检单或检验检疫机构出具的换证凭单(正本)、包装性能合格单、发票、装箱单等。随附单据必须真实、合法、有效。随附单据为复印件的,应加盖货主单位的公章或报检专用章;属代理报检的,也可加盖代理报检单位的公章或报检专用章。法定商品检验的出境货物,应由生产单位或货主检验(或验收)合格,并出具有效的厂检合格单或验收单。

链接

无纸化报检

无纸化报检是指根据企业信用状况和货物风险分析,企业可通过简化纸质报检随附单证、通过检验检疫电子业务平台提交报检单及随附单证电子数据等进行报检的方式。出入境检验检疫信用 B 级及以上的企业,包括进出口货物收发货人、代理报检企业等可以采取无纸化报检。涉及许可证件、国外官方证书,但未实现信息联网核查的进出口货物,暂不实施无纸化报检。

企业自主选择无纸化报检方式,合同、发票、提单、装箱单等贸易单证,由企业自行建档保存,报检时提交电子数据,免于提交纸质单证。符合性声明、第三方检测报告、加工贸易合同等多次使用的随附单证,首次报检时提交检验检疫机构备案,单证有效期内再次报检时免于提交。通过信息化系统核查的许可/备案单证、双边质检无纸化合作项下的证书,报检时只需申报单证名称及号码。

4. 以下情况还需提供相应的文件:

(1)实施质量许可证管理的货物,应提供出入境检验检疫机构签发的质量许可证副本,并在报检单上注明质量许可证号,同时提供厂检合格证。

（2）法定商品检验的出境货物,其运输包装属国家明确规定的15类（即钢桶、铝桶、镀锌桶、钢塑复合桶、纸板桶、塑料桶/罐、纸箱、集装袋、塑料编织袋、麻袋、纸塑复合袋、钙塑瓦楞箱、木箱、胶合板箱/桶、纤维板箱/桶）和塑料筐、泡沫箱的,应提交与实际包装容器（包括种类、规格、包装编号）相符合的包装性能检验结果单。

（3）出境货物须经生产者或经营者检验合格并加附检验合格证或检测报告;申请重量鉴定的,应加附重量明细单或磅码单。

（4）凭样成交的货物,应提供经买卖双方确认的样品。

（5）生产出境危险货物包装容器的企业,必须向检验检疫机构申请包装容器的性能鉴定。生产出境危险货物的企业,必须向检验检疫机构申请危险货物包装容器的使用鉴定。

（6）报检出境危险货物时,必须提供危险货物包装容器性能鉴定结果单和使用鉴定结果单。

（7）申请原产地证明书和普惠制原产地证明书的,应提供商业发票等资料。

（8）出境特殊物品的,应根据法律、法规规定提供有关的审批文件。

（四）出境货物报检的变更与撤销

已检的货物有以下情况时,申请人应及时办理变更手续:①凡国外开来信用证修改函,涉及与检验检疫有关条款的;②由于生产、运输等原因造成数量、重量变化的;③经检验检疫合格的货物,已签发检验检疫证书,需作改动的。

申请变更须提交与变更内容相关的单证,并退回原签发的证书、通关单等,再经检验检疫机构审核同意后,方可变更;经审核不符合规定的,不准变更,可重新报检。已向检验检疫机构报检的出境货物,由于生产、货源、运输、批文等方面的原因不能出境的,应向检验检疫机构申请撤销报检,经审核同意后,方可办理撤销手续。对已完成检验检疫工作的货物,不得撤销报检,且应按规定缴纳检验检疫费。

三、出境货物报检单

（一）填写出境货物报检单是报检时必须履行的手续

出境货物报检单样本见表4-1。

表4-1　出境货物报检单

中华人民共和国出入境检验检疫

出境货物报检单

报检单位（加盖公章）：　　　　　　　　　　　　　　*编号_____

报检单位登记号：　　　　联系人：　　　电话：　　　报检日期：___年__月__日

发货人	（中文）
	（外文）
收货人	（中文）
	（外文）

续表

货物名称 (中/外文)	HS 编码	产地	数/重量	货物总值	包装种类及数量
运输工具及 名称号码		贸易方式		货物存放地点	
合同号		信用证号		用 途	
发货日期		输往国家(地区)		许可证/审批号	
启运地		到达口岸		生产单位注册号	
集装箱规格、数量及号码					

合同、信用证订立的检验 检疫条款或特殊要求	标记及号码	随附单据(划"√"或补填)	
		□合同	□包装性能结果单
		□信用证	□许可/审批文件
		□发票	□
		□换证凭单	□
		□装箱单	□
		□厂检单	□

需要证单名称(划"√"或补填)		＊检验检疫费	
□品质证书　__正__副 □重量证书　__正__副 □数量证书　__正__副 □兽医卫生证书　__正__副 □健康证书　__正__副 □卫生证书　__正__副 □动物卫生证书　__正__副	□植物检疫证书　__正__副 □熏蒸/消毒证书　__正__副 □出境货物换证凭单　__正__副	总金额 (人民币元)	
		计费人	
		收费人	

报检人郑重声明: 1. 本人被授权报检。 2. 上列填写内容正确属实,货物无伪造或冒用他人 的厂名、标志、认证标志,并承担货物质量责任。 　　　　　　　　　　签名:_____	领取证单	
	日期	
	签名	

　　中国电子检验检疫网上申报系统在数据录入上与纸质出境货物报检单(见表4－1)并不完全一样,其对纸质出境货物报检单的数据项进行了部分调整,例如:删除了信用证号;"许可证/审批号"调整为"企业资质"、"产品资质";"随附单据"调整为"随附单据的种类和编号";"运输工具及名称号码"调整为"运输方式";并新增出境报检数据项20多项。出境货物报检填制页面主要包括基本信息、货物信息、集装箱信息、基本信息(其他)四个方面。见图4－2。

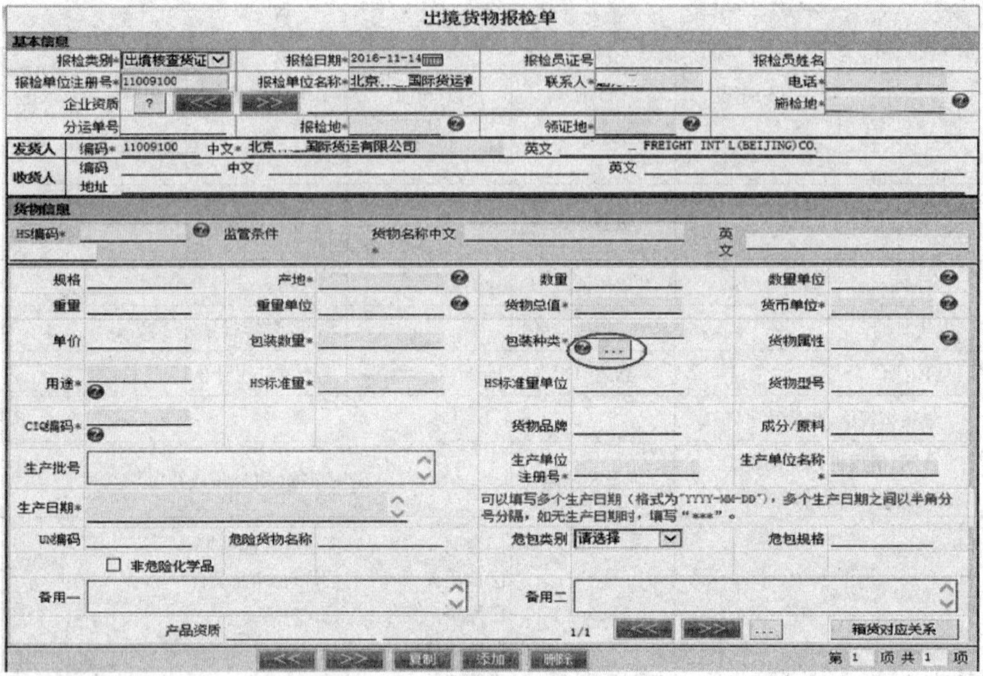

图4-2 出境货物报检填制页面

（二）出境货物报检单填制的基本要求

报检人在中国电子检验检疫网上申报系统对出境货物报检单进行申报、修改、查看、删除、打印等操作，并可获取主干系统（e-CIQ）的回执信息。出境货物报检单填制时注意以下几点：

第一，报检单所列各栏必须填写真实、完整、准确，因特殊情况确实无法录入时，可录入"＊＊＊"号、留空或注明情况。

第二，数字及尖括号（＜＞）、分号（；）、逗号（，）、连接符（-）、冒号（：）等标点符号，填报时都必须使用非中文状态下的半角字符。

第三，日期格式统一为"年-月-日"，统一采用半角阿拉伯数字格式。

第四，法检货物和非法检货物属于同一批报检的，可合并申报。

第五，货物顺序为法检货物在前，非法检货物在后；法检货物中的海关监管条件有"A"的在前，没有"A"的在后；非法检货物有木质包装的在前，无木质包装的在后。

（三）出境货物报检单填制的基本要求

中国电子检验检疫网上申报系统对出境货物报检单填制的基本要求如下：

1.基本信息。

（1）报检号（系统生成）。由系统自动生成15位报检流水号①。报检号实行全国

---

① 报检号为15位阿拉伯数字，报检类别（1位）+年份（2位）+流水号（12位）。第一位数字1表示入境，2表示出境，3表示出境包装，4表示集装箱适载，8表示更改申请号；第二、三位为受理报检年度的后两位；第四到十五位为全国流水号。企业预录入号（E号）生成规则：报检机构代码（6位）+报检类别（1位）+年份（2位）+流水号（6位）+"E"。

统一编号管理,每批次编号唯一。

(2)报检类别(必填)。出境报检的类别包括:出境检验检疫、预检。出口货物尚未确定收货人、装运日期或者运输方式等,需要申请提前实施检验检检疫时,以及申请《出境货物换证凭单》作为生产原料的检验检测报告时,选择"预检"类别;其他情况下,使用"出境检验检疫"。

(3)报检日期(必填)。填写检验检疫机构实际受理报检的日期。

(4)报检员备案号(选填)。填写报检员备案号,报检员备案号全国统一编号管理,号码唯一,代码由10位阿拉伯数字组成。有备案号的,据实填写。

(5)报检员姓名(选填)。已填写全国统一报检员备案号的可不填写。

(6)报检单位名称和报检单位代码(必填)。本栏目填写报检单位在检验检疫机构的备案登记编号①;特殊情况下,可使用特殊报检单位编号。

(7)发货人(必填)。填写在检验检疫机构备案登记的境内发货单位或自然人及其备案登记代码;出境预检的,可以填写生产单位名称。发货人通常指外贸合同中的卖方或信用证的受益人,同时有中外文名称的,应分别填在"中文"和"外文"栏目。

(8)收货人名称(必填)。填写境外收货单位或自然人。收货人通常指外贸合同中的买方、信用证开证申请人或合同/信用证指定的收货人,同时有中外文信息的,应分别填在"中文"和"外文"栏目。

(9)收货人地址(选填)。填写境外收货单位或自然人的地址信息。

(10)企业资质(选填)。填写货物的生产商/出口商企业名称及必须取得的资质类别、编号。

2. 货物信息。

(1)HS编码(必填)。填写有效的10位数HS编码(以当年海关公布的商品税则编码分类为准)。HS编码应与货物相对应,并与海关报关时的HS编码一致。

(2)货物名称(必填)。填写货物的具体中文名称。不能笼统地填写货物的大类名称。如HS编码0304299090在报检时必须输入具体的货物名称 如:"冻狭鳕鱼片",而不能笼统地输入"其他冻鱼片"。

(3)CIQ代码(必填)。填写报检货物对应的CIQ代码。在填写HS编码后系统可自动带出,根据具体货物正确点选。

(4)货物属性(选填)。选择出境报检货物的相关属性,对不同货物选择相应项目。货物属性包括食品及食品包装、转基因、首次进出口、养殖非养殖、特殊物品等。

(5)数量/重量(选填)。根据装箱单填写相应的数量和重量。法定第一计量单位对应的数量或重量必须录入,并且不得改动法定第一计量单位。

---

① 备案登记编号为10位阿拉伯数字,1-4位为办理备案登记的检验检疫机构代码,第5位为"6"或者"0",后面5位为流水号;特殊报检单位代码的1-4位为受理报检的检验检疫机构,5-10位为"000000"。报检单位联系人、报检单位联系人电话由报检单位登记资料自动带出,或点击"…"填写,填写与检验检疫机构联系检验检疫事宜的人员,如是固定电话则要填写区号。

（6）货物总值及币种（必填）。按照发票、合同的货物总值及成交价格计价币种输入。周转集装箱货值为0；不作为货物出口的木质包装货值为0。币种应按表示货币和资金的代码填写。

（7）单价（选填）。填写出境货物的实际成交单价，单价币种固定为美元。

（8）包装数量及种类（必填）。选择出境货物的实际运输包装的件数及种类，采用多种包装的，应同时填写多种包装种类及件数。

（9）用途（必填）。选择出境货物的使用范围或目的。如种用、食用、奶用、观赏或演艺、伴侣、实验、药用、饲用、加工等。

（10）HS标准量（必填）。根据报检货物的数量、重量系统自动转换。

（11）箱货对应关系（选填）。填写每个集装箱装载的货物明细情况。

（12）产地（必填）。填写具体准确的产地。

（13）生产单位（必填）。填写本批货物生产单位在检验检疫机构的备案登记编号。市场采购时，填写组货单位的备案登记编号，组货单位无法备案登记的，填写特殊报检单位编号。

产地为境外的货物、伴侣动物、观赏或演艺动物、无偿援助和对外承包工程货物、样品、保税区和加工区货物等，如无备案登记编号的可填写特殊报检单位编号。

境外注册厂（场）使用国家质检总局确认的注册编号。

（14）产品资质（选填）。填写本项货物必须取得的许可/审批/备案名称、产品许可/审批/备案文件编号、产品许可/审批/备案文件本次核销货物序号、产品许可/审批/备案文件本次核销货物数量、重量等内容。

（15）货物规格（选填）。填写货物的规格。

（16）货物型号（选填）。填写本项报检货物的所有型号。多个型号的，以";"分隔。

（17）货物品牌（选填）。填写货物的品牌名称，中文、英文都有的，同时填写。

（18）生产日期（必填）。填写出境货物生产加工制造完毕的日期。

（19）生产批号（选填）。填写本批货物的生产批号，多个生产批号的，以";"分隔。

（20）成分/原料（选填）。填写货物含有的成分、货物原料或化学成分。

（21）危险货物和包装信息（有条件必填）。列入国家《危险化学品名录》的危险品税号应填写此栏目内容，如为危险品则填写UN编码、危险货物名称、危险品包装类别及包装规格；如为非危险品，则勾选"非危险化学品"项。

3.集装箱信息。

（1）集装箱规格（选填）。填写载运货物出境货物集装箱规格。

（2）集装箱数量（选填）。填写各种规格集装箱的数量。

（3）集装箱号码（选填）。填写每个规格集装箱对应的集装箱号码。

4.基本信息（其他）。

（1）贸易方式（必填）。填写正确的贸易方式。

（2）合同号（选填）。对外贸易合同、订单的号码。企业未签订合同的，应在此项注明无合同及原因,如:长期客户无合同。

(3)特殊通关模式(选填)。填写企业申请享受的特殊通关政策。

(4)特殊业务标识(选填)。本栏目用于标识需要特别说明的业务,可选项为:国际赛事、特殊进出军工物资、国际援助物资、国际会议。

(5)运输方式(必填)。填写出境货物离境时使用的运输方式。

(6)发货日期(选填)。填写出口拟装运日期。

(7)输往国家(地区)(必填)。填写该批货物最终的目的国家或地区。输往特殊监管区的,直接选择对应的监管区名称。

(8)离境口岸(必填)。填写货物随运输工具离境的口岸。

(9)到达口岸(选填)。填写输往国家的具体口岸。口岸在系统中没有的,可选择国家名称。

(10)存放地点(必填)。填写报检货物的存放地点。

(11)随附单据(必填)。选择报检时所附的单据种类。

(12)所需单证(选填)。选择本单所需要的证单种类及正、副本份数。

(13)标记号码(选填)。填写本批货物实际的标记及号码内容,应与合同、发票、提单等有关外贸单据保持一致。标记及号码不能在系统中输入或者输入不全的,应点击"附页",并上传无法手工在计算机系统录入的标记及号码的图案或内容。无标记号码的输入"N/M"。

(14)特殊要求(选填)。填写合同、信用证中与检验检疫有关的特殊要求或检验检疫机构要求在此栏输入的内容。

(15)报检地(必填)。填写报检地检验检疫机构。企业在报检地申报并提交报检单和随附单据。

(16)领证地(必填)。填写领证地检验检疫机构。企业可在领证地领取检验检疫证单及通关单。

(17)口岸机构(必填)。填写出境货物离境口岸的检验检疫机构。报检类别为"出境预检"时,口岸机构尚不明确,口岸机构为选填。

(18)报关海关(选填)。填写报关地所在的海关,原则上填写现场海关机构代码,无法确定的可填写报关地直属海关机构代码。

(19)施检地(必填)。填写对出境货物实施检验检疫的机构。

(20)施检部门(必填)。选择对报检货物实施检验检疫的部门。

(21)关联报检号(选填)。填写与本批货物相关的报检号,多个报检号的,用";"分隔。

(22)关联理由(选填)。填写关联报检号的关联理由。

(23)海关注册号(选填)。填写发货人在海关备案注册取得的编号。当报检发货人代码为特殊报检单位编号并申请出具通关单时,该项目为必填项,填写发货人在海关备案注册取得的编号。

项目情景实例

陈湘按照以下步骤顺利完成了出境货物落地灯具的报检。

第一步:明确报检的要求。陈湘将该批落地灯具的 HS 编码归为 9405200000,查找了《出入境检验检疫机构实施检验的进出口商品目录》,确认该商品属于法检商品,其监管条件是 B;检验检疫类别是 N,即报关时需提供出境货物通关,实行出境商品检验。陈湘查看了天津灯具进出口公司寄来的合同、发票、装箱单、提单,确认装运时间是 2017 年 6 月 1 日,货物产地在北京,从天津出运,于是他决定于 2017 年 5 月 25 日向北京出入境检验检疫局报检。

第二步:准备单据。陈湘根据这批货物的检验检疫类别,确认这批货物报检需要销售合同、发票、装箱单、报检单、包装性能检验结果单、厂检合格单和报检委托书。销售合同、发票、装箱单已具备。于是,陈湘 5 月 15 日向天津灯具进出口公司索要了报检委托书;5 月 18 日,向本公司的纸箱厂索要了包装性能检验结果单,5 月 19 日向本公司的检验部门索要了厂检合格单。

第三步:电子报检。5 月 25 日,陈湘根据销售合同、发票及其他单据的信息,按照报检单的填制要求,登录公司的报检软件,新建一份报检单,开始填制报检单。填制后的报检单如表 4 - 2 所示。

表 4 - 2 出境货物报检单

报检单位(加盖公章):北京龙口工贸公司　　　　　　　　* 编号 217200156754321

报检单位登记号:1254789653　　联系人:　　电话:　　报检日期:2017 年 5 月 25 日

发货人	(中文)天津灯具进出口公司				
	(外文)TIANJIN LAMPS IMPORT & EXPORT CORPORATION				
收货人	(中文)德国 CHR 贸易有限公司				
	(外文)CHR TRADING CO. LTD.				
货物名称 (中/外文)	HS 编码	产地	数/重量	货物总值	包装种类及数量
铰链 HINGE GOLT	9405. 2000	中国北京	60 000 件	19 800.00 欧元	5 箱
运输工具 名称号码	GOLDEN GATE BRIDGE V. 10W	贸易方式	一般贸易	货物存 放地点	北京大兴黄庄 路 368 号
合同号	RT17342	信用证号	/	用途	/
发货日期	2017.06.01	输往国家 (地区)	德国	许可证/ 审批号	/
启运地	天津	到达口岸	汉堡	生产单位 注册号	123455897

续表

集装箱规格、数量及号码		2×20' TEXU2260978；TEXU2263979	
合同、信用证订立的检验检疫条款或特殊要求	标记及号码	随附单据(划"√"或补填)	
/	CHR HAMBURG NO. 1 - UP	□√合同 □√信用证 □√发票 □换证凭单 □√装箱单 □√厂检单	□√包装性能结果单 □许可/审批文件 □ □ □ □
需要证单名称(划"√"或补填)			检验检疫费
□√品质证书　1正2副 □重量证书　　正　副 □√数量证书　1正2副 □兽医卫生证书　　正　副 □健康证书　　正　副 □卫生证书　　正　副 □动物卫生证书　　正　副		□植物检疫证书　　正　副 □熏蒸/消毒证书　　正　副 □出境货物换证凭单	总金额 (人民币元) 计费人 收费人

第四步：手工报检。陈湘持销售合同、发票、装箱单、报检单、包装性能检验结果单、厂检合格单和报检委托书等资料于5月26日到北京出入境检验检疫局报检大厅报检，递送报检单等单据，并根据报检回执信息联系施检部门，最终确认检验人员5月28日来工厂检验。

第五步：配合检验货物。5月28日，检验人员来厂检验，核查货物的包装、标记及号码，并抽样进行了性能测试等检验工作。

第六步：取得通关单。5月29日，陈湘取得北京出入境检验检疫局签发的出境货物通关单(见表4－3)。该批货物的报检顺利完成。

表4－3　中华人民共和国出入境检验检疫出境货物通关单

编号：

1. 收货人 CHR TRADING CO. LTD.		5. 标记及唛码 CHR HAMBURG NO. 1 - UP
2. 发货人 天津灯具进出口公司		
3. 合同/提(运)单号 RT17342/ COSU66119803	4. 输出国家或地区 德国	

续表

6. 运输工具名称及号码 GOLDEN GATE BRIDGE V. 10W		7. 目的地 汉堡		8. 集装箱规格及数量 2×20' TEXU2260978； TEXU2263979
9. 货物名称及规格 落地灯具 FLOOR – STANDING LAMPS	10. HS 编码 9405.2000	11. 申报总值 19 800.00欧元		12. 数/重量、包装数量及种类 6 000件,5 纸箱
13. 证明 上述货物业已报验/申报,请海关予以放行。 签字:　　　　　　　　　　　日期：2017 年 5 月 29 日				
14. 备注				

单元二　办理有特殊报检要求的出口商品的报检

在上一单元我们已阐述了一般出境货物的报检,本单元将选取一些有特殊报检要求的出口商品,如机电仪类产品、食品、化妆品、玩具,阐述其报检要求。

一、出口机电仪类产品的报检

出口机电仪类产品,主要有机械及机械设备、车辆及有关运输设备、电气设备及其部件、视听设备及其零件和附件等。

出口机电仪类产品检验主要采用在工厂进行出口预验或者出口检验,经检验合格后发给合格证或放行单,即可报关出口。检验检疫机构对重要出口机电仪类产品还实施出口质量许可证制度,并派驻质量监督员进厂。检验检疫机构对质量优良、国外无不良反映的出口机电仪类产品进行考核,经考核合格后发给检验标志。

下面主要介绍有特殊报检要求的几种机电产品的报检。

(一)出口电池的报检

HS 编码为 8506 和 8507 品目下的所有子目商品(含专用电器具配置的电池)属于出口电池的报检的范围。国家对出口电池产品实行备案和汞含量专项检测制度,未经备案或汞含量检测不合格的电池产品不准出口。

出口电池产品必须经过审核,取得《进出口电池产品备案书》后方可报检。《进出口电池产品备案书》向所在地检验检疫机构申请。未列入《出入境检验检疫机构实施检验检疫的进出境商品目录》的不含汞的出口电池产品,可凭《进出口电池产品备案书》或复印件申报放行,不实施检验;含汞电池产品实施汞含量和其他项目的检验。

出口电池报检时应提供以下随附单据:按规定填写的出境货物报检单,以及合同或销售确认书、发票、装箱单等相关外贸单据;出境货物运输包装性能检验结果单;《进出口电池产品备案书》。

(二)出口小家电产品的报检

小家电产品是指,需要外接电源,供家庭日常生活使用的或提供类似用途,具有独立功能并与人身有直接或间接的接触,将电能转化为光能或热能,涉及人身安全、卫生、健康的小型电器产品。

我国对出口小家电产品的生产企业实行登记制度。凡型式试验不合格的小家电产品,一律不准出口。出口小家电产品报检需提供的随附单据主要有:按规定填写的出境货物报检单,以及合同或销售确认书、发票、装箱单等相关外贸单据;检验检疫机构签发的产品合格的有效的型式试验报告。列入强制产品认证的还应提供强制认证证书和认证标志。

二、出口食品的报检

食品是指各种供人食用或者饮用的成品和原料,以及按照传统既是食品又是药品的物品,但不包括以治疗为目的的物品。一切出口食品(包括各种供人食用、饮用的成品和原料以及按照传统习惯加入药物的食品)、用于出口食品的食品添加剂等均属于出口食品的报检范围。

出口食品生产企业应当建立完善的质量安全管理体系,建立原料、辅料、食品添加剂、包装材料容器等进货查验记录制度。出口食品生产经营者应当保证其出口食品符合进口国家(地区)的标准及合同要求。进口国家(地区)无相关标准且合同未有要求的,应当保证出口食品符合中国食品安全国家标准。

国家质检总局对出口食品生产企业实施备案制度,检验检疫机构负责对辖区内出口食品生产企业质量安全卫生管理体系运行情况进行监督管理。国家质检总局对出口食品原料种植、养殖场实施备案管理。出口食品原料种植、养殖场应当向所在地检验检疫机构办理备案手续[①]。列入实施备案管理的原料品种目录的出口食品原料,应当来自备案的种植、养殖场。备案种植、养殖场应当为其生产的每一批原料出具出口食品加工原料供货证明文件。

出口食品的检验检疫,是对出口食品通过感官的、物理的、化学的、微生物的方法进行检验检疫,以判定所检出口食品的各项指标是否符合合同及买方所在国官方机构的有关规定。

---

① 申请人向当地检验检疫机构提交申请材料,提出申请,同时登录"中国出口食品生产企业备案管理系统"(http://cefpr.cnca.cn/efpe)进行网上申请;检验检疫机构对申请人提交的申请材料进行形式审查,作出受理或不予受理的决定;作出受理决定后,检验检疫机构评审组负责对企业申请材料进行文件审核和对需现场检查的企业进行现场检查及组织对企业跟踪检查。

出口食品的发货人或者其代理人应当按照规定填写出境货物报检单,持合同、发票、装箱单、出厂合格证明、出口食品加工原料供货证明文件等必要的凭证和相关批准文件(如出口食品生产企业备案文件,种植场、养殖场备案文件),向出口食品生产企业所在地检验检疫机构报检。报检时,应当将所出口的食品按照品名、规格、数/重量、生产日期逐一申报。

检验检疫机构按照抽检方案和相应的工作规范、规程以及有关要求对出口食品实施抽检。

出口食品符合出口要求的,由检验检疫机构按照规定出具《出境货物通关单》或《出境货物换证凭单》,并根据需要出具证书(如兽医卫生证书)。出口食品输入国家(地区)对证书形式和内容有新要求的,经国家质检总局批准后,检验检疫机构方可对证书进行变更。

出口食品经检验检疫不合格的,由检验检疫机构出具不合格证明。依法可以进行技术处理的,应当在检验检疫机构的监督下进行技术处理,合格后方准出口;依法不能进行技术处理或者经技术处理后仍不合格的,不准出口。

出口食品的包装①和运输方式应当符合安全卫生要求,并经检验检疫合格。出口食品生产企业应当在运输包装上注明生产企业名称、备案号、产品品名、生产批号和生产日期。检验检疫机构应当在出具的证单中注明上述信息。在保证产品可追溯的前提下,经检验检疫机构同意,标注内容可适当调整。需要加施检验检疫标志的,按照国家质检总局规定加施。

检验检疫机构发现不符合法定要求的出口食品时,可以将其生产经营者列入不良记录名单;对有违法行为并受到行政处罚的,可以将其列入违法企业名单并对外公布。

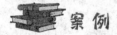 **案 例**

某年5月23日,宁夏检验检疫局接到国家质检总局下发的核查信息,银川某出口食品企业输韩枸杞粉遭到韩国官方通报。经调查,该企业向韩方出口10千克枸杞粉样品,在韩国通关时,因检出未申报的亚硫酸盐而被韩国食药厅通报。该样品在出口时以植物提取物名义进行申报,被视为工业品而未办理报检手续。这一行为属于逃避法定检验检疫,违反了《中华人民共和国进出口商品检验法》的相关规定,宁夏检验检疫局依法对其处以货值20%的罚款。

【分析】

出口食品样品也需检验检疫。该案例反映出一些企业对出口食品样品在认识上存在误区,对我国和进口国检验检疫相关法律法规不够了解。此案发生的原因主要

---

① 检验检疫机构将对食品包装进出口商、出口食品包装企业实行备案管理,对获得备案证书的企业产品实行安全、卫生项目的周期检测。

有以下三个方面：一是企业外贸工作人员法律意识淡薄，对出口食品样品没有给予足够重视；二是轻信代理公司，把出口食品样品误申报为工业品，逃避了检验检疫手续；三是没有对出口食品样品进行认真自检，导致被国外通报。根据《中华人民共和国进出口商品检验法》第三十三条的规定，将必须经检验检疫机构检验的出口商品未报经检验合格而擅自出口的，由检验检疫机构没收违法所得，并处货值金额5%以上20%以下的罚款。

此外，出口食品的标签审核与出口食品检验检疫结合进行。出口预包装食品①的经营者或其代理人在出口食品前应当向指定的检验检疫机构提出食品标签审核申请。出口预包装食品标签应符合进口国（地区）相关法律法规、标准或者合同要求，进口国（地区）无要求的，应符合我国相关法律法规及食品安全国家标准的要求。出口预包装食品报检时，应提供标签样张及翻译件。检验检疫机构应当对标签进行格式版面检验，并对标签标注内容进行符合性检测。出口预包装食品标签检验不合格的，应当在检验检疫机构的监督下进行技术处理；不能进行技术处理或者技术处理后重新检验仍不合格的，不准出口。

三、出口化妆品的报检

检验检疫机构对出口化妆品及其生产企业实施卫生质量许可制度等监督管理。从事出口化妆品生产的企业应获得相关主管部门颁发的化妆品生产许可，应当保证其出口化妆品符合进口国家（地区）标准或者合同要求。进口国家（地区）无相关标准且合同未有要求的，可以由国家质检总局指定相关标准。

出口化妆品的标签审核与出口化妆品检验检疫结合进行。申请《进出口化妆品标签审核证书》时，报检人要提交《进出口化妆品标签审核申请书》。各地出入境检验检疫机构在对出口化妆品实施检验检疫时，要检查出口化妆品标签内容是否符合法律、法规和标准规定要求，要对与质量有关内容的真实性、准确性进行检验，经检验合格的，在按规定出具的检验证明文件中加注"标签经审核合格"。

出口化妆品报检时，货主或其代理人须按规定填写出境货物报检单并提供：外贸合同或信用证；装箱单和货运发票；出口化妆品生产企业厂检单。为控制疫病、疫情或执行国家质检总局有关强制性动态要求，检验检疫机构可临时要求报检人在申报出口化妆品时提供以下资料：进口国（地区）卫生标准、企业标准或有关国际标准。

首次出口的化妆品还应当提供以下文件：

（1）出口化妆品企业营业执照、卫生许可证、生产许可证、生产企业备案材料，及法律、行政法规要求的其他证明。

（2）自我声明。声明化妆品符合进口国家（地区）相关法规和标准的要求，正常使用不会对人体健康产生危害等内容。

（3）产品配方。

（4）销售包装化妆品成品应当提交外文标签样张和中文翻译件。

---

① 预包装食品是指预包装于容器中，以备交付消费者的食品。

（5）特殊用途销售包装化妆品成品应当提供相应的卫生许可批件或者具有相关资质的机构出具的是否存在安全性风险物质的有关安全性评估资料。

检验检疫机构受理报检后，对出口化妆品进行检验检疫，包括现场查验、抽样留样、实验室检验、出证等。

出口化妆品经检验检疫合格的，由检验检疫机构按照规定出具通关证明，如《出境货物通关单》、《出境货物换证凭单》或实施电子转单。进口国家（地区）对检验检疫证书有要求的，同时出具有关检验检疫证书。

出口化妆品经检验检疫不合格的，涉及安全、健康、环境保护项目不合格的不予出口。其他项目不合格的，可以在检验检疫机构的监督下由生产企业进行技术处理，经重新检验检疫合格后，方可出口。经技术处理后重新检验仍不合格的，不准出口。对检验检疫不合格的出口化妆品，检验检疫机构出具《出境货物不合格通知单》。

来料加工全部复出口的化妆品，来料进口时，能够提供符合拟复出口国家（地区）法规或者标准的证明性文件的，可免于按照我国标准进行检验；加工后的产品，按照进口国家（地区）的标准进行检验检疫。

四、出口玩具的报检

我国对出口玩具及其生产企业实行质量许可制度。各玩具生产企业必须按《出口玩具质量许可证管理办法》建立质量保证体系，并取得出口玩具质量许可证，出入境检验检疫机构必须凭《出口玩具质量许可证》接受出口报检。

出口玩具检验的主要内容包括外观、安全、卫生以及使用性能方面的检验。安全、卫生的检验包括物理性能、阻燃性能、重金属元素、年龄警告标签等。出口玩具的发货人应在货物装运前七天向检验检疫机构报检，报检时按规定填写出境货物报检单，并提供合同或销售确认书、发票、装箱单等相关外贸单据和《出口玩具质量许可证》。

单元三　办理出境动物及其产品的报检

动物及其产品的出境检疫包括出境动物检疫、出境动物产品检疫和出境动物生物制品如疫苗、血清、诊断液等其他检疫物的检疫。凡是出境的动物、动物产品及其他检疫物，装载动物、动物产品和其他检疫物的装载容器、包装物以及来自动植物疫区的运输工具，均属实施检疫的范围。检验检疫机构颁发的检疫证书是准予出口的证明。

一、出境动物的报检

出境动物是指我国向境外国家（或地区）输出供屠宰食用、种用、养殖、观赏、演艺、科研实验等用途的家畜、禽鸟类、伴侣动物、观赏动物、水生动物、两栖动物、爬行动物、野生动物和实验动物等。出境动物实施在起运地隔离检疫、抽样检验，在离境口岸作临床检查、必要复检的制度。

（一）出境动物检疫的主要程序

动物出境前应根据《中华人民共和国进出境动植物检疫法》和《中华人民共和国

进出境动植物检疫法实施条例》及有关规定进行检疫。检疫内容根据双边动物检疫协议、协定或动物检疫议定书、输入国(地区)的兽医卫生要求,并参照贸易合同中订明的检疫要求确定。

出境动物检疫的主要程序是:报检→现场检验检疫→隔离检疫(如果需要)→实验室检验检疫→合格的出证放行/不合格的检疫处理→国内运输监管→中转仓检验检疫(如果需要)→离境检验检疫。

(二)出境动物报检的时间、地点及随附单据

对于出境动物报检的时间、地点及随附单据的要求如下:

1. 出境动物,货主或其代理人应在动物计划离境前60天向出境口岸检验检疫机构预报检,在口岸隔离检疫前7天报检;

2. 出境观赏动物,货主或其代理人应在动物出境前30天持贸易合同或展出合约、产地检疫证书、国家濒危物种进出口管理办公室出具的许可证及信用证到出境口岸检验检疫机构报检;

3. 实行检疫监督的输出动物,生产企业须出示输出动物检疫许可证;

4. 输出国家(地区)规定为保护动物的,应有国家濒危物种进出口管理办公室出具的许可证;

5. 输出非供屠宰用的畜禽,应有农牧部门品种审批单;

6. 输出实验动物,应有中国生物工程开发中心的审批单;

7. 输出观赏鱼类,须有养殖场供货证明、养殖场或中转包装场注册登记证和委托书。

(三)出境动物报检的受理与检疫处理

检验检疫机构受理报检后,核对出口动物饲养场备案证明、出口公司备案资料、合同或信用证、发票及其他必要的单证,经审核符合出境检验检疫报检规定的,接受报检;否则,不予受理。

检验检疫机构根据进口国(地区)要求、贸易合同的规定以及其他法规实施隔离检疫、实验室检验对出境动物进行检验检疫。对检验检疫合格的出境动物签发动物卫生证书和出境货物通关单或出境货物换证凭单。出境货物通关单适用于从本局辖区口岸直接出口的出口动物;出境货物换证凭单适用于从其他直属局辖区口岸出口的出口动物。对经检验检疫合格的出口动物,检验检疫机构签发动物卫生证书。输入国家或地区没有检验检疫要求,不需要出具证书的,直接签发出境货物通关单,予以放行。

检验检疫机构对检验检疫合格的动物施加检验检疫标志。

(四)出境动物的国内运输监管和离境检验检疫

出境动物,经起运地检验检疫机构检验检疫合格的,从起运地运往出境口岸时,交通、铁路、民航等运输部门和邮政部门凭检验检疫机构签发的单证办理承运和邮递手续;从起运地运往出境口岸的过程中,国内其他部门不再检验检疫。检验检疫机构对检验检疫合格的出境动物实行监装制度。出口大、中型动物,货主或其代理人必须派出经检验检疫机构培训考核合格的押运员负责国内运输过程的押运。

经起运地检验检疫机构检验检疫合格的出口动物运抵口岸后,还要由离境口岸检验检疫机构实施临床检查或者复检。出口动物运抵出境口岸后,货主或其代理人应向离境口岸检验检疫机构申报,属于离境口岸检验检疫机构辖区内的出口动物,货主或其代理人在离境申报时应递交起运地检验检疫机构出具的动物卫生证书和出境货物通关单;不属于离境口岸检验检疫机构辖区内的出口动物,货主或其代理人在离境申报时应递交起运地检验检疫机构出具的动物卫生证书和出境货物换证凭单。属于首次申报的,对来自注册登记饲养场的动物,还要递交出口动物饲养场检疫注册登记证,向离境口岸检验检疫机构申请备案。

二、出境动物产品的报检

动物产品是指来源于动物、未经加工或者虽经加工但仍有可能传播疫病的产品,如生皮张、毛类、脏器、油脂、动物水产品、奶制品、蛋类、血液、精液、胚胎、骨、蹄、角等。

我国对生产出境动物产品相关的企业(包括加工厂、屠宰厂、冷库、仓库)实施卫生注册登记制度。货主或其代理人向检验检疫机构报检的出境动物产品,必须产自经注册登记的生产企业并存放于经注册登记的冷库或仓库。

出境动物产品检疫的主要程序为:报检→产地检疫→起运地和出境口岸检疫→出证或放行。

(一)出境动物产品报检的地点

凡我国法律、法规规定必须由出入境检验检疫机构检验检疫的,或进口国家(地区)规定必须凭检验检疫机构出具的证书方准入境的,或有关国际条约规定须经检验检疫的出境动物产品,均应向出入境检验检疫机构报检。

货主或其代理人输出动物产品时,除属野生濒危动物产品外,其他动物产品,货主可直接到口岸出入境检验检疫机构报检。

(二)出境动物产品报检的时间

不同的动物产品,报检的时间略有不同:

1. 饲养动物肉脏类、野生动物肉脏类、动物水产品、蛋类、奶制品、蜂蜜及其他须经加工的动物产品,在加工前向屠宰、加工单位所在地口岸检验检疫机构报检。

2. 其他动物产品应在出境前 7 天报检;须作熏蒸消毒处理的,应提前 15 天报检。

3. 不需要进行加工的原毛类动物产品,货主或其代理人可于出境前向口岸检验检疫机构报检。

(三)出境动物产品报检的随附单证

报检应提供的随附单证主要有以下几种:

1. 按规定填写的出境货物报检单以及合同或销售确认书、信用证、发票、装箱单等相关外贸单据。

2. 生产出境动物产品的相关企业(包括加工厂、屠宰厂、冷库、仓库)的卫生备案证明。

3. 凭样成交的出境非食用性动物产品,应提供经买卖双方确认的样品。

4. 特殊单证。如果出境动物产品来源于国内某种属于国家级保护或濒危物种的动物、濒危野生动植物种国际贸易公约中的中国物种的动物,报检时还必须递交国家濒危物种进出口管理办公室出具的允许出口证明书。

有关单证不全,或者动物、动物产品来自疫区,原产地疫情不明,或者出境产品的生产、加工、存放的兽医卫生条件达不到要求的,口岸检验检疫机构不接受报检。

起运地原车(含陆运、空运、海运)直运出境的,由出境口岸检验检疫机构验证放行;输出动物产品到达出境口岸后拼装的,因变更输入国家或者地区而有不同检疫要求的,或者超过规定的检疫有效期的,应当重新报检。检验检疫机构出具的证书包括出境货物通关单、兽医卫生证书等,货物离境口岸不在出证检验检疫机构所在地的,还须出具出境货物换证凭单。

单元四　办理出境植物及其产品的报检

应检植物检疫物主要包括植物、植物产品和其他检疫物。贸易性出境植物、植物产品及其他检疫物,作为展出、援助、交换和赠送等非贸易性出境植物、植物产品及其他检疫物,进口国家或地区有植物检疫要求的出境植物产品,以上出境植物、植物产品及其他检疫物的装载容器、包装物及铺垫材料等,属于出境植物及植物产品报检范围。

植物是指栽培植物、野生植物和它们的种子、种苗及其他繁殖材料等,包括所有栽培、野生的可供繁殖的植物全株或者部分,如植株、苗木(含试管苗)、果实、种子、砧木、接穗、插条、叶片、芽体、块茎、球茎、鳞茎、花粉、细胞培养材料等。为了避免与广义的植物检疫混淆,通常将这部分检疫物统称为种子、苗木(简称种苗)。

植物产品是指来源于植物未经加工或者虽经加工但仍有可能传播病虫害的产品。植物产品包括粮谷类、豆类、木材类、竹藤柳草类、饲料类、棉花类、麻类、籽和油类、烟草类、茶叶和其他饮料原料类、糖和制糖原料类、水果类、干果类、蔬菜类、干菜类、植物性调料类、药材类以及其他类等。

其他检疫物包括植物性有机肥料、植物性废弃物、植物产品加工后产生的下脚料和其他可能传带植物有害生物的检疫物。

出境植物检疫是指对贸易性和非贸易性的出境植物、植物产品及其他检疫物(统称出境植物检疫物)实施的检疫。出入境检验检疫机构对出境检疫物的生产、加工、存放过程实施检疫监督管理制度;对生产、加工、存放出境检疫物的场所实施注册登记管理;对经检疫合格的出境检疫物在出境口岸实行监督装运。

我国对出境植物及其产品的检疫实行分类管理制度。凡需出具植物检疫证书、熏蒸/消毒证书的出境检疫物,都必须批批自检;粮谷类出境检疫物,无论是否需出具植物检疫证书、熏蒸/消毒证书或换证凭单,必须批批自检。

一、出境植物检疫物的检疫依据

出境植物检疫物的检疫依据有以下几个方面:

第一,输往与我国有政府间双边植物检疫协定、合作谅解备忘录的国家(地区),

按我国所承担的检疫义务,据其有关条款实施检疫。

第二,贸易合同、信用证中有植物检疫条款,除按该条款要求作针对性检疫外,还要遵守输入国家(或地区)官方的有关检疫规定。

每个国家或地区都是根据本国的实际情况来制定本国或地区的法律、法规。由于不同国家或地区的自然环境可能不同,其制定的检疫法规也不尽相同。一个国家不关注的有害生物在另外一个国家可能会对植物产生巨大的危害,所以出境检疫物应按照进境国家和地区的要求实施检疫,才能在入境国家和地区顺利通关。一般情况下,贸易合同中订明的检疫要求都比法律、法规要求的更具体、更详细,只要当事人之间的贸易合同不违反国家法律、法规的规定,出入境检验检疫机构就应对出境检疫物按照贸易合同订明的检疫要求实施检疫。

第三,如合同或信用证未订明具体的检疫条款,应参照输入国家(或地区)的进境植物检疫危险性病、虫、杂草名单和检疫禁止进境物名单等有关规定实施检疫。

二、出境植物检疫物的检疫程序

出境植物检疫物的检疫程序一般依次为报检、检疫、签证及其他检疫,其具体流程如图4-3所示。

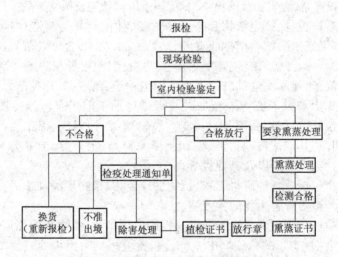

图4-3 出境植物检疫物的检疫流程

三、出境植物检疫物的报检要求

货主(出口商)或其代理人在检疫物出境前10天,持报检单、贸易合同或有关协议、信用证或同外商(或有关部门)之间关于该批货物有关检疫要求的函电、发票、装箱单等单证,向出入境检验检疫机构报检。需做熏蒸处理的应提前15天报检。如果需要产地检疫,货主应在生长季节的早期与口岸出入境检验检疫机构联系,以便确定检疫计划。

报检时按规定填写出境货物报检单,并提供合同或销售确认书,或信用证、发票、装箱单等相应贸易单据以及输入国(地区)有关检疫规定的文件或函电。

报检时,濒危和野生动植物资源要出具国家濒危物种进出口管理办公室或其授权的办事机构签发的允许出境证明文件;输往欧盟、美、加等国家或地区的出境盆景,应提供《出境盆景场/苗木种植场检疫注册证》。

四、出境植物检疫物的检疫处理

出入境检验检疫机构在接受报检时应仔细审核有关单证,包括审查国外货主开具的信用证或合同中的检疫要求是否合理、我国能否做到和接受,对不合理的检疫要求应通知货主或其代理人修改合同或信用证。货主或其代理人陪同检疫人员实施检疫,检疫人员首先要了解货物存放的周围环境是否符合检疫管理的要求,要检查全部货物的存放情况及报检货物的生产加工日期及地点、存放时间、包装情况等,同时核对报检单与货物的相符情况。

检验检疫机构根据检疫情况作出签证放行或者重新整理、换货或除害处理合格后放行的处理。经检验检疫合格的,检验检疫机构出具出境货物通关单或出境货物换证凭单。根据政府间双边植物检验检疫协定、协议和备忘录或输入国(地区)要求,经检验检疫合格的,出具植物检疫证书或检验证书、卫生证书;经认可的检疫处理合格后,出具熏蒸/消毒证书或植物检疫证书。

货主或其代理人应当在出境货物换证凭单有效期内,向出境口岸检验检疫机构申请换发出境货物通关单;超过出境货物换证凭单有效期的,货主或其代理人应当向出境口岸检验检疫机构重新报检。

出境口岸检验检疫机构按照 1% ~ 3% 的比例抽查、核对货证,经查验货证相符的,换发出境货物通关单;经查验货证不符的,不准出境。

单元五　办理出境货物木质包装的报检

我国对出境植物、植物产品及其他检疫物的装载容器、包装物及铺垫材料依照规定实施检验检疫,对出口商品包装用纸箱的生产厂实施质量许可证制度。擅自更改检验合格的出口商品的包装,如改换包装或者原未拼装后来拼装的,货主或者其代理人应当重新报检。

出口商品的包装检验,可分为危险货物包装检验和一般货物包装检验,除包装材料和包装方法必须符合外贸合同和标准规定外,还应检验商品内外包装是否牢固、完整、干燥、清洁,是否适于运输和保护商品质量、数量的要求。出入境检验检疫机构对出口商品的包装检验,一般在现场抽样进行,或在进行衡器计重的同时结合进行。包装的种类很多,本单元重点介绍出境货物木质包装的报检。

一、出境货物木质包装的 IPPC 标识

需要检验检疫的木质包装是指用于承载、包装、铺垫、支撑、加固货物的木质材

料,如木箱、木板条箱、木托盘、木框、木桶、木轴、木楔、垫木、衬木等。经人工合成的材料或经深度加工的包装用木质材料,如胶合板、纤维板等不在此列。

我国《出境木质包装检疫监督管理办法》要求,对所有出境货物使用的木质包装,应按规定的检疫除害处理方法进行处理,并加施国际植物保护公约组织(IPPC)专用标识,不符合规定的,不准出境。加施 IPPC 标识的木质包装输往采用国际标准的国家或地区的,不再需要出具植物检疫证书①。各企业按照我国和国际相关规定对出境货物木质包装实施除害处理,以免造成不必要的贸易纠纷和经济损失。

【例4-1】深圳某公司出口到美国的一批大理石板材,辗转近四个月后,又原封不动回到深圳。其主要原因是货主因嫌麻烦,在出口前,其用作承载大理石板材的木质包装未按检验检疫部门的要求报检、加施"IPPC"标识。结果,货物到达美国口岸后,美国检验检疫部门作出原柜退运出境处理。

【分析】根据有关国家按照国际标准制定的进境检疫要求,对于无 IPPC 标识、未正确加施 IPPC 标识或检出有害生物的木质包装,将在入境口岸采取除害、销毁、拒绝入境等措施。美国、加拿大、墨西哥及欧盟国家等对发现不符合要求的木质包装,通常会采取连同货物一并退运的严厉措施。出口商应从获得标识加施资格的企业购买已经加施 IPPC 专用标识的木质包装。木质包装使用企业可向所在地检验检疫机构咨询索要 IPPC 标识加施企业名单,并自主选择购买经有效除害处理的木质包装。

我国要求企业将木质包装声明内容以电子形式体现,如申报无木质包装,则要求企业在出境货物报检单特殊要求栏录入"本批货物不含木质包装";如申报有木质包装,则要求企业在特殊要求栏录入"本批货物木质包装已按规定加施 IPPC 标识"。

二、货物木质包装报检的一些特殊要求

输入国家或地区有特殊检疫要求的,按照输入国家或地区的规定执行。

(一)输往美国、加拿大的货物木质包装

美国、加拿大对从中国输入的货物木质包装实施新的检疫规定,要求对所有木质包装进行热处理、熏蒸或防腐处理,并由检验检疫机构出具熏蒸/消毒证书。无木质包装的货物要出具无木质包装的声明。对目的地为美国、加拿大的出口货物的木质包装(含途经中国香港转口美国的),出口企业在木质包装盛装货物前,持有关单证向当地检验检疫机构报检,取得检验检疫机构签发的熏蒸/消毒证书。凭检验检疫机构签发的出境货物通关单向海关办理出口手续。美国、加拿大凭我国检验检疫机构签发的熏蒸/消毒证书验放货物。

(二)输往巴西的货物木质包装

巴西对来自中国等多个国家(地区)的木质包装实施的检疫措施,要求对木质包装进行热处理、熏蒸处理或其他巴方检疫机构认可的防虫处理,并提供国家官方检疫

---

① 对《出入境检验检疫机构实施检验检疫的进出境商品目录》内的商品,使用加施 IPPC 标识木质包装的企业在申报时应在报检单中注明,并提供出境货物木质包装除害处理合格凭证,抽查检疫时核对包装上的标识与合格凭证中注明的标识是否相符。

部门出具的检疫证书。

对输往巴西的带有木质包装的货物,应尽量避免使用木质包装。确需使用木质包装的货物,在货物出口前,须向当地检验检疫机构报检,取得检验检疫机构签发的熏蒸/消毒证书,凭检验检疫机构签发的出境货物通关单向海关办理出口手续。巴西检疫部门凭我国检验检疫机构签发的熏蒸/消毒证书验放货物,如不能提供检疫证书,该批货物将在巴方检疫部门的监督下,拆除木质包装作焚烧、熏蒸等除害处理,费用由进口商承担。

(三)输往欧盟的货物木质包装

为防止松材线虫传入欧盟,欧盟对来自我国的针叶木质包装采取检疫措施,对于不符合规定的木质包装,欧方将在入境口岸采取除害处理、销毁、拒绝入境等措施。

对输往欧盟的货物木质包装,在货物出口前,须向当地检验检疫机构报检,按以下办法办理:

1. 对使用松材线虫疫区针叶树木质包装的,在出口前须进行除害处理,处理合格的木质包装上须有标记,在标记上注明处理方法、地点及实施处理的单位,并由检验检疫机构出具植物检疫证书;

2. 对使用非松材线虫疫区针叶树木质包装的,由检验检疫机构实施检疫并出具植物检疫证书,证明木质包装来自非疫区;

3. 对使用非针叶树木质包装的,如出口企业提出要求或合同、信用证中有规定,需要检验检疫机构出具除害处理证书的,可向检验检疫机构报检,对木质包装进行除害处理,处理合格的出具熏蒸/消毒证书。

个案分析与操作演练

1. 色织棉布 HS 编码为 5209410010,在商品目录中其计量单位为"米/千克",该货物描述如下:长 2 000 米,净重 54 公斤,10 个纸箱包装。那么报检员在填制报检单时,"数/重量"一栏内应填什么呢?

2. 国内某食品进出口公司出口一批食品,请根据商业发票判断下列出境货物报检单的有关内容填制正确与否。

INVOICE

CONSIGNOR: SHANXI FOODSTUFFS IMP/EXP CO.,LTD. NO. 345ZHONGSHAN ROAD, TAIYUAN, CHINA		NO.: ZW.780321	DATE: JAN 25,2017
CONSIGNEE: VICTOR CO., LTD. LONG BEACH, USA		L/C NO: LC7584076584 BANK OF CHINA SHANGHAI BRANCH	DATA: JAN 20, 2017
PORT OF LOADING: DALIAN CHINA	VESSEL: STAR RIVER V. 092		

续表

PORT OF DISCHARGE: LONG BEACH		CONTRACT NO.: GHRU2908		
MARK&NO.	DESCRIPTION OF GOODS	QUANTITY/UNIT	UNIT PRICE	AMOUNT
GHRU2908 SHANXI CHINA	SHANXI GREEN BEANS PACKING: IN BAG 300BACS/50KGS EACH PACKAGE ORIGIN: SHANXI CHINA CONTRACT NO. : GHRU2908		400.00/TON	6 000.00
	SHANXI FOODSTUFFS IMP/EXP CO . , LTD. SIGNED BY………………………………			

(1)"发货人":山西省食品进出口公司。( )

(2)"货物名称":红豆。( )

(3)"数/重量":300 袋/15 000kg。( )

(4)"货物总值":400 美元。( )

(5)"合同号":RE0l。( )

(6)"信用证号":LC7584076584。( )

(7)"输往国家(地区)":加拿大。( )

(8)"起运地":天津。( )

(9)"到达口岸":美国。( )

(10)"标记及号码":N/M。( )

3.6 月 6 日,天津花都食品有限公司完成了供应北京大华进出口有限公司的速冻甜豌豆(HS 编码:07102100.00)的生产。北京大华进出口有限公司向日本出口这批速冻甜豌豆,运输包装是纸箱,该纸箱由天津金华纸箱厂生产。该批速冻甜豌豆采用预包装,用集装箱运输。北京大华进出口有限公司委托北京龙口货代公司代理报检。假如你是北京龙口货代公司的报检员,请问你需要收集哪些单据(找谁索要)才能顺利完成报检业务?

4.厂址在 P 地的 C 企业在 1~3 月期间出口了 5 批塑胶玩具。由于交货时间紧迫,该企业来不及送样至辖区检验检疫局做检验,便委托 Q 地的货代公司以 C 企业的名义在当地的检验检疫局报检。货代公司在并未提供样品进行检验的情况下,直接取得了 Q 地检验检疫局出具的"出境货物换证凭单",然后在 P 地口岸换取"出境货物通关单"办理了出口。问题:(1)按照规定,C 企业生产的玩具应当在哪个地方的检验检疫局进行检验?(2)检验检疫机构能否对 C 企业进行行政处罚?请简要阐述原因。

5.某检验检疫局在执法中发现,某冷藏公司报检一批出口至韩国的大蒜及大蒜制品,经检验检疫合格后放行,后因国外客户对包装及数量提出要求,该公司将大蒜包装由 15kg/箱改为 12.5kg/箱,并购买补充了 1 250kg 大蒜,向海关报关。问题:该公司的行为有无违法?如违法,应该怎么做才合法?

6.安徽合肥某公司第一次出口花露水,拟从宁波港启运。公司报检员小张是第一次办理报检业务,当公司业务经理要求小张安排报检事宜时,小张认为:①报检时应提交《进出口化妆品标签审核申请书》以及相关资料;②申请标签审核时应提供产品配方;③产品经检验合格后,要加贴检验检疫标志;④公司在安徽检验检疫局取得通关单后,到宁波海关办理通关手续。问题:你认为小张思考得正确吗?

复习思考题

一、名词解释:产地检验、出口食品的检验检疫、木质包装。

二、简答题

1.出口商品检验前必须具备哪些条件?

2.出境货物报检的时限和地点有哪些要求?

3.出境货物报检时要提供哪些资料?

4.简述出口电池的报检要求。

5.简述出口小家电产品的报检要求。

6.简述出口化妆品的报检要求。

7.简述出口玩具的报检要求。

8.简述出境动物检疫的主要程序。

9.简述出境动物报检的时间、地点及随附单据。

10.简述出境动物离境检验检疫的步骤。

11.简述出境动物产品报检的时间、地点及随附单据。

12.简述出境植物检疫物的报检要求。

13.简述出境货物木质包装的报检要求。

项目任务五　办理入境货物报检

项目要求

- 办理一般入境货物报检
- 办理有特殊报检要求的入境货物的报检
- 办理进境货物木质包装的报检
- 办理进境动物及产品的报检
- 办理进境植物及产品的报检
- 正确填制入境货物报检单

项目情景

　　自从北京龙口工贸公司决定成立北京龙口货运代理公司,开展代理报检业务后,北京龙口货运代理公司的货运代理与报检代理业务发展很快。报检员陈湘的工作十分繁忙,仅本月,陈湘就要做好以下进境货物的报检业务工作:

　　(1)为某企业报检从荷兰进口的200株郁金香(检验检疫类别为P/Q),考虑鲜花保鲜要求,在领取《入境货物通关单》后,告知货主可立即将货物空运至北京;

　　(2)为某企业报检一批从澳大利亚进口的旧车床,在领取《入境货物通关单》后,告知货主可将货物运至目的地进行检验;

　　(3)为某企业报检一批从泰国进口的香蕉(检验检疫类别为 P. R/Q. S),货物经韩国仁川转船,期间未更换包装,在口岸检验检疫机构检验检疫合格后,领取了《入境货物检验检疫证明》;

　　(4)为某企业报检一批从智利进口的废塑料(检验检疫类别为 M/),在领取《入境货物通关单》后,告知货主即可将货物运至目的地;

　　(5)为某企业报检一批从法国进口的羊毛(检验检疫类别为 M. P/N. Q),在领取《入境货物通关单》后,告知货主即可将货物运至长春。

　　陈湘首先分析了上述业务报检和检验检疫需要办理的一些特殊单证以及检验检疫过程需要配合的特殊环节。陈湘是这样分析的:①郁金香、香蕉、羊毛均属于动植物产品,(1)(3)(5)三项业务报检时须提供《中华人民共和国动植物检疫许可证》。②来自美国、日本、韩国和欧盟的货物报检时需提供关于包装情况的声明或证书。(1)(5)项业务中荷兰、法国均属欧盟国家,因此报检时须提供关于包装情况的声明或证书。③在口岸须实施卫生消毒处理的主要有旧机电、废物、动物产品等,因此,(2)(4)(5)项货物须在口岸实施卫生消毒处理。

然后,陈湘备齐了各项报检所需的单证,在企业电子报检软件上填制相关的入境货物报检单,并联系施检,比较成功地完成了任务。

陈湘进行业务总结后认为:熟悉入境货物报检的分类,掌握入境货物检验检疫工作程序、报检范围、特殊入境货物报检手续以及入境货物报检单缮制方法,对今后更成功地从事入境货物报检业务是十分重要的。

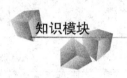

知识模块

单元一　办理一般入境货物报检

对进口货物进行检验检疫,通常是国际货物买卖合同的一个重要内容。除双方另有约定外,对货物进行检验检疫是买方的一项基本权利。买方在付款赎单之后,便着手准备报关与接货。若是法检商品,在报关前必须办理检验检疫手续。

入境货物报检是报检人根据我国有关法律法规、对外贸易合同的规定,向检验检疫机构申请检验、检疫、鉴定,以获准入境或取得销售使用的合法凭证及某种公证证明所必须履行的法定程序和手续。

一、入境货物报检的一般规定和检验检疫流程

法律与行政法规所规定的实施检验检疫的入境对象,凡我国作为成员的国际条约、公约和协定所规定的实施检验检疫的入境货物,凡贸易合同约定的须凭检验检疫机构签发的证书进行交接、结算的入境货物等,属于入境货物报检的范围。

(一)入境货物报检的一般规定

入境货物报检的一般规定为:入境货物的检验检疫工作程序是报检后先放行通关,再进行检验检疫。即法定检验检疫入境货物的货主或其代理人首先向卸货口岸或到达站的出入境检验检疫机构报检;检验检疫机构受理报检,转施检部门签署意见,计收费,对来自疫区、可能传播检疫传染病、动植物疫情及可能夹带有害物质的入境货物的交通工具或运输包装实施必要的检疫、消毒、卫生除害处理后,签发入境货物通关单(样本见表5-1),供报检人办理海关的通关手续;货物通关后,入境货物的货主或其代理人须在检验检疫机构规定的时间和地点,到指定的检验检疫机构,联系对货物实施检验检疫。经检验检疫合格的入境货物,签发入境货物检验检疫证明;经检验检疫不合格的入境货物,签发检验检疫处理通知书,货主或其代理人应在检验检疫机构的监督下进行处理,无法进行处理或处理后仍不合格的,做退运或销毁处理。需要索赔的入境货物,签发检验检疫证书。

表 5 - 1 入境货物通关单

中华人民共和国出入境检验检疫

入境货物通关单   编号：

1. 收货人			5. 标记及唛码
2. 发货人			
3. 合同/提(运)单号		4. 输出国家或地区	
6. 运输工具名称及号码		7. 目的地	8. 集装箱规格及数量
9. 货物名称及规格	10. HS 编码	11. 申报总值	12. 数/重量、包装数量及种类
13. 证明 上述货物业已报验/申报,请海关予以放行。 日期： 年 月 日 签字：			
14. 备注			

(二) 入境货物报检与检验检疫流程

入境货物报检流程可用图 5 - 1 表示。

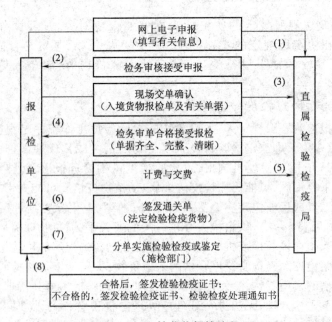

图 5 - 1 入境货物报检流程

入境货物检验检疫流程可用图5-2表示。

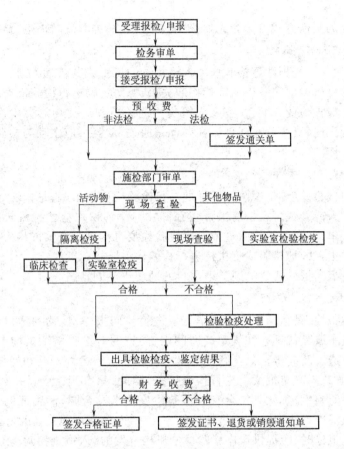

图5-2　入境货物检验检疫流程

二、入境货物的报检方式

我国规定,法定检验检疫的进口货物的货主或其代理人应当在检验检疫机构规定的时间和地点向报关地出入境检验检疫机构报检,未经检验检疫的不准销售、使用。

【例5-1】某年,A塑胶制品有限公司经深圳皇岗口岸从台湾地区进口ABS塑胶粒共5批次,货物总量90吨,总价值158 220美元。该5批货物进境时,皇岗检验检疫局依法签发了5份《入境货物调离通知单》,并明确告知"上述货物需调往目的地检验检疫机构实施检验检疫,请及时与目的地检验检疫机构联系。上述货物未经检验检疫,不准销售、使用"。然而该公司在货物通关进境后,不但没有与报检申报的目的地检验检疫机构联系,而且无视该局执法人员的多次催报,将货物全部予以使用。该公司仅办理了进境流向报检手续而没有办理异地施检的报检手续,即擅自将货物予以使用,造成了逃避进口商品法定检验的事实。根据我国进出口商品检验法及其实施条例的相关规定,检验检疫局对该企业作出了处以进口商品货值金额5%罚款的行政处罚。

入境货物的报检方式可分为3类:进境一般报检、进境流向报检、异地施检报检。

(一)进境一般报检

进境一般报检,是指法定检验检疫入境货物的货主或其代理人,持有关单证向卸货口岸检验检疫机构申请取得入境货物通关单,并对货物进行检验检疫的报检。

对进境一般报检业务而言,签发入境货物通关单和对货物的检验检疫都由口岸检验检疫机构完成,货主或其代理人在办理完通关手续后,应主动与检验检疫机构联系落实施检工作。

(二)进境流向报检

进境流向报检,亦称口岸清关转异地进行检验检疫的报检,是指法定检验检疫入境货物的收货人或其代理人持有关证单在卸货口岸向口岸检验检疫机构报检,获取入境货物通关单,并在通关后由进境口岸检验检疫机构进行必要的检疫处理,货物调往目的地后再由目的地检验检疫机构进行检验检疫监管。

申请进境流向报检货物的通关地与目的地属于不同辖区。

(三)异地施检报检

异地施检报检,是指已在卸货口岸完成进境流向报检,货物到达目的地后,该批进境货物的货主或其代理人在规定的时间内,向目的地检验检疫机构申请进行检验检疫的报检。进境流向报检只在卸货口岸对装运货物的运输工具和外包装进行了必要的检疫处理,并未对整批货物进行检验检疫,因此,只有当检验检疫机构对货物实施了具体的检验检疫,确认其符合有关检验检疫要求及合同、信用证的规定后,货主才能获得相应的准许进口货物销售使用的合法凭证,完成进境货物的检验检疫工作。

异地施检报检时,应提供口岸检验检疫机构签发的《入境货物调离通知单》。

需要说明的是,检验检疫通关一体化后,对于符合条件的进口货物,收货人可自主选择进口直通,在口岸或目的地报检,货物在目的地实施检验检疫。

链接

实施进口直通货物的条件

进口直通货物须用原集装箱(或货柜车)直接运输至目的地,散杂货、分拨货等暂不实施进口直通。

根据现行检验检疫法律法规和相关规定,部分进口货物必须在口岸报检并实施检验检疫。国家质检总局制定不实施"出口直放"和"进口直通"货物清单。目前,汽车、危险化学品、活动物及遗传物质、种子苗木、切枝切花、粮食、动植物源性肥料、新鲜水果、原木板材、冰鲜水产品、废物原料、肉类、特殊物品、杂粮杂豆、干坚果等进口货物均在"暂不实施进口直通货物"范围内。

　　申请实施进口直通的收货人,其检验检疫信用等级须达到 B 级或以上,并提前向所在地检验检疫机构提出申请,经企业所在地检验检疫机构评估审核后,方可办理进口直通业务。

三、入境货物报检时间限制

入境货物报检的时间限制体现在以下几个方面:

(1)申请货物品质检验和鉴定的,一般应在索赔有效期到期前不少于 20 天内报检。

(2)输入其他动物的应当在进境前 15 天报检。

(3)输入植物、种子、种苗及其他繁殖材料的,应当在进境前 7 天报检。

(4)动植物性包装物、铺垫材料进境时应当及时报检。

(5)运输动植物、动植物产品和其他检疫物过境的,应当在进境时报检。

(6)入境的集装箱货物、废旧物品在到达口岸时,必须向检验检疫机构报检并接受检疫,经检疫或实施消毒、除鼠、除虫或其他必要的卫生处理后合格的,方准入境。

(7)输入微生物,人体组织,生物制品,血液及其制品或种畜、禽及其精液、胚胎、受精卵的,应当在入境前 30 天报检。

四、入境货物报检单

入境货物报检单样本见表 5－2,其填制要求与出境货物报检单基本相同。

表 5－2　入境货物报检单

中华人民共和国出入境检验检疫

入境货物报检单

报检单位(加盖公章):　　　　　　　　　　　　　　　　*编号:＿＿＿＿＿＿＿＿＿＿

报检单位登记号:　　联系人:　　　电话:　　　　　　报检日期:　　年　月　日

发货人	(中文)		企业性质(划"√")		□合资　□合作　□外资	
	(外文)					
收货人	(中文)					
	(外文)					

货物名称(中/外文)	HS 编码	产地	数/重量	货物总值	包装种类及数量

运输工具名称及号码			合同号	
贸易方式		贸易国别(地区)	提单/运单号	
到岸日期		启运国家(地区)	许可证/审批号	

续表

卸毕日期		启运口岸		入境口岸	
索赔有效期至		经停口岸		目的地	
集装箱规格、数量及号码					

合同订立的特殊条款 以及其他要求		货物存放地点		
		用 途		

随附单据（划"√"或补填）		标记及号码	*外商投资财产 （划"√"）	□是 □否

随附单据		*检验检疫费	
□合同	□到货通知	总金额 （人民币元）	
□发票	□装箱单		
□提/运单	□质保书		
□兽医卫生证书	□理货清单	计费人	
□植物检疫证书	□磅码单		
□动物检验证书	□验收报告		
□卫生证书		收费人	
□原产地证			
□许可/审批文件			

报检人郑重声明：	领取证单	
1. 本人被授权报检。 2. 上列填写内容正确属实。	日 期	
	签 名	
签名：_____		

中国电子检验检疫网上申报系统在数据录入上与纸质出境货物报检单（见表5-2）并不完全一样，其对纸质出境货物报检单的数据项进行了部分调整，例如：删除了企业性质代码、是否外商投资财产；"许可证/审批号"调整为"企业资质""产品资质"；"随附单据"调整为"随附单据的种类和编号"；"运输工具及名称号码"调整为"运输方式"；"索赔有效期"调整为"索赔截止日期"。并新增入境报检数据项20多项。

入境货物报检填制页面主要包括基本信息、货物信息、集装箱信息、基本信息（其他）四个方面。见图5-3。

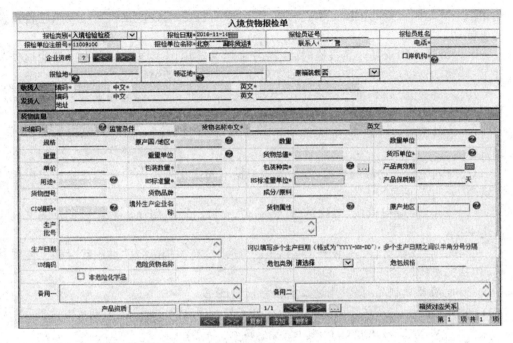

图5-3 入境货物报检单录入页面

五、入境货物报检应提供的资料

（一）入境货物报检须提供相应的单据和文件

入境货物报检时,应填写入境货物报检单,并提供外贸合同、发票、提(运)单、装箱单等有关单证。以下情况还须提供相应的单据和文件:

1.凡实施安全质量许可、卫生注册、强制性产品认证、民用商品验证或其他须经审批审核的货物,应提供有关审批文件,并在报检单上注明文件号。

2.报检品质检验的,还应提供国外品质证书或质量保证书、产品使用说明书及有关标准和技术资料;凭样成交的,须加附成交样品;以品级或公量计价结算的,应同时申请重量鉴定。

3.报检入境废物时,还应提供国家环保部门签发的进口废物批准证书、废物利用风险报告和经认可的检验检疫机构签发的装运前检验合格证书等。

4.报检入境旧机电产品的,还应提供与进口旧机电产品相符的进口许可证明。

5.申请残损鉴定的,还应提供理货残损单、铁路商务记录、空运事故记录或海事报告等证明货损情况的有关证单。

6.申请重(数)量鉴定的,还应提供重量明细单、理货清单等。

7.货物经收、用货部门验收或其他单位检测的,应随附验收报告或检测结果以及重量明细单等。

8.入境的动植物及其产品,在提供贸易合同、发票、产地证书的同时,还必须提供输出国家或地区官方的检疫证书;须办理入境审批手续的,还应提供入境动植物检疫许可证。

9.过境动植物及其产品报检时,应持分配单和输出国家或地区官方出具的检疫证书;运输动植物过境时,还应提交国家质检总局签发的动植物过境许可证。

10.来自美国、日本、欧盟和韩国的入境货物报检时,应按规定提供有关包装情况的证书和声明。

11.因科研等特殊需要,输入禁止入境物的,必须提供国家质检总局签发的特许审批证明。

12.对入境特殊物品的报检,报检人应根据不同货物种类向检验检疫机构提供相应资料、证明或证书。

(1)微生物:应提供菌、毒株的学名、株名、来源、特性、用途、批号、数量及国家级鉴定书;

(2)人体组织、器官:凡用于人体移植的,须出示有关捐献者的健康状况和无传染病(包括艾滋病检验阴性)的证明;

(3)血液及其制品:提供用途及实验室检验证书;

(4)生物制品:应提供该制品的成分、生产工艺、使用说明、批号、有效期及检验证明。

(二)入境货物报检时的其他注意事项

1.列入《实施质量许可制度的进口商品目录》内的货物,必须取得国家检验检疫部门颁发的质量许可证并加贴"安全标志"方可申请报检。强制性认证商品目录内的货物,应取得证书并加贴"CCC"标志。

2.下列入境货物须经国家检验检疫部门审批后方可报检:

(1)来自疫区的动植物、动植物产品和其他检疫物;

(2)国家禁止进境的需特许审批的检疫物;

(3)进境后不在入境口岸检验检疫机构管辖范围内进行加工、使用、销售的,或者仅由入境口岸动植物检疫机构进行现场检疫和外包装消毒后,再运往目的地口岸检验检疫机构进行进一步检疫监管的动物、动物产品;

(4)进境猪的产品等。

3.已实施装运前检验的入境货物到达口岸后,仍然要按有关规定进行检验,以口岸检验检疫机构的检验结果为最终结果。对经检验检疫不合格的货物,按规定办理对外索赔。

单元二　办理有特殊报检要求的入境货物的报检

在上一单元中我们阐述了入境货物报检的一般规定,本单元选择性地阐述一些有特殊报检要求的进口商品,如机电仪类产品、进口汽车、食品、化妆品、玩具的报检。

一、进口机电仪类产品的报检

进口机电仪类产品主要有机械设备类、电工及家电类、成套设备类。如机械设备、电气设备、交通运输工具、电子产品、电器产品、仪器仪表、金属制品等及其零部件、元器件。国家对进口机电产品分为禁止进口、限制进口和自由进口三类进行管理。限制进口机电产品又称重点旧机电产品,实行配额、许可证管理。部分自由进口的机电产品实行进口自动许可。进口单位应向商务部或地方机电办申领进口自动许可证,并持进口自动许可证等报关单据办理通关手续。

对重要的进口机电仪类产品和大型的成套设备,收货人或其代理人应依照合同,在出口装运前派人进行预检验、监造或监装。

（一）进口强制性认证机电产品的报检

列入《中华人民共和国实施强制性产品认证的产品目录》内的商品,必须经过指定的认证机构认证合格,取得指定认证机构颁发的认证证书,并加施认证标志后,方可进口。

实施强制性产品认证商品的收货人或其代理人,在报检时除填写入境货物报检单并随附有关外贸证单外,还应提供认证证书并在产品上加施认证标志。

强制性产品认证标志的名称为"中国强制认证",其英文名称为"China Compulsory Certification",英文缩写为"CCC",简称为"3C"。

强制性产品认证标志的图案由基本图案、认证种类标注组成,如图5-4所示。

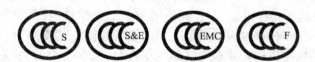

注:"S"代表安全,"S&E"代表安全和电磁兼容,"EMC"代表电磁兼容,"F"代表消防

图5-4　认证标志的式样

（二）进口旧机电产品的报检

旧机电产品,是指已经使用过（包括翻新）的机电产品,包括旧压力容器类、旧工程机械类、旧电器类、旧车船类、旧印刷机械类、旧食品机械类、旧农业机械类等。

旧机电产品的收货人或者其代理人在合同签署之前,应向国家质检总局或者进口旧机电产品的收货人所在地直属检验检疫局申请货物登记备案并办理有关手续。

我国对涉及国家安全、环境保护、人类和动植物健康的旧机电产品实施装运前预检验和到货检验,并以到货检验结果为准;对其他进口旧机电产品实施到货检验。

1.装运前预检验。装运前预检验是指进口旧机电产品在起运港装运之前,由检验检疫机构或者经国家质检总局认可的装运前预检验检疫机构,依据我国国家技术规范的强制性要求,对旧机电产品的安全、卫生、环境保护项目所进行的初步评价。

装运前预检验包括以下内容:①检验货物是否与国家审批项目相符;②核查进口旧机电产品的品名、规格、型号、数量、产地、制造日期、新旧状况、价格等货物的实体状况是否与合同或者协议相符;③对安全、卫生、环境保护项目作出初步评价。

对国家质检总局签发备案书的进口旧机电产品,由国家质检总局指定直属检验检疫局组织实施装运前预检验。对直属检验检疫局签发备案书的进口旧机电产品，由直属检验检疫局负责组织实施装运前预检验。

装运前预检验结束后7个工作日内，装运前预检验实施机构出具《装运前预检验报告》，及时将《装运前预检验报告》（一正一副）、《备案书》（复印件）以及有关检验原始记录，报送进口旧机电产品的收货人所在地直属检验检疫局审核。经审核符合装运前预检验规定的，由直属检验检疫局向进口旧机电产品的收货人签发《进口旧机电产品装运前预检验证书》（简称《装运前预检验证书》），加注"本证书仅代表该进口旧机电产品已按规定的程序和要求等实施了装运前预检验，装运前预检验的结果由装运前预检验实施机构负责"字样。直属检验检疫局审核、发证后，将《装运前预检验报告》、《装运前预检验证书》的复印件报国家质检总局备查。

进口旧机电产品贸易关系人应当积极协助装运前预检验实施机构实施装运前预检验，配合装运前预检验人员开展装运前预检验工作。

2．到货检验。到货检验，是指进口旧机电产品入境后，由检验检疫机构按照国家技术规范的强制性要求进行的合格评定活动。进口旧机电产品由使用地检验检疫机构进行到货检验。未明确使用地的，由入境口岸检验检疫机构负责检验。

进口旧机电产品运抵口岸后，收货人或其代理人应当持《免预检验证明书》（正本）或者《备案书》（正本）、《装运前预检验报告》（正本）和《装运前预检验证书》（正本）以及其他必要单证，在货到使用地6个工作日内，向货物使用地检验检疫机构申报检验并办理进口报检手续。口岸检验检疫机构受理报检后，核查单证，必要时口岸检验检疫机构按照规定实施现场查验，符合要求的，签发入境货物通关单，并在入境货物通关单上注明为旧机电产品。对判为不合格的进口旧机电产品，由检验检疫机构出具入境货物检验检疫证书，并责令收货人退货、销毁或者按照有关规定处理。

对分批装运的进口旧机电产品，口岸检验检疫机构应当在进口旧机电产品备案证明文件正本附页和有效清单上办理核销。未核销完毕的，留存复印件并将正本返回报检人，全部核销完毕后将正本收回。

需异地实施检验的，入境口岸检验检疫机构签发入境货物通关单后，应当及时将核销完毕的《免预检验证明书》（正本）及其正本附页或者《备案书》（正本）及其正本附页、《装运前预检验报告》（正本）和《装运前预检验证书》（正本），以及其他报检资料及入境货物通关单第三联寄送使用地检验检疫机构。未核销完毕的，寄送备案证明文件的正本复印件。入境口岸检验检疫机构应当将备案证明文件的正本复印件及其他报检资料复印件存档备查。

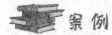 案 例

A公司于某年12月从国外进口了1 000台旧复印机，货值24 000美元。货物到港前向某直属检验检疫局提交了进口旧机电产品备案申请和相关备案资料，同时提

供了该产品强制性产品认证证明。该直属检验检疫局经审查后予以备案,签发了《进口旧机电产品免装运前预检验证明书》。到货后,A 公司持《进口旧机电产品免装运前预检验证明书》和备案手续向入境口岸检验检疫机构报检,取得了《入境货物通关单》,将该批旧复印机提至 A 公司仓库。检验人员实施检验时,发现实际货物规格、型号与备案申请、强制性产品认证证明不符,经查该批旧复印机没有获得强制性产品认证。本案例中 A 公司有哪些违法行为?检验检疫机构怎样追究 A 公司的法律责任?

【分析】

(1)A 公司有三个违法行为:一是 A 公司未在签订对外贸易合同前办理备案手续,隐瞒货物发运的事实;二是 A 公司提供虚假资料,骗取旧机电备案手续;三是 A 公司擅自进口未经强制性产品认证的复印机。

(2)检验检疫机构可追究 A 公司以下法律责任:一是依据《商检法实施条例》第53 条第 3 款规定,进口国家允许进口的旧机电产品未办理备案,按照国家有关规定予以退货。二是依据《商检法实施条例》第 48 条第 1 款规定,进口商品的收货人不如实提供进出口商品的真实情况,取得了出入境检验检疫机构的有关证单,没收违法所得,并处商品货值金额 5% 以上 20% 以下罚款。三是依据《中华人民共和国认证认可条例》第 67 条规定,列入目录的产品未经认证、擅自进口的,责令改正,处 5 万元以上20 万元以下的罚款,有违法所得的,没收违法所得。

二、进口汽车的报检

进口机动车辆必须先报检,经检验合格后发给证明,才能向当地公安部门的交通车辆管理机构申报领取行车牌照。进口机动车辆包括各种大客车、中型旅行车、轿车、工具车、各种货车、牵引车、救护车、消防车、摩托车以及各特种车辆(含汽车起重机、装载机)。《出入境检验检疫机构实施检验检疫的进出境商品目录》以外的机动车辆可由用车单位自行检验,但须将检验结果书面报告当地出入境检验检疫机构。

(一)进口汽车的报检程序和相关要求

进口汽车的收货人或其代理人应持有关证单,在进境口岸或到达站办理报检手续,口岸检验检疫机构审核后签发入境货物通关单。

进口汽车入境口岸检验检疫机构负责进口汽车入境检验工作,用户所在地检验检疫机构负责进口汽车质保期内的检验管理工作。对转关到内地的进口汽车,视通关所在地为口岸,由通关所在地检验检疫机构负责检验。

对大批量进口汽车,外贸经营单位和收、用货主管单位应在对外贸易合同中约定在出口国装运前进行预检验、监造或监装,检验检疫机构可根据需要派出检验人员参加或者组织实施在出口国的检验。

经检验合格的进口汽车,由口岸检验检疫机构签发《入境货物检验检疫证明》,并一车一单签发《进口机动车辆随车检验单》。用户在国内购买进口汽车时,必须取得检验检疫机构签发的《进口机动车辆随车检验单》和购车发票;在办理正式牌证前,到所在地检验检疫机构登记检验、换发《进口机动车辆检验证明》,作为到车辆管理机关办理正式牌证的依据。

（二）进口汽车报检时应提供的单据

报检进口汽车必须持有下列的不同证件,方可办理:

1. 直接从国外进口汽车的收货人或其代理人,在入境口岸报检时,应提供合同、发票、提（运）单、装箱单、进口安全质量许可证复印件、以非 CFC-12 为制冷工质的汽车空调器压缩机的证明以及海关出具的进口货物证明正本及复印件等证单及有关技术资料。

2. 通过国内渠道购买进口汽车的用户,在报检时应提供口岸检验检疫机构签发的《进口机动车辆随车检验单》和海关出具的进口货物证明的正本及复印件。

3. 国外赠送的汽车（包括贸易性和非贸易性交往）,必须持有部或省、市级政府同意接受赠送的批文。

三、进口食品的报检

检验检疫机构对进口食品实施检验检疫的内容主要包括对品质、规格、数量、重量、包装、安全、卫生的检验检疫,并对进口食品进行卫生监督。进口商应当建立食品进口和销售记录。食品进口和销售记录应当真实,保存期不得少于两年。

进口食品、食品添加剂、食品容器、食品包装容器、食品包装材料和食品用工具及设备等都应报检。

报检时,进口商或者其代理人应当将所进口的食品按照品名、品牌、原产国（地区）、规格、数/重量、总值、生产日期（批号）及国家质检总局规定的其他内容逐一申报。货主或其代理人需向口岸检验检疫机构提供:

（1）《入境货物报检单》及合同、发票、装箱单、提单等必要的凭证。

（2）相关批准文件;境外食品生产企业注册文件,出口商或者代理商企业备案文件。

（3）进口食品需要办理进境动植物检疫审批手续的,应当提供《中华人民共和国进境动植物检疫许可证》。

（4）法律法规、双边协定、议定书以及其他规定要求提交的输出国家（地区）官方检疫（卫生）证书。

（5）在进口预包装食品时,除提供上述材料外,还应提供以下与标签检验有关的资料:①原标签样张和翻译件。②预包装食品中文标签样张。③标签中所列进口商、经销商或者代理商工商营业执照复印件。④当进口预包装食品标签中强调某一内容,如获奖、获证、法定产区、地理标识及其他内容的,或者强调含有特殊成分的,应提供相应证明材料;标注营养成分含量的,应提供符合性证明材料。⑤应当随附的其他证书或者证明文件。

（6）首次进口尚无食品安全国家标准的食品,进口商应当提交国务院卫生行政部门出具的许可证明文件。

（7）进口食品应当随附的其他证书或者证明文件。

链接

进口食品的标签检验

进口食品的标签检验与检验检疫结合进行。进口预包装食品标签应当符合我国相关法律法规和食品安全国家标准的要求。首次进口的预包装食品,其中文标签经检验合格的,由施检机构发给备案凭证。进口预包装食品标签检验不合格的,检验检疫机构一次性告知进口商或者其代理人不符合项的全部内容。涉及安全、健康、环境保护项目不合格的,由检验检疫机构责令进口商或者其代理人销毁,或者出具退货处理通知单,由进口商或者其代理人办理退运手续。其他项目不合格的,进口商或者其代理人可以在检验检疫机构的监督下进行技术处理。不能进行技术处理或者技术处理后重新检验仍不合格的,检验检疫机构应当责令进口商或者其代理人退货或者销毁。

检验检疫机构根据现场检验监督、感官检验和实验室检验结果对该批食品进行综合判定。经判定不符合我国食品卫生要求的,视情况做销毁、退货等不合格处理;经判定符合要求的,由检验检疫机构签发《入境货物检验检疫证明》和《卫生证书》后放行,进口商/经销商获得《卫生证书》后方可销售使用该批食品。

四、进口化妆品的报检

检验检疫机构对进口化妆品的收货人实施备案管理。进口化妆品的收货人应当如实记录进口化妆品流向,记录保存期限不得少于 2 年。进口化妆品的进口商应当向出入境检验检疫部门备案。进口企业应当保证向我国出口的化妆品符合我国有关法律、行政法规的规定和强制性国家标准的要求,并对标签、说明书的内容负责。发现进口化妆品不符合我国强制性标准或者有证据证明可能危害人体健康的,进口商应当立即停止进口,并召回。

(一) 应提交的材料

报检人应通过 e - CIQ 录入报检信息,生成报检单,提供有关证明材料,向其所在地检验检疫机构提出申请。报检人应按照进口化妆品品名、品牌、原产国(地区)、规格、数/重量、货值、生产日期(生产批号)、保质期等相关规定内容逐一申报。不得使用化妆品大类或笼统的商品名称等不规范报检,或使用错误的 HS 编码、CIQ 代码报检,产品信息应填报全面。进口商或其代理商应在报检单中注明收发货人的名称及备案号。

报检时,货主或其代理人须向口岸检验检疫机构提供:①《入境货物报检单》。②贸易合同、装箱单、提单和货运发票。③进口特殊用途化妆品的,需提供《进口特殊用途化妆品卫生许可批件》;进口非特殊用途化妆品的,需提供《进口非特殊用途化妆品备案凭证》。④进口化妆品的名称、规格、数/重量、产地的详细清单。⑤进口收货人备案号。

首次进口化妆品企业报检时提供下列材料:①收货人备案号。②合同、发票、货物清单、装箱单、提单等必要的凭证。③进口化妆品收货人责任承诺书。④产品配方（全成分）。⑤进口化妆品卫生许可批件或者备案凭证（国家实施卫生许可或备案的进口化妆品成品）。⑥国家未实施卫生许可或者备案的化妆品（如牙膏、漱口水、剃毛膏和未宣称化妆品功能的香皂等），应当提供下列材料：《进口化妆品安全性承诺》；《化妆品中安全性风险物质危害识别表》；自由销售证明或者原产地证。⑦销售包装化妆品成品除①～④项外，还应当提交进口化妆品标签备案凭证，或标签检验申请资料。⑧非销售包装的化妆品成品还应当提供包括产品的名称、数/重量、规格、产地、生产批号和限期使用日期（生产日期和保质期），加施包装的目的地名称，加施包装的工厂名称、地址、联系方式。

（二）受理报检与检验检疫

受理机构根据申请人提交的材料是否齐全、是否符合规定要求做出受理或不予受理的决定。申请人提出的报检材料符合要求的，受理机构受理报检，继续检验检疫流程。

检验检疫机构对进口化妆品进行现场查验、标签检验、感官检验、实验室检验等。

对检验检疫合格的进口化妆品，检验检疫机构出具《入境货物检验检疫证明》；对检验检疫不合格的进口化妆品，出具《检验检疫处理通知书》，涉及索赔的凭报检人申请，出具中英文对照或中文结论为不合格的检验证书。

五、进口玩具的报检

擅自销售未经检验的进口玩具，或者擅自销售应当申请进口验证而未申请的进口玩具的，由检验检疫机构没收违法所得，并处货值金额5%以上20%以下罚款。擅自销售经检验不合格的进口玩具，由检验检疫机构责令停止销售，没收违法所得和违法销售的玩具，并处违法销售玩具货值金额等值以上3倍以下罚款。

国家对进口玩具实行加施检验检疫标志的管理，纳入这一管理范围的玩具包括：玩偶、玩具电动火车、填充的玩具动物、玩具乐器、智力玩具、缩小的全套模型组件、组装成套的其他玩具、其他带动力装置的玩具及模型、其他未列名玩具等。

入境玩具的收货人或其代理人应按规定到检验检疫机构报检，报检后由施检部门对进口的玩具进行检验。经检验合格的，由检验检疫机构签发《入境货物检验检疫证明》，并在玩具上加贴检验检疫安全标志，准许在市场上销售。进口玩具经检验不合格的，由检验检疫机构出具检验检疫处理通知书。

报检时应填写入境货物报检单并提供有关的外贸单据，如合同、发票、提单、装箱单等。对列入强制性产品认证目录的进口玩具还应当提供强制性产品认证证书复印件。

单元三　办理进境货物木质包装的报检

进境木质包装必须加贴（IPPC）标识才能放行[①]。我国对来自美国、日本、韩国和

---

①　经人工合成或者经加热、加压等深度加工的包装用木质材料（如胶合板、纤维板等）除外。薄板旋切芯、锯屑、木丝、刨花等以及厚度等于或者小于6mm的木质材料除外。

欧盟的货物(不论其是否列入《出入境检验检疫机构实施检验检疫的进出境商品目录》)和入境货物的木质包装,在入境口岸清关的,货主或其代理人凭入境口岸检验检疫机构签发的入境货物通关单向口岸海关办理通关手续。申请转关运输或直通式转关运输的货物,货主或其代理人应按规定向指运地检验检疫机构报检,凭指运地检验检疫机构签发的入境货物通关单向指运地海关办理通关手续。

一、来自美国、日本的货物木质包装

美国、日本输华货物应避免使用针叶树木制作的木质包装,如果使用,须在出口前进行热处理(中心温度达到56℃以上,持续处理30分钟)或者其他经中方认可的有效除害处理方法,并由美国、日本官方检疫部门出具植物检疫证书证明进行了上述处理。

美国、日本输往中国的货物入境,货主或其代理人按有关规定向出入境检验检疫机构报检时,须提交以下证书或声明:使用针叶树木质包装的,提供由美国、日本官方检疫部门出具的符合要求的植物检疫证书;使用非针叶树木质包装的,提供由出口商出具的《使用非针叶树木质包装声明》;未使用木质包装的,提供由出口商出具的《无木质包装声明》。

凡未提供有效植物检疫证书或有关声明的,检验检疫机构不予受理报检。

二、来自韩国的货物木质包装

韩国输往中国的货物,应避免使用针叶树木制作木质包装。使用针叶树木制作木质包装的,须在出口前进行热处理,或经中方认可的其他有效除害处理,并由韩国官方检疫部门出具植物检疫证书证明进行了上述处理(中心温度达到56℃以上,持续处理30分钟)。货主或其代理人按有关规定向出入境检验检疫机构报检时,须提交官方检疫部门出具的符合要求的植物检疫证书。

使用非针叶树木制作木质包装或无木质包装的货物入境时,货主或其代理人应向检验检疫机构提供出口商出具的《使用非针叶树木质包装声明》或《无木质包装声明》。

三、来自欧盟的货物木质包装

欧盟货物木质包装输往中国前,应在输出国经过除害处理。欧盟输往中国的货物入境时,应提供以下证书和声明:使用木质包装的货物,报检人应提供由欧盟官方检疫部门出具的符合要求的植物检疫证书;无木质包装的货物,报检人应提供由出口商出具的《无木质包装声明》。

凡未提供有效植物检疫证书或《无木质包装声明》的货物,不予受理报检。对于提供植物检疫证书的货物,实施抽查,抽查重点是来自疫情严重地区或容易携带有害生物的货物。对提供《无木质包装声明》的货物实施抽查,抽查重点是那些通常使用木质包装的货物。对出具植物检疫证书的货物,经检疫标记符合规定要求、未发现树皮且未发现活的有害生物的,予以放行;不符合上述情况的,监督货主或其代理人对

木质包装作除害、销毁或连同货物一起作退运处理。对出具《无木质包装声明》的货物,经抽查未发现使用木质包装的,予以放行;发现使用木质包装的,监督货主或其代理人对木质包装作销毁或连同货物一起作退运处理。

来自其他国家应实施检疫的货物的木质包装在报检时应提供我国要求提供的证单。

【例5-2】无木质包装声明(参考格式)

无木质包装声明

致中国出入境检验检疫机构:

兹声明:本批货物＿＿＿＿＿＿＿＿＿＿＿(货名)＿＿＿＿＿＿＿＿＿＿＿(数量/重量)不含有木质包装。

出口公司名称:(盖章或负责人签名)
日　　期:

Declaration of No - wood Packing Material

To the Service of China Entry & Exit Inspection and Quarantine:

It is declared that this shipment ＿＿＿＿＿＿＿＿＿ (commodity) ＿＿＿＿＿＿＿＿ (quantity/weight) does not contain wood packing materials.

Name of Export Company: (Stamp or Signature of Director)
Date:

【例5-3】使用非针叶树木质包装声明(参考格式)

使用非针叶树木质包装声明

致中国出入境检验检疫机构:

兹声明:本批货物＿＿＿＿＿＿＿＿＿＿＿(货名)＿＿＿＿＿＿＿＿＿＿＿(数量/重量)所使用的木质包装均由非针叶树制作。

出口公司名称:(盖章或负责人签名)
日　　期:

Declaration of Non - coniferous Wood Packing Material

To the Service of China Entry & Exit Inspection and Quarantine:

It is declared that all wood packing materials in this shipment ＿＿＿＿＿＿＿＿ (commodity) ＿＿＿＿＿＿＿＿＿＿(quantity/weight) are made of non - coniferous trees.

Name of Export Company: (Stamp or Signature of Director)
Date:

单元四　办理进境动物及产品的报检

凡是进境的动物、动物产品及其他检疫物,装载动物、动物产品及其他检疫物的装载容器、包装物,以及来自动植物疫区的运输工具,均属实施检疫的范围。输入动物、动物产品的,必须事先提出申请,办理检疫审批手续。凡采用各种方法能达到除害要求的,经消毒灭菌、加工整理、改变用途等方法,再经检查合格者,准予输入。凡无法除害的或危害性极大的,采用退回、销毁和扑杀等方法处理。凡一时无法得出检疫结果或疑似染疫的,隔离检疫,继续观察。检验检疫机构颁发的检疫证书是准予进口的证明。

一、办理检疫审批

输入动物、动物遗传物质在签订贸易合同之前,进口商或接收单位应向国家检验检疫机构提出申请,办理检疫审批手续。所有进境动物及其产品的检疫审批均由国家质检总局办理(在西藏自治区内销售使用的,除偶蹄动物产品外的边境小额贸易,可由西藏检验检疫局审批)。

国家质检总局公布须办理检疫审批的进境动植物、动植物产品及其他检疫物名录中,关于动物检疫审批的主要有三部分:

一是活动物,包括:动物(指饲养、野生的活动物如畜、禽、兽、蛇、龟、鱼、虾、蟹、贝、蚕、蜂等)、胚胎、精液、受精卵、种蛋及其他动物遗传物质;

二是食用性动物产品,包括:肉类及其产品(含脏器)、动物水产品、蛋类及其制品、奶及其制品等;

三是非食用性动物产品,包括:皮张类、毛类、骨蹄角及其产品、明胶、蚕茧、动物源性饲料及饲料添加剂、饲料用乳清粉、鱼粉、肉粉、骨粉、肉骨粉、油脂、血粉、血液等,以及含有动物成分的有机肥料。

检验检疫机构根据对申请材料的审核及输出国家或地区的动物疫情、我国的有关检疫规定等情况,对动物、动物遗传物质同意进境的,发给相关的动物进境检疫许可证。两国之间未签订检疫议定书的,不得引进动物、动物遗传物质。

进境动物审批的程序可分为申请①、隔离场考核、填报审批单、审核批准。

二、入境动物的报检

入境动物是指饲养、野生的活动物,如畜、禽、兽、蛇、龟、鱼、虾、蟹、贝、蚕、蜂等。根据检疫管理的不同,动物可分为大、中动物和小动物。根据用途不同,入境动物又可分为种用动物、屠宰用动物、演艺动物、伴侣动物等。其中,演艺动物特指入境用于表演、展览、竞技,而后须复出境的动物;入境伴侣动物特指由旅客携带入境作为伴侣的犬、猫等。

进境动物检疫的基本程序是:检疫审批(进境或过境)→报检→现场检验检疫→

---

① 申请单位应当按照规定如实填写《中华人民共和国进境动植物检疫许可证申请表》。《进境动植物检疫许可证申请表》可在各地检验检疫局动检主管部门领取,连同应提供的资料交初审机构进行初审。申请单位也可通过互联网申请。同一申请单位对同一品种、同一输出国家或地区、同一加工及使用单位一次只能办理一份《进境动植物检疫许可证》。

隔离检疫(如果需要)→实验室检验检疫→合格的出证放行/不合格的检疫处理。

进口动物的货主或其代理人在动物抵达口岸前,须按规定向口岸检验检疫机构报检。入境后须办理转关手续的检疫物,除活动物和来自动植物疫情流行国家或地区的检疫物由入境口岸检疫外,其他均在指运地检验检疫机构报检并实施检疫。输入种畜禽,货主或其代理人应在动物入境前30天报检;输入其他动物,货主或其代理人应在动物入境前15天报检。

货主或其代理人在办理进境动物及其他检疫物报检手续时,除填写入境货物报检单外,还须按检疫要求出具下列有关证单:输出国家或地区政府出具的检疫证书(正本);《进境动植物检疫许可证》第一联,分批进口的,还须提供许可证复印件进行核销;外贸合同、发票、装箱单、海运提单或空运单、产地证等;输入活动物的应提供隔离场审批证明;来自美国、日本、韩国以及欧盟的检疫物,应按规定提供有关包装情况的证书和声明;输入国家或地区规定的禁止或限制入境的动物及其他检疫物等,还须持特许审批单报检。

检疫工作完毕后,口岸检验检疫机构对检疫合格的动物、动物遗传物质出具动物检疫证书和相关单证,准许入境。

三、入境动物产品的报检

加工、仓储进境动物肉类、水产品、原皮、原毛、原羽毛/羽绒、生骨、生蹄、生角、明胶、蚕茧等的企业,必须取得国家质检总局批准的动物产品定点加工、仓储企业资格。

输入动物产品在入境前或入境时,货主或其代理人应当向入境口岸检验检疫机构报检,若输入动物粉类,即作为饲料添加剂用的肉骨粉、鱼粉、血粉、羽毛粉等,货主或其代理人应当在入境前3~5天向入境口岸检验检疫机构预报检,以便检验检疫局做好采样和实验室检验的准备工作。

(一)入境动物产品在入境口岸检验检疫机构报检

货主或其代理人在入境口岸检验检疫机构报检或预报检时,必须按规定填写报检单和提供外贸单据,并应向检验检疫机构提交下列文件:

1.《进境动植物检疫许可证》正本。

2. 向我国输出动物产品的国外生产、加工、存放企业的注册登记证及标识、企业印章及标识的复印件。

3. 国内生产、加工、储存输入动物产品企业在口岸检验检疫机构的注册登记证。

4. 输出国(地区)政府检疫机关签发的检疫证书的正本及产地证书的副本。

5. 中国参加的国际公约所限制进出口的野生动物或者其产品,必须经国务院野生动物行政主管部门或者国务院批准,并取得国家濒危物种管理机关允许入境证明书(副本),如虎骨、豹骨、象皮、象牙、羚羊角等。

6. 以一般贸易方式进境的肉鸡产品,报检时须提供由商务部门签发的《自动登记进口证明》;外商投资企业进境的肉鸡产品,须提供商务部或省级外资管理部门签发的《外商投资企业特定商品进口登记证明》复印件。

7. 以加工贸易方式进境的肉鸡产品,应提供由商务部门签发的《加工贸易业务批准证》。

8. 来自美国、日本、韩国以及欧盟的检疫物,应按规定提供有关包装情况的证书和声明。

9. 输入国家(地区)规定禁止或限制入境动物产品,须持特许审批单报检。

（二）入境动物产品调离入境口岸检验检疫机构监管区以外的报检

输入动物产品需要调离入境口岸检验检疫机构监管区以外生产、加工、储存或转关的,货主或其代理人按下列办法报检:

1. 属于调离入境口岸检验检疫机构监管区生产、加工、储存的动物产品,货主或其代理人在入境口岸检验检疫机构按规定报检,在向入境口岸检验检疫机构报检时应提交调离许可证,同时提交输入动物产品生产、加工、储存地检验检疫机构的注册证明。入境口岸检验检疫机构审核货主或其代理人提供的文件,符合调离条件的签发调离通知单,按规定核收检验检疫费并通知调入地检验检疫机关,货主或其代理人在输入动物产品抵达调入地时或抵达调入地后,应通知调入地检验检疫机构检疫;对于不符合调离条件的输入动物产品,入境口岸检验检疫机构不办理调离手续。

2. 输入动物产品属于转关货物的,货主或其代理人凭《动植物检疫许可证》的意见及海关关封,向入境口岸检验检疫机构报检。输入的转关动物产品,货到转入地时(后),货主或其代理人应按规定向转入地检验检疫机构报检。

单元五　办理进境植物及产品的报检

凡是进境的植物、植物产品及其他检疫物,均属实施检疫的范围。

一、进境植物、植物产品的检疫程序

进境植物、植物产品的检疫程序一般依次为报检、检疫、签证、其他检疫。输入植物种子、种苗及其他繁殖材料的,必须事先提出申请,办理检疫审批手续。入境植物的检疫流程如图5-5所示。

二、进境植物、植物产品检疫的一般规定

国家动植物检疫局和口岸动植物检疫机关对进境植物、植物产品的生产、加工、存放过程实行检疫监督制度。

贸易性的进境植物及植物产品,非禁止进境的植物繁殖材料的国外引种,科研需要的禁止植物病原体、害虫及其他有害生物,带有土壤或生长介质的植物繁殖材料等,必须事先办理检疫审批手续。

（一）植物入境的条件与检疫审批

盲目签订有关植物、植物产品的贸易合同,可能导致货物到达口岸后不能进境,

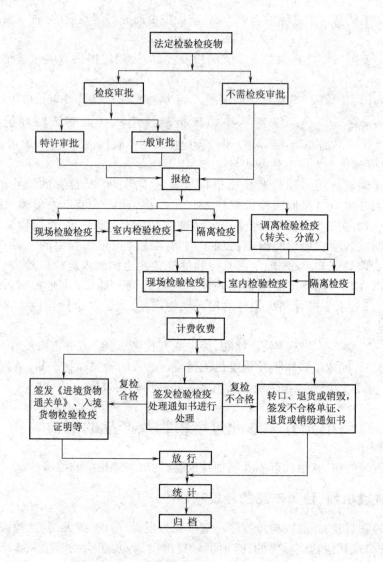

图 5 - 5　进境植物、植物产品的检疫流程

从而造成损失,因此,检疫审批手续应当在贸易合同或者协议签订前办妥。审批机关
对进口植物、植物产品提出的检疫要求须在贸易合同或协议中订明。

目前,我国有进境植物检疫审批职能的机构共三个,分别是国家质检总局及其授
权的各直属检验检疫局,农业部及各省、自治区、直辖市农业厅(局),国家林业局及各
省、自治区、直辖市林业厅(局)。种子、种苗及其他繁殖材料、进口农业转基因生物由
农业部和各省、自治区、直辖市农业厅(局)审批;引进林木种子和林木种苗由林业主
管部门审批。除此之外,由检验检疫机构审批。申请单位首先填写《进境动植物检疫

许可证申请表》,到进境口岸或使用地的直属检验检疫局初审机构办理初审①。

国家质检总局根据初审机关的审核情况,在收到初审材料之日起 30 个工作日内签发《检疫许可证》或《检疫许可证申请未获批准通知单》。同一申请单位对同一品种、同一输出国家或者地区、同一加工及使用单位一次只能申请办理一份《进境动植物检疫许可证》。

《进境动植物检疫许可证》的有效期分别为 3 个月或者一次有效,不得跨年度使用。超过有效期的,在许可范围内分批进口、多次报检使用的,许可数量全部核销完毕的,《进境动植物检疫许可证》自行失效。按照规定可以核销的进境植物、植物产品,在许可数量范围内分批进口、多次报检使用《进境动植物检疫许可证》的,进境口岸分支局应当在《进境动植物检疫许可证》所附核销表中,进行检疫物进境数(重)量核销登记。

链接

重新申请检疫审批

下列情况须重新申请检疫审批:(1)变更进境物的品种或者数量的;(2)变更输出国家或者地区的;(3)变更进境口岸的;(4)超过检疫审批有效期的。

(二)进境植物、植物产品的报检与检疫

进境植物、植物产品的货主或其代理人应在货物进境前或进境时报检;输入植物、种子、种苗及其他繁殖材料的,应当在入境前 7 天报检;入境货物需对外索赔出证的,应在索赔有效期到期前不少于 20 天内报检。

报检人应如实、完整地填写入境货物报检单,附上输出国家或地区官方出具的植物检疫证书(正本)、卫生证书、产地证、发票、提单。品质属法定检验或收货人申请品质检验的,应提供品质证书。一般贸易的货物还应提供贸易合同、信用证、报检委托书等必要的资料;需办理入境检疫审批手续的,还必须提供《进境动植物检疫许可证》或引进种子苗木检疫审批单(原件);货物不带有木质包装的,应提供无木质包装声明(限来自美、日、韩、欧盟等国家或地区的货物)。转基因产品,须提供国务院农业行政主管部门签发的农业转基因生物安全证书及其他相关文件。

进境植物、植物产品检疫包括产地检疫、现场检疫、实验室检疫、隔离检疫。进境植物检疫的依据有:《中华人民共和国进出境动植物检疫法》、《中华人民共和国进出境动植物检疫法实施条例》、《中华人民共和国进境植物检疫危险性病、虫、杂草名录及应检物名单》和政府间双边协定或合作备忘录。

---

① 不同产品的初审机构不同:进境植物源性饲料添加剂、冷冻薯条等在入境口岸局初审,不需要到使用地直属局初审;进境烟草、植物栽培介质、特许审批类,须由使用地直属局初审并出具考核报告,不必再经入境口岸局初审;进口大豆、玉米、小麦、大麦、木薯(仅指未经加工或经初加工的)、植物饲料等,由使用地直属局出具考核报告,并经使用地和入境口岸局初审。

（三）检验检疫机构对进境植物、植物产品的出证

输入的植物、植物产品和其他检验检疫物，经检验检疫符合有关法律、法规规定的，判定为合格，并由出入境检验检疫机构签发入境货物通关单、入境货物检验检疫证明、卫生证书、品质检验证书，准予进境、销售或使用。

输入的植物、植物产品和其他检验检疫物，经检验检疫发现植物危险性病虫杂草，或不符合我国相关的安全卫生标准的，依据有关规定由检验检疫机构签发检验检疫处理通知书，通知货主或其代理人，在检验检疫机构的监督下进行技术处理，经技术处理后复验合格的，由出入境检验检疫机构出具入境货物通关单和入境货物检验检疫证明，准予进境、销售或使用；复验仍不合格或无法进行处理的，作退回或销毁处理。品质不合格的，由出入境检验检疫机构出具品质检验证书。

分港卸货的，先期卸货港检验检疫机构只对本港所卸货物进行检验检疫，并将检验检疫结果以书面形式及时通知下一卸货港所在地检验检疫机构；须统一对外出证的，由卸货港检验检疫机构汇总后出证。

三、入境种子、苗木的审批申请与报检

种子、苗木是重要生产资料，也是有害生物远距离传播的主要途径之一。与植物产品相比，种子、苗木传播有害生物的种类多、数量大、概率高。

（一）入境种子、苗木的检疫审批

入境的植物种子、苗木，货主或其代理人应当按照我国引进种子的审批规定，事先向农业部、国家林业局、各省植物保护站及林业局等有关部门申请办理《引进种子、苗木检疫审批单》。入境后需要进行隔离检疫的，还要向出入境检验检疫机构申请隔离场或临时隔离场。带介质土的，还须办理特许审批。

引进种子、苗木和其他繁殖材料的单位（个人）或代理进口单位，应当在对外签订贸易合同或协议 30 日前，申请办理国外引种检疫审批手续。提出申请时，必须按规定的格式及要求如实填写《引进种子、苗木检疫审批申请书》和《引进种子、苗木检疫审批单》、《引进林木种子、苗木和其他繁殖材料检疫审批单》；引进生产用种苗须同时提供有效的进口种苗权证明材料。报农业部全国农业技术推广中心审批的生产用种苗，还须提供种植地的省、自治区、直辖市农业厅（局）植物检疫（植保植检）站签署的有关种苗的疫情监测报告。

经检疫审批机关审批同意后，由审批机关发给《引进种子、苗木检疫审批单》。审批单的有效期一般为 6 个月，特殊情况可延长，但最长不超过 1 年。在有效期内，如果输出国或地区发生重大疫情，检验检疫机构有权宣布已审批的审批单作废或延期执行。

（二）入境种子、苗木的报检

在植物种子、苗木入境前，货主或其代理人应持有关资料向出入境检验检疫机构报检，预约检疫时间。

货主或其代理人报检时应填写入境货物报检单，并随附合同、发票、提单、《引进

种子、苗木检疫审批单》及输出国(地区)官方植物检疫证书、产地证等有关文件。需调往货物目的地检验检疫的,还须提供目的地检验检疫机构出具的"准许调入函"。来自美国、日本、韩国以及欧盟的货物,应按规定提供有关包装情况的证书和声明。

经出入境检验检疫机构实施现场检疫或处理合格的,签发入境货物通关单。

个案分析与操作演练

1. B企业2017年6月11日从日本进口了一台法定检验设备,在检验检疫工作人员下厂进行检验时,发现该设备并未进行安装调试和使用,但设备的铭牌上显示的制造日期是"2012年5月",且设备从外观看来比较陈旧。问题:(1)B企业所进口的设备是否属于旧设备? (2)国家允许进口的旧机电设备,进口之前需要办理哪些手续?

2. 贵州一饮料生产厂从英国进口两批设备零配件(检验检疫类别为R),一批在上海入境通关后运至贵州,另一批从深圳入境后转关至贵州,全部进齐后组装成饮料生产线,投入使用后发现部分零件存在质量问题。请根据以下描述完成相应问题的解答。

(1)如果进口的是旧设备,该厂在进口前应事先申请办理(　　)。

A. 动植物检疫审批　　　　B. 卫生注册登记

C. 强制性产品认证　　　　D. 旧机电产品备案

(2)对于从上海口岸入境的货物,如果在口岸发现部分包装破损,该饮料厂应向(　　)检验检疫机构申请残损鉴定。

A. 上海　　　　　　　　　B. 贵州

C. 上海和贵州　　　　　　D. 上海或贵州

(3)对于从深圳口岸入境的货物,该饮料厂应向(　　)检验检疫机构报检,申请入境货物通关单。

A. 上海　　B. 广州　　C. 深圳　　D. 贵州

(4)该饮料厂必须由检验检疫机构实施(　　)。

A. 品质检验和卫生除害处理　　　B. 食品设备卫生检验和卫生除害处理

C. 品质检验和食品设备卫生检验　　D. 品质检验和民用商品入境验证

(5)经该饮料厂索赔,卖方将出现质量问题的零件的赔付品空运到贵州,以下关于赔付的零件表述正确的是(　　)。

A. 该饮料厂无须办理报检手续

B. 该饮料厂应向贵州检验检疫机构申请入境验证

C. 该饮料厂应向贵州检验检疫机构报检,申请入境货物通关单

D. 该饮料厂应向贵州检验检疫机构报检,申请入境货物调离通知单

3. 关于入境货物报检单的填写,请回答下列问题:

(1)某公司进口一批使用过的食品灌装设备,合同中的品名是"灌装机"。《入境货物报检单》的"货物名称"应如何填写? 为什么?

(2)武汉某工厂委托上海一外贸公司进口一批设备(检验检疫类别为M),合同约定货物经香港从深圳口岸入境。《入境货物报检单》的"目的地"一栏应如何填写? 为什么?

4.山东某公司拟从荷兰进口一批花卉苗木。该公司于 2017 年 7 月与外商签订合同,(A)合同签订后,该公司立即到检验检疫机构办理检疫审批手续,并(B)提交材料申请办理标签审核。同时,该公司通知外方公司:(C)即使货物是裸装的也需由出口商出具《无木质包装声明》,而且,(D)如果种苗上带有土壤,应立即清理干净。问题:该公司 A,B,C,D 四项做法是否符合检验检疫的有关规定?

5.根据下述商业发票和装箱单,就入境货物报检单填制完成单项选择题。

INVOICE

TERAU CHEMICAL CO.,LTD.

8 – 12 HIGASHIKANDA CHO MECHIYODA – KU. TOKYO JAPAN

TEL:81 – 3 – 38662281 FAX:81 – 3 – 38647298

CONTRACT NO. :8EOW3230167JP INVOICE NO. :MM201718	L/C NO. :3260980000049 MAY12,2017
CONSIGNOR TERAU CHEMICAL CO.,LTD.	
CONSIGNEE CHINA NATIONAL CEREALS, OILS & FOODSTUFFS CORP.,BEIJING	TERMS OF PAYMENT L/C AT SIGHT L/C NO. 3260980000049 ISSUED BY BANK OF CHINA
SHIPPED PER　　　ON　　　FROM　　　　　TO　　　VIA DA QING HE MAY18,2017 YOKOHAMA,JAPAN SHANGHAI,CHINA PUSAN	

DESCRIPTION	QUANTITY	UINT PRICE	AMOUNT
BEEF(JAPAN ORIGIN)	(KG)	(USD/KG)	(FOB YOKOHAMA)
HS CODE 0202. 2000	1 710. 8KGS	USD2. 65	USD 4 533. 62

PACKING LIST

INVOICE NO. :MM201718 CONTRACT NO. :8EOW3230167JP	MAY12,2017 L/C NO. :3260980000049
FOR ACCOUNT OF CHINA NATIONAL CEREALS, OILS & FOODSTUFFS CORP.,BEIJING	TERMS OF PAYMENT L/C AT SIGHT
SHIPPED PER　　　　　　　　　ON DA QING HE　　　　　　　　MAY18,2017	

PORT OF LOADING	PORT OF DISCHARGE	PLACE OF DELIVERY
YOKOHAMA,JAPAN	SHANGHAI,CHINA	BEIJING

DESCRIPTION	NET WEIGHT	GROSS WEIGHT	MEASUREMENT
BEEF(JAPAN ORIGIN)	1 710. 8KGS	1 878. 0KGS	

问题：

(1)"收货人"栏的中文应填（ ）。

A.中国五金矿产进出口公司   B.ABC 公司

C.船代公司   D.中国粮油食品进出口公司

(2)"货物名称"栏的中文应填（ ）。

A.气压船舶   B.压力锅   C.牛肉   D.缝纫机

(3)"原产国"栏应填（ ）。

A.韩国   B.日本   C.美国   D.日本横滨

(4)"L/C No."栏应填（ ）。

A.3260980000049   B.722020

C.COSU71882006615   D.028290757

(5)"装运港"栏应填（ ）。

A.神户   B.日本   C.东京   D.横滨

(6)"入境口岸"栏应填（ ）。

A.北京   B.上海   C.上海徐汇区   D.上海吴淞

(7)"经停口岸"栏应填（ ）。

A.北京   B.釜山   C.上海徐汇区   D.木群山

(8)"境内目的地"栏应填（ ）。

A.北京   B.釜山   C.上海   D.天津

(9)"启运国（地区）"栏应填（ ）。

A.中国   B.日本   C.中国上海   D.日本横滨

6.吉林 A 粮油进出口公司与加拿大商人于某年 9 月 3 日签订一份转基因大豆购货合同,货值为 1 566 万美元。实际履约情况是:提单签发日期为 9 月 21 日,其《进境动植物检疫许可证》签发日期为 9 月 15 日。问题:吉林 A 粮油进出口公司存在哪些不妥之处?

7.某跨国公司拟到北京参加展览会,需经天津口岸进口部分物品,物品清单如下:

序 号	商品名称	HS 编码	检验检疫类别	原产国	数/重量
①	展览用鲜百合花种球	0601109199	P/Q	荷兰	200 粒
②	展览用老式收音机	8527990000	L/N	英国	2 台
③	宣传用印刷品	4905990000		美国	100 册
④	宴会用红酒	2204210000	R/S	意大利	30 支
⑤	宴会用大米	1006309090	M.P.R/Q.S	泰国	50 公斤
⑥	宴会用金枪鱼籽	0303800090	P.R/Q.S	加拿大	10 公斤
⑦	办公纸张	4801000000	M/	美国	5 公斤
⑧	展览用老式家具	9403300090	P/Q	法国	2 套

请回答如下问题：

（1）上述物品中，须事先办理检疫审批手续是（　　）。

（2）上述物品中，须办理旧机电产品备案手续的是（　　）。

（3）上述物品对应的检验检疫类别中，含有表示"进口商品检验"的代码的是（　　）。

（4）上述物品进口时需要报检的是（　　）。

复习思考题

一、名词解释：入境货物报检、进境流向报检、异地施检报检、旧机电产品。

二、简答题

1. 图示入境货物检验检疫流程。

2. 入境货物检验检疫报检方式有哪些？

3. 简述入境货物报检时间限制。

4. 简述入境货物报检地点限制。

5. 哪些入境货物须经国家检验检疫部门审批后方可报检？

6. 简述进口强制性认证机电产品的报检要求。

7. 旧机电产品如何进行装运前预检验？

8. 进口汽车报检时应提供哪些主要单据？

9. 简述进口食品的报检要求。

10. 进口玩具如何报检？

11. 简述进境动物检疫的基本程序。

12. 图示进境植物、植物产品的检疫程序。

13. 简述进境植物、植物产品的报检要求。

14. 简述入境种子、苗木的报检要求。

项目任务六　办理进出境集装箱的报检

项目要求

- 了解集装箱检验检疫的内容与要求
- 办理入境集装箱的报检
- 办理出境集装箱的报检

项目情景

2017 年 5 月北京龙口工贸公司与香港 TW 公司签订一笔 3D 卡片的出口业务,合同见表 6 - 1,给北京龙口工贸公司供货的是天津东方饰品厂。6 月初,天津东方饰品厂已备好货,报检员陈湘和技术人员一起被派往天津验货并完成该批货物相关的报检工作。

表 6 - 1　合同

SALES CONTRACT

卖方 SELLER	BEIJING LONGKOU INDUSTRIAL AND TRADING COMPANY NO. 34 HUIXIN ROAD, BEIJING CHINA	编号 NO.	SHC141102
		日期 DATE	MAY. 5 ,2017
买方 BUYER	HONGKONG TW CORP. RM1102 ,86 WEALTH STREET ,HONGKONG	地点 PLACE	BEIJING

买卖双方同意以下条款达成交易:

This contract is made by and agreed between the BUYER and the SELLER in accordance with the terms and conditions stipulated below:

1. 品名及规格 Commodity & Specification	2. 数量 Quantity	3. 单价及价格 条款 Unit Price & Trade Terms	4. 金额 Amount
3D CARD ART. NO. 08	180 000 PCS	HKD 1. 50/ PC FOB SHENZHEN	HKD270 000

续表

5. 总值 Total Value	SAY TOTAL HK DOLLARS TWO HUNDRED AND SEVENTY THOUSAND ONLY.
6 唛头 Marks	N/M
8. 装运期及运输方式 Time of Shipment & Means of Transportation	NOT LATER THAN JUNE 28，2017 BY VESSEL
9. 装运港及目的地 Port of Loading & Destination	From：TIANJIN To ：HONGKONG
10. 保险 Insurance	TO BE COVERED BY THE BUYER
11. 付款方式 Terms of Payment	BY T /T 30 DAYS AFTER B/L DATE
12. 备注 Remarks	

The Buyer	The Seller
HONGKONG TW CORP.	BEIJING LONGKOU INDUSTRIAL AND TRADING COMPANY

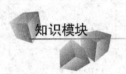

知识模块

单元一　了解集装箱检验检疫的内容与要求

集装箱作为一种运输设备,在国际贸易中的应用越来越广泛,在促进贸易便利化的同时,也为疫情及有毒有害物质在国际的传播提供了便利。集装箱作为一种特殊的装载容器或运输设备,反复装运并往返世界各地,集装箱箱体内很可能带有病媒生物,植物危险性病、虫、杂草以及其他有害生物,疫情疫病通过集装箱传入的风险不断提高。目前,对集装箱实施检疫已得到世界各国的普遍认同和高度重视,澳大利亚、新西兰、美国等发达国家都对集装箱检疫作了严格规定,甚至将集装箱监管上升到国家安全和反恐的高度。我国检验检疫机构十分注重对出入境集装箱的检验检疫。

一、集装箱检验检疫的内容与要求

出入境集装箱是指国际标准化组织所规定的集装箱、包装入境、出境和过境的实箱及空箱。《出入境集装箱检验检疫管理办法》规定的集装箱检疫范围是：①装载出境植物、动植物产品和其他检疫物的出境集装箱，实施动植物检疫；②所有入出境的集装箱，都应向检验检疫机构申报；③凡装载动植物、动植物产品和其他检疫物的入境（含过境）集装箱；④来自动植物疫区的集装箱（含空箱和重箱）；⑤箱内带有植物性包装物或铺垫物的入境集装箱。

集装箱在出入境前、出入境时或过境时，承运人、货主或代理人必须向检验检疫机构报检。检验检疫机构按照有关规定对报检集装箱实施检验检疫。我国对出入境（含过境）集装箱（包括重箱和空箱）实施卫生检疫、动植物检疫以及装运出口易腐烂变质食品、冷冻品集装箱的适载性能检验。

（一）集装箱检验检疫的内容

集装箱检验检疫的内容可分为如下几类：

1. 强制性检验。检验范围：对装运出口易腐烂变质食品、冷冻品的集装箱，在装运前实施清洁、卫生、冷藏效能、密固状况等适载性检验。

检验内容：箱体、箱门完好，箱号清晰，安全铭牌齐全；箱体无有毒有害危险品标志；箱内清洁、卫生、无有毒有害残留物，且风雨密状况良好；箱内温度达到冷藏要求，符合《中华人民共和国进出口商品检验法》及其实施条例的规定。

2. 非强制性检验鉴定。非强制性检验鉴定包括：集装箱载损鉴定、集装箱货物的装箱鉴定、集装箱货物的拆箱鉴定、集装箱承租鉴定、集装箱退租鉴定、集装箱的单项鉴定。

3. 集装箱检疫。集装箱检疫主要检查集装箱是否来自疫区；是否被人类传染病和动物传染病病原体污染；是否带有植物危险性病、虫、杂草以及其他有害生物；有无啮齿动物、蚊、蝇、蟑螂等病媒生物；是否被有毒有害物质污染；是否清洁；是否带有土壤、动植物残留物；有无废旧物品、特殊物品、尸体、棺柩等；并按规定实施卫生除害处理。

（二）集装箱检验检疫要求及检验方法

1. 集装箱检疫要求。集装箱检疫要求如下：

（1）装箱箱体表面标有集装箱所用裸露木材已按照有关规定进行免疫处理的免疫牌（标识）；

（2）集装箱未携带啮齿动物及蚊、蝇、蟑螂等病媒昆虫；

（3）集装箱未被人类传染病和国家公布的一、二类动物传染病、寄生虫病病原体污染；

（4）集装箱未携带植物危险性病、虫、杂草以及其他有害生物；

（5）集装箱未携带土壤、动物尸体、动植物残留物。

2. 集装箱检验方法。集装箱检验方法主要有箱体外表检疫查验、箱内检疫查验。

（1）箱体外表检疫查验的方法主要有：①以目视方法核查集装箱箱号，查看集装箱箱体是否完整；②检查集装箱箱体是否有免疫牌；③检查集装箱外表是否带有土壤、非洲大蜗牛等，携带土壤的，清除土壤并进行卫生除害处理。

（2）箱内检疫查验的方法主要有：①检查箱内有无啮齿动物、病媒昆虫或其粪便、足迹、咬痕、巢穴以及其他有害生物等，若有要采样；②检查箱内有无植物危险性病、虫、杂草、土壤、动物尸体、动植物残留物等，若有要采样并进行卫生除害处理；③检查箱内有无被病原微生物或理化因子污染可能的杂物，如发现，采样送实验室检验，并作消毒处理。

（三）集装箱检疫结果及处理办法

集装箱检疫结果及相应处理主要有以下几种：

1. 法定措施。例如，装载有废旧物品的必须实施卫生处理，对国家禁止进口的废旧物品，如旧麻袋、旧服装禁止入境。对有严重污染的废旧物品如有毒有害化学物质、放射性物质、生活垃圾等，应与有关部门联系，就地销毁或令其离境。

2. 卫生处理调查。有啮齿动物、病媒昆虫或污染嫌疑的，必须实施卫生处理；有垃圾污物、动物尸体、粪便的，必须实施卫生处理；必要时进行致病菌检测。

3. 鉴定种类。收集医学昆虫和啮齿动物，送实验室鉴定种类，并对鉴定结果进行登记。

4. 对虫害、杂草、蜗牛、动植物残留物和土壤，经检疫不合格的作检疫处理。

5. 装载动植物、动植物产品和其他检疫物以及植物性包装物、铺垫物的进境集装箱，一般在入境口岸随同货物一起实施动植物检疫或检疫处理。

6. 装载动植物、动植物产品和其他检疫物的过境集装箱，在入境口岸实施箱体检疫或防疫性消毒处理，出境时不再检疫。经检疫发现国家规定的危险性病虫，作检疫处理或不准过境。

7. 装载易腐烂变质食品、冷冻品、动植物、动植物产品和其他检疫物以及输入国家或地区有检疫要求的出境集装箱，依据输入国家或地区的检疫要求、贸易合同等实施检疫，未经检疫或检疫不合格的集装箱，不得装运出口。

8. 需实施卫生处理的，货主或代理人应填写申报单，检疫人员向货主或代理人签发《卫生处理通知书》。不需实施卫生处理的、国家允许进口的货物，检疫人员签发《入境卫生检疫许可证》，给予放行。

--- 链接 ---

集装箱卫生除害处理

集装箱卫生除害处理方法主要有蒸熏、消毒、杀虫三种。

出入境集装箱有下列情况之一的，应当实施卫生除害处理：①来自检疫传染病的或监测传染病疫区的；②被传染病污染的或可能传播检疫传染病的；③携带有与人类健康有关的病媒昆虫或啮齿动物的;④检疫发现有国家公布的一、二类动物传染病,寄生虫病名录及植物危险性病、虫、杂草名录中所列病虫和对农林、牧、渔业有严重危险的其他病虫害的,发现超过规定标准的一般性病虫害的;⑤装载废旧物品或腐败变质有碍公共卫生物品的;⑥装载尸体、棺柩、骨灰等特殊物品的;⑦输入国家或地区要求作卫生除害处理的;⑧国家法律、行政法规或国际条约规定必须作卫生除害处理的。

【例6-1】某年6月5日,花都检验检疫局在对来自美国的装载废五金、杂件的8个进口集装箱实施检验检疫时,发现其中5个集装箱带土近1吨。检验检疫人员即按规定作了封存退货处理。6月12日,该5个集装箱在检验检疫人员的监督下装船退运。

【例6-2】某年4月1日,湛江检验检疫局在对一批来自象牙海岸的进境集装箱及所载原木实施检验检疫时,在集装箱内截获我国禁止进境二类危险性有害生物——非洲大蜗牛。检验检疫人员立即用溴甲烷对该集装箱及货物实施了熏蒸灭虫处理,防止了疫情的传入。

单元二 办理出入境集装箱的报检

一、入境集装箱的检验检疫与报检

(一)入境集装箱实施检验检疫的范围

入境集装箱实施检验检疫的范围包括:

1. 所有入境集装箱应实施卫生检疫;

2. 来自动植物疫区的,装载动植物、动植物产品和其他检验检疫物的,以及箱内带有植物性包装物或铺垫材料的集装箱,应实施动植物检疫;

3. 法律、行政法规、国际条约规定或者贸易合同约定的其他应当实施检验检疫的集装箱,按照有关规定、约定实施检验检疫。

(二)入境集装箱报检的时限、地点及应提供的资料

集装箱入境前、入境时或过境时,承运人、货主或其代理人,必须向入境口岸检验检疫机构报检,未经检验检疫机构许可,集装箱不得提运或拆箱。

入境集装箱报检时,报检人应根据不同的情况填写《入境货物报检单》或《出/入境集装箱报检单》;提供提货单、到货通知单等有关单据,提供集装数量、规格、号码、到达或离开口岸的时间、装箱地点和目的地、货物的种类、数量和包装材料等情况。

(三)装载法定检验检疫商品的入境集装箱的检验检疫与报检

1. 报检人应填写《入境货物报检单》,在入境口岸结关的集装箱和货物一次性向入境口岸检验检疫机构报检。

2. 检验检疫机构受理报检后,集装箱结合货物一并实施检验检疫,合格的准予放

行,并统一出具《入境货物通关单》。经检验检疫不合格的,按相关规定处理。

3.需要实施卫生除害处理的,检验检疫机构签发《检验检疫处理通知书》,完成处理后应报检人要求出具《熏蒸/消毒证书》。

4.装运经国家批准进口的废物原料的集装箱,应当由入境口岸检验检疫机构实施检验检疫。符合国家环保标准的,口岸检验检疫机构签发检验检疫情况通知单;不符合的,口岸检验检疫机构出具环保安全证书,并移交当地海关、环保部门处理。

（四）装载非法定检验检疫商品的入境集装箱和入境空箱的检验检疫与报检

1.在入境口岸结关的集装箱,报检人应填写《出/入境集装箱报检单》向入境口岸检验检疫机构报检。

2.检验检疫机构受理报检后,根据集装箱体可能携带的有害生物和病媒生物种类以及其他有毒有害物质情况实施检验检疫。

3.实施检验检疫后,对不需要实施卫生除害处理的,检验检疫机构应报检人的要求出具《集装箱检验检疫结果单》;对需要实施卫生除害处理的,检验检疫机构签发《检验检疫处理通知书》,完成处理后应报检人要求出具《熏蒸/消毒证书》。

（五）入境转关分流的集装箱

入境转关分流的集装箱是指运地结关的集装箱,入境口岸受理报检后,检查外表,必要时进行卫生处理,办理调离和签封,到指运地进行检验检疫。

二、出境集装箱的检验检疫与报检

（一）出境集装箱实施检验检疫的范围

出境集装箱实施检验检疫的范围包括:

1.所有出境集装箱应实施卫生检疫;

2.装载动植物、动植物产品和其他检验检疫物的集装箱实施动植物检疫;

3.装运出口易腐烂变质食品、冷冻品的集装箱应实施清洁、卫生、冷藏、密固等适载检验;

4.输入国要求实施检验检疫的集装箱,按要求实施检验检疫;

5.法律、行政法规、国际条约规定或贸易合同约定的其他应当检验检疫的集装箱按有关约定实施检验检疫。

（二）出境集装箱报检的时限、地点及应提供的单据

集装箱出境前或出境时,报检人向所在地检验检疫机构报检,未经检验检疫机构许可不准装运;在出境口岸装载拼装货物的集装箱,必须向出境口岸检验检疫机构报检,未经检验检疫机构许可不准装运。

（三）出境集装箱的检验检疫

1.检验检疫机构受理报检并实施检验检疫后,对不需要实施卫生除害处理的,出具《集装箱检验检疫结果单》;对需要实施卫生除害处理的,签发《检验处理通知书》,完成处理后应报检人要求出具《熏蒸/消毒证书》。

2. 出境口岸检验检疫机构凭启运口岸检验检疫机构出具的《集装箱检验检疫结果单》或《熏蒸/消毒证书》放行。

3. 集装箱检验检疫有效期为 21 天,超过有效期的出境集装箱需要重新检验检疫。

(四)出境新造集装箱的检验检疫

新造集装箱,指由专门的集装箱生产企业生产的未使用过的集装箱。

1. 对不使用木地板的新造集装箱,作为商品空箱出口时不实施检验检疫。

2. 对使用了木地板的新造集装箱,作为商品空箱出口时,报检的规定如下:

(1)使用进口木材,且进口时附有用澳大利亚检验机构认可标准永久性免疫处理证书,并经检验检疫机构检验合格,出口时可凭检验检疫合格证书放行,不实施检验检疫。

(2)使用国产木材,且附有已澳大利亚检验机构认可的标准作永久性免疫处理的证书的,出口时,凭该处理证明放行,不实施检验检疫。

(3)使用进口木材地板,没有我国进口检验检疫合格证书;使用国产木材,没有用澳大利亚检验机构认可的标准作永久性免疫处理的,实施出境动植物检疫。

项目情景实例

陈湘是这样出境集装箱报检完成任务的:

第一步:判断报检的要求。该批 3D 卡片的 HS 编码是 39199090,陈湘查询 www. qgtong.com/hgsz/,得知其检验检疫的监管要求为非法检货物,只需对出境装载货物用的集装箱进行报检即可。因此陈湘决定在装货前向天津出入境检验检疫局进行集装箱报检。

第二步:电子申报。上网填制出/入境集装箱报检单(见表 6-2)。

表 6-2　出/入境集装箱报检单

出/入境集装箱报检单

报检单位(加盖报检专用章):北京龙口工贸公司　　　　*编号

报检单位登记号:1254789653　联系人:李华　电话:010-78438923　报检日期:2017 年 6 月 8 日

收货人	(中文) ***		企业性质(划"√")	□合资□合作□外资
	(外文) HONGKONG TW CORP.			
发货人	(中文) 北京龙口工贸公司			
	(外文) BEIJING LONGKOU INDUSTRIAL AND TRADING COMPANY			
集装箱规格及数量	集装箱号码		拟装/装载货物名称	包装/铺垫物种类及数量
4×20′G P	GESU7120230 GESU7120231 GESU7120232 GESU7120233		3D 卡片	其他

续表

运输工具名称号码	***	起运/到达国家或地区	深圳/香港
起运及经停地点	天津	装运/到货日期	2017 – 6 – 15
提单/运单号	***	目的地	香港
集装箱停放地点	天津滨海集装箱码头	*检验检疫费	
拆/装箱地点	***	总金额(人民币元)	
需要证单名称	□√集装箱检验检疫结果单 □熏蒸/消毒证书	计费人	
		收费人	
报检人郑重声明: 1. 本人被授权报检。 2. 上列填写内容正确属实。 签名:陈湘		领取证单	
		日　期	
		签　名	

第三步:联系施检。经检验检疫合格,领取集装箱检验检疫结果单(见表6-3)。

表6-3　集装箱检验检疫结果单

编号:A85902678

申请人:北京龙口工贸公司

集装箱数量:4×20GP　　　　箱型:20GP

拟装/装载货物:3D卡片　　运输工具:

检验地点:天津滨海集装箱码头　检验时间:2017 年 6 月 9 日

检验检疫结果:

□√箱体、箱门完好,箱号清晰,安全铭牌齐全。

□√箱体无有毒有害危险品标志;箱内清洁、卫生,无有毒有害残留物,且风雨密状况良好;箱内温度达到冷藏要求,符合《中华人民共和国进出口商品检验法》及其实施条例的规定。

□√未发现病媒生物,符合《中华人民共和国国境卫生检疫法》及其实施细则的规定。

□√未发现活害虫及其他有害生物,符合《中华人民共和国进出境动植物检疫法》及其实施条例的规定。

规格	集装箱号码
5. 897 米 ×2. 348 米 ×2. 385 米	GESU7120230
5. 897 米 ×2. 348 米 ×2. 385 米	GESU7120231
5. 897 米 ×2. 348 米 ×2. 385 米	GESU7120232
5. 897 米 ×2. 348 米 ×2. 385 米	GESU7120233

签　字:　　　　　　　　　　　日期:2014 年 6 月 11 日

个案分析与操作演练

1. 某企业进口一批货物(检验检疫类别为 P/Q),海运集装箱装运,以下表述正确的有:( )

A. 集装箱须实施适载检验　　　B. 集装箱须实施卫生检疫

C. 集装箱须实施卫生除害处理　D. 集装箱须实施动植物检疫

2. 报检员王东现有装运服装、木材、设备、盐湿牛皮的四类集装箱报检业务,王东分析后认为:

A. 装运服装的出境集装箱不需要实施卫生检疫

B. 装运木材的出境集装箱不需要实施动植物检疫

C. 装运设备的进境集装箱需要实施卫生检疫

D. 装运盐湿牛皮的进境集装箱需实施卫生检疫和动植物检疫

王东关于集装箱检验检疫的分析,你认为不正确的是哪几项,为什么?

3. 大连某生产企业出口一批冷冻食品(检验检疫类别为 P.R/Q.S),出境口岸为大连,集装箱装载。问题:

(1)该批检验检疫类别表示什么含义?

(2)以下表述正确的有( )。

A. 货物须实施食品卫生监督检验

B. 货物须实施动植物检疫

C. 集装箱须实施适载检验

D. 集装箱须实施卫生检疫

E. 集装箱需实施使用鉴定

(3)在办理报检业务过程中,应向检验检疫机构申请的证单有( )。

A. 出境货物通关单

B. 集装箱检验检疫结果单

C. 出境货物换证凭单

D. 动植物检疫许可证

4. (1)以下所列出口货物,其装运集装箱无须实施适载检验的有( )。

A. 冷冻食品　　B. 服装　　C. 陶瓷制品　　　D. 玩具

(2)以下集装箱,须经消毒、除鼠、除虫或其他卫生处理,方准入境的有( )。

A. 来自检疫传染病疫区的集装箱

B. 被检疫传染病污染的集装箱

C. 发现与人类健康有关的啮齿动物或病媒昆虫的集装箱

D. 可能传播检疫传染病的集装箱

5. ①某年 4 月 5 日,常熟检验检疫局在对来自法国的进口集装箱及货物实施现场查验时,在箱内底部及货物包装木托架上截获约 5 公斤泥土,检疫人员及时对该集装箱及货物作了有效的除害处理。②某年 6 月 19 日,顺德检验检疫局在对来自台湾载有机器设备的 9 个进口集装箱进行检疫查验时,发现箱内昆虫飞舞,并在货柜的地板上,尤其是在防潮薄膜严密包裹的机器内有大量死虫,经鉴定有白蚁类、蝉类、蝽象、蝇类。检疫人员按有关规定对该批集装箱进行了卫生除害处理。③某年11月10日,南海检验检疫局在对来自台湾装载纸包装聚酯变形丝的集装箱进行检疫查验时,发现该集装箱箱门口有动物粪便,纸包装箱有被动物撕咬的痕迹。于是,检疫人员立即进行现场拍照封柜,实施熏蒸处理。熏蒸完毕后,在该集装箱内纸箱顶层发现一只死猫,经检验检疫,未发现该猫带有异常病菌,最后将其作掩埋处理。问题:请结合上述3个案子阐述集装箱在哪些情况下,应当实施卫生除害处理?卫生除害处理的方式主要有哪几种?

6.某日,A报检员到检验检疫部门申报一批次入境集装箱货物,按照相关的法律法规要求,检验检疫人员指定将该批次集装箱货物移运至有关堆场等待接受检疫查验。由于该批集装箱装载货物为生产急用,于是该报检员在检验检疫部门未进行开箱检疫放行的情况下,擅自将该批集装箱运到厂家卸货。请问该报检员的行为从卫生检疫的角度违反了哪条规定?

复习思考题

一、名词解释:出入境集装箱。

二、简答题

1. 简述集装箱检疫结果及其相应的处理办法。

2. 简述入境集装箱报检的时限、地点及应提供的资料。

3. 简述出境集装箱报检的时限、地点及应提供的单据。

4. 对出境新造集装箱的检验检疫报检有哪些规定?

项目任务七　认知报关与海关管理制度

项目要求

- 理解报关的分类及自理报关、报关企业的相关规定
- 了解报关员的权利、义务
- 了解海关的性质、任务与管理法律体系
- 掌握海关监管进出境货物的报关程序
- 熟悉与进出口货物报关相关的管理制度

项目情景

　　北京龙口工贸公司决定进军国际贸易后,迅速办理了对外贸易经营者备案登记。公司决定申请自理报关,并要求子公司北京龙口货运公司从事代理报关业务。由于北京龙口工贸公司的外贸业务多在天津报检报关,因此,公司决定在天津塘沽设立报关分支机构。公司把这些任务交给了陈湘。陈湘一直从事报检工作,感到报检与报关的业务关系十分密切,于是他经过努力成为北京龙口工贸公司的报关员。目前陈湘面临着以下任务:

　　任务1:熟悉并理解海关通关管理的基本规则,以提高报关质量和效率。

　　任务2:北京龙口工贸公司自理报关备案登记。

　　任务3:北京龙口货运公司代理报关注册登记许可。

知识模块

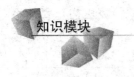

单元一　熟悉报关及其管理制度

　　按照《中华人民共和国海关法》(以下简称《海关法》)规定,进出口货物必须通过设立海关的地点进出境并办理相关手续,这是货物进出境的基本原则,也是货物的收、发货人应履行的一项基本义务。进出境报关有货物报关、运输工具报关和物品报

关,进出境人员应对随身携带的物品报关①。

作为报关人应当熟悉并理解海关通关管理的基本规则,严格依照海关通关管理的法规或规章办理进出口通关业务,提高报关质量和效率。

一、报关的含义

报关是进出口收、发货人或其代理人,向海关办理货物、物品、运输工具进出境手续及相关海关事务的过程。

链接

报关业务的主要内容

1.按照规定如实申报进出口货物的商品编码、实际成交价格、原产地及相应优惠贸易协定代码等,并办理填制报关单、提交报关单证等与申报有关的事宜;

2.申请办理缴纳税费和退税、补税事宜;

3.申请办理加工贸易合同备案、变更和核销及保税监管等事宜;

4.申请办理进出口货物减税、免税等事宜;

5.办理进出口货物的查验、结关等事宜;

6.应当由报关单位办理的其他报关事宜。

报关的含义包括三个方面:报关的主体、报关的对象和报关的内容。

进出口货物是报关的主要范围。进出境运输工具所载货物应当按不同性质和种类分别向海关递交进出口货物报关单,海关按不同的结关方式进行监管。因此,按海关的结关方式与监管的不同,所有进出口货物可以分为一般进出口、保税进出口、减免税进口、暂准进出口、过境、转运、通运货物和其他进出口货物。进出境运输工具报关范围应当按照船舶、航空器、车辆等不同形式办理海关手续;而进出境物品申报是按照行李物品、邮递物品和其他物品办理申报手续的。

(一)报关与报检的区别

报关与报检的区别是:管理机构不同(海关;国家出入境检验检疫机构),目的不同(办理进出境手续;确定货物的质量、数量、包装、安全、卫生、病虫害情况),时间不同(报检早于报关)。

报检与报关的联系是:报检获得的商检证书是报关的前提。

(二)报关与通关、清关的区别

报关的定义表示了整个报关过程,它与通关、申报还是有区别的。通关所包含的范围比较广,既有进出口货物的报关,还有海关对进出口货物的各种管理和要求;既

---

① 海关仅对进出境物品进行监管,确定进出境人员是否有走私违法嫌疑,因此,从报关角度看,不存在进出境人员的报关。

有外汇、税务、银行、商检、公安与海关等口岸相关部门的综合管理,又有口岸港务管理部门的具体要求,是一个整体的进出口过程。报关与申报并没有多大的区分,一般来讲,进出境物品是申报,因为进出境物品向海关递交的是申报单,这和货物进出口递交的进出口报关单略有不同。

清关也称结关,是指一票进出境货物全部办结了报检、报关手续,检验检疫机构及海关均已经给予放行。该票货物当事人可以凭海关已加盖放行章的"装货单"、"提货单"或相关"场站单"办理该票货物的出口装运或进口提货。

二、报关的分类

《海关法》规定:"进出口货物,除另有规定的外,可以由进出口货物收、发货人自行办理报关纳税手续,也可以由进出口货物收、发货人委托海关准予注册的报关企业办理报关纳税手续。"根据这一规定,按照报关的行为性质,报关分为自理报关和代理报关两类。相应地,报关单位也可分为自理报关单位和代理报关单位。进出口货物收、发货人为自理报关单位,代理报关单位则称报关企业①。

虽然按照进出境的流向报关可分为进口报关和出口报关,按照报关对象报关可分为货物报关、运输工具报关和物品报关,但从报关的实质上讲,进出口报关的形式就是以自理报关和代理报关表现的,因为,不管是进口报关还是出口报关,都可以自理报关或委托报关企业代理报关。因此,自理报关或委托报关企业代理报关,是我国报关的主要形式。

我国实行报关单位注册登记制度②。不管是由进出口货物的收、发货人自行办理报关的,还是由报关企业接受委托进行报关的,都应当具备相应的条件,即进出口货物的收、发货人应当具有进出口经营权和报关权,接受进出口货物收、发货人委托进行报关的报关企业已向海关办理了注册登记。

（一）自理报关

进出口货物收、发货人自行办理报关手续称为自理报关。

目前,我国进出口货物收、发货人是指依照《中华人民共和国对外贸易法》,经商务主管部门或其授权部门批准从事对外贸易经营活动,并进口或者出口有关货物的中华人民共和国关境内的法人或其他组织。我国的进出口货物收、发货人主要有贸易型企业、生产型企业、仓储型企业等。

1.注册登记。根据我国海关目前的规定,自理报关单位必须具有对外贸易经营权和报关权。进出口货物收、发货人经海关注册登记后,可在各口岸海关办理报关业务。

进出口货物收、发货人从事的是对外贸易经营活动,应由商务主管部门审批其经

---

① 报关单位,是指按照在海关注册登记的报关企业和进出口货物收、发货人。报关企业,是指按照经海关准予注册登记,接受进出口货物收、发货人的委托,以进出口货物收、发货人名义或者以自己的名义,向海关办理代理报关业务,从事报关服务的境内企业法人。

② 报关注册登记制度是指进出口货物收、发货人、报关企业依法向海关提交规定的注册登记申请材料,经注册地海关依法对申请注册登记的材料进行审核,准予其办理报关业务的管理制度。

营权。除外商投资企业外,我国目前对经营对外贸易实行备案登记制,从事货物进出口的对外贸易经营者(包括组织和个人),只要向商务主管部门或者其委托的机构办理备案登记,就可取得对外贸易经营权。取得了相应的经营权后,还需到所在地海关办理报关注册登记手续,方能获得报关权。

进出口货物收、发货人应当向所在地海关申请办理报关单位注册登记。申请办理注册登记,应提交下列文件材料:

(1)《报关单位情况登记表》;

(2)营业执照副本复印件以及组织机构代码证书副本复印件;

(3)对外贸易经营者备案登记表复印件或者外商投资企业(台港澳侨投资企业)批准证书复印件;

(4)其他与注册登记有关的文件材料。

申请材料齐全、符合法定形式的申请人,由注册地海关核发《中华人民共和国海关报关单位注册登记证书》,该登记证书长期有效。报关单位注册登记后、启用报关专用章前,须将报关专用章①向企业注册地海关的企业管理部门备案。自理报关单位只能办理本单位进出口货物的报关业务②,不能代理其他单位报关。

2.临时注册登记。海关原则上不接受没有取得对外贸易经营权的企业、单位的报关,但考虑到某些单位的特殊需要,依国家有关规定,无经营权单位拟从事非贸易性进出口活动的,经海关批准,可以向海关办理报关纳税手续。例如,境内某学校接受境外某学校赠送的教学设备等。在这种情况下,这些特殊单位经向海关注册登记后也是报关单位。这些单位主要指:境外企业、新闻/经贸机构、文化团体等依法在中国境内设立的常驻代表机构;少量货样进出境的单位;国家机关、学校、科研院所等组织机构;临时接受捐赠、礼品、国际援助的单位;国际船舶代理企业;其他可以从事非贸易性进出口活动的单位。这些单位可以到所在地海关办理临时注册登记手续③。

(二)报关企业(代理报关单位)

报关企业又称为代理报关单位,其报关方式称为代理报关。

1.报关企业的注册登记。报关企业应当经所在地直属海关或者其授权的隶属海关办理注册登记许可后,方能办理报关业务。

(1)报关企业应当具备的条件。报关企业应当具备下列条件:①具备境内企业法人资格条件;②法定代表人无走私记录;③无因走私违法行为被海关撤销注册登记许

---

① 报关专用章统一为椭圆形,长50mm,宽36mm,均要包含企业名称全称。报关企业的报关专用章还应当包含口岸地或者海关监管业务集中地名称。如"(××企业)报关专用章"、"(××报关企业)新会报关专用章"。

② 办理了海关注册登记后,企业还应办理相关电子口岸、外汇管理局等手续,方可正常收付外汇,从事对外贸易进出口经营活动。

③ 特殊单位办理临时注册登记,应当持本单位出具的委派证明或者授权证明及非贸易性活动证明材料。对临时注册登记单位,海关不予核发注册登记证书,仅出具临时报关单位注册登记证明。临时注册登记有效期最长为1年,法律、行政法规、海关规章另有规定的除外,逾期需重新办理。

可记录;④有符合从事报关服务所必需的固定经营场所和设施;⑤海关监管所需要的其他条件。

(2)申请报关企业注册登记许可应当提交的材料。申请报关企业注册登记许可,应当提交下列文件材料:①《报关单位情况登记表》;②企业法人营业执照副本复印件以及组织机构代码证书副本复印件;③报关服务营业场所所有权证明或者使用权证明;④其他与申请注册登记许可相关的材料。

申请人应通过互联网登录中国电子口岸"关企合作平台"录入相关电子数据,电子数据发送成功后,根据所申请的事项,备齐所需材料,向所在地海关提出申请并递交申请注册登记许可材料。海关依法受理后,向企业出具受理单。所在地海关受理申请后,应当根据法定条件和程序进行全面审查,并且于受理注册登记许可申请之日起20日内审查完毕。申请人的申请符合法定条件的,海关应当依法作出准予注册登记许可的书面决定,并送达申请人,同时核发《中华人民共和国海关报关单位注册登记证书》。报关企业注册登记许可期限为2年。被许可人需要延续注册登记许可有效期的,应当办理注册登记许可延续手续。

报关单位应当在每年6月30日前向注册地海关提交《报关单位注册信息年度报告》。

链接

一地注册,全国报关

我国已全面取消报关企业异地申报限制,报关企业可"一地注册,全国报关"。报关企业在一个直属海关注册登记后,无须再设立跨关区分支机构,就可以到全国所有海关、所有口岸和海关监管集中的地点,从事报关服务。报关企业使用异地海关报关单号码资源申报的,由报关单号码所属海关负责接单、理单和单证档案管理工作。报关后,企业可通过"中国海关网上服务大厅"和海关"12360"服务热线,查询通关、舱单状态、疑难咨询等内容。

2.报关企业代理报关活动的法律责任。报关企业的代理报关活动可采用以其委托人的名义(直接代理)或以报关企业自己的名义(间接代理)两种不同的形式。采用的形式不同,报关企业应承担的法律责任也不同。

报关企业以其委托人的名义办理报关纳税手续的,属于委托代理行为,报关企业与委托人之间是代理人与被代理人(或称委托人)的关系。代理人代理权的取得、行使和效力是基于委托人委托授权的,即报关企业必须得到委托人的明确授权,方可行使代理权。因此,除委托人(在该项进出境活动中)应遵守海关的各项规定外,报关企业在行使代理权时,也应当遵守海关对其委托人的各项规定,如违反海关法的规定,报关企业应当承担与进出口收发人自己报关时所应承担的连带的法律责任。

报关企业接受其委托人的委托,以报关企业自己的名义办理报关纳税手续的,海关视同报关企业自己报关,其法律后果将直接作用于报关企业。

总结报关企业代理报关活动的法律责任如表7-1所示。

表7-1　报关企业代理报关活动的法律责任

行为与责任 报关企业	代理方式	行为属性	法律责任
代理报关	直接代理	以委托人名义	法律后果直接作用于被代理人(委托人);报关企业应承担连带的法律责任
	间接代理	以自身名义,视同为自己报关	法律后果直接作用于代理人(报关企业);报关企业承担收、发货人自己报关的法律责任

3.《代理报关委托书》、《委托报关协议》。《代理报关委托书》是进出口货物收、发货人根据《海关法》要求提交报关企业的具有法律效力的授权证明。《委托报关协议》是进出口货物收、发货人(或单位)经办人员与报关企业经办报关员按照《海关法》的要求签署的,明确具体委托报关事项和双方责任的具有法律效力的文件,分正文表格和背书两大部分。根据《中华人民共和国海关进出口货物申报管理规定》,《代理报关委托书》和《委托报关协议》作为代理报关时报关单的必备随附单证使用。《代理报关委托书》(见表7-2)和《委托报关协议》(见表7-3)由中国报关协会负责向企业提供,也可由企业按照规范格式的要求在A4空白纸上打印自用。

表7-2　《代理报关委托书》

代理报关委托书

编号:□□□□□□□□□□□□□

我单位现　　　(A逐票、B长期)委托贵公司代理　　　等通关事宜。(A.报关查验 B.垫缴税款 C.办理海关证明联 D.审批手册 E.核销手册 F.申办减免税手续 G.其他)详见《委托报关协议》。

我单位保证遵守《海关法》和国家有关法规,保证所提供的情况真实、完整、单货相符。否则,愿承担相关法律责任。

本委托书有效期自签字之日起至　　　年　　月　　日止。

委托方(盖章):

法定代表人或其授权签署《代理报关委托书》的人(签字):

年　　月　　日

表7-3 委托报关协议

为明确委托报关具体事项和各自责任,双方经平等协商签订协议如下:

委托方	被委托方
主要货物名称	*报关单编号 NO.
HS 编码 □□□□□□□□□□	收到单证日期 年 月 日
进出口日期 年 月 日 提单号 贸易方式	收到单 合同□ 发票□ 证情况 装箱清单□ 提(运)单□ 加工贸易手册□ 许可证件□
原产地/货源地	其他
传真电话	报关收费 人民币: 元
其他要求:	承诺说明:
背面所列通用条款是本协议不可分割的一部分,对本协议的签署构成了对背面通用条款的同意。	背面所列通用条款是本协议不可分割的一部分,对本协议的签署构成了对背面通用条款的同意。
委托方业务签章:	被委托方业务签章:
经办人签章: 联系电话: 年 月 日	经办报关员签章: 联系电话: 年 月 日

(白联:海关留存,黄联:被委托方留存,红联:委托方留存) 中国报关协会监制

4.报关企业与自理报关单位的区别。与自理报关单位相比,报关企业在经营审批部门、主营业务等方面存在较大差异。

自理报关单位从事的是对外贸易经营活动,应由商务主管部门审批其经营权;报关企业从事的是报关纳税服务活动,须由海关办理报关注册登记许可,报关企业如果同时经营国际货物运输代理、国际运输工具代理等业务,则应由商务主管部门或交通运输主管部门审批其经营权。

两种企业经不同的主管部门审批取得了相应的经营权,但只有在海关办理报关注册登记手续后方能获得报关权。

两类企业行使报关权涉及的货物范围也不相同。进出口货物收、发货人只能为本企业自营进出口货物办理报关纳税手续;报关企业可接受进出口货物收、发货人在各种运输承运关系下办理报关纳税手续的委托。两者的差异如表7-4所示。

表7-4 自理报关单位与报关企业的差异

	自理报关单位(进出口货物收、发货人)	报关企业(代理报关单位)
主营业务	对外贸易业务	(1)报关纳税服务;(2)国际货物运输代理或国际运输工具代理

	自理报关单位(进出口货物收、发货人)	报关企业(代理报关单位)
报关范围	办理自营进出口货物的报关手续	(1)受各进出口收、发货人的委托办理报关手续;(2)在本企业承揽的承运范围内受各进出口收、发货人的委托办理报关手续
经营审批	商务主管部门审批	(1)海关报关注册登记许可;(2)商务主管部门或交通运输主管部门审批
报关注册登记许可	无须申请	须申请
报关注册登记	向所在地海关注册登记,长期有效	向所在地海关注册登记,有效期2年

三、报关员

报关人员简称报关员,是指经报关单位向海关备案,专门负责办理所在单位报关业务的人员。根据《中华人民共和国海关报关单位注册登记管理规定》(海关总署令第221号,2014年3月13日),报关单位所属人员从事报关业务的,报关单位应当到海关办理备案手续,海关予以核发证明。海关按照"由企及人"的管理理念,通过指导、督促报关企业加强内部管理,进而实现对报关从业人员的管理。同时,报关从业人员作为海关行政管理相对人,其报关行为仍需接受海关监督管理,海关将以报关卡(IC卡)作为识别报关从业人员身份及所属报关企业的证明,对报关从业人员实施记分管理;对报关从业人员的违法行为,海关依据《海关法》、《海关行政处罚实施条例》等予以处理。

(一)报关员的权利

报关员有下列权利:①根据海关规定,代表所属报关单位办理进出口货物报关纳税等海关事务;②有权拒绝办理所属企业交办的单证不真实、手续不齐全的报关业务;③根据海关法规,对海关的行政处罚决定不服的,有权向海关申请复议,或者向法院起诉;④有权根据国家法律法规对海关工作进行监督,并有权对海关工作人员的违法、违纪行为进行检举揭发和控告;⑤有权举报报关活动中的违规走私行为。

(二)报关员的义务

报关员有下列义务:①遵守国家有关法律、法规和海关规章;②熟悉所申报货物的基本情况,提供齐全、正确、有效的单证,准确、清楚填报进(出)口货物报关单,并按有关规定向海关申请办理进出口货物的报关手续;③海关查验进出口货物时,应按时到场,负责搬移货物、开拆和重封货物的包装;④负责在规定的时间内办理缴纳所申报进出口货物的各项税费的手续、海关罚款手续和销案手续;⑤配合海关对走私违规案件的调查;⑥协助本企业完整保存各种原始报关单证、票据、函电等资料;⑦参加海关召集的有关报关业务会议或培训;⑧承担海关规定报关员办理的与报关业务有关的工作。

（三）报关员的行为规则

报关员从事报关服务，应当接受必要的行为规则，努力提高服务水平，按照《海关法》确立的法律原则以及海关总署的具体规定履行报关职责。报关员的主要行为规则有：

1.报关员代理业务时，应当对本企业负责，接受海关的指导和监督，遵守国家有关法律、法规和海关规章。

2.报关员应当在企业所在地海关关区内办理本企业授权承办的报关业务。报关员应熟悉所申报进出口货物的基本情况，提供齐全、正确、有效的单证，准确、清楚地填报报关单，按规定向海关提交报关手续。

3.报关员有权拒绝办理所在企业交办的单证不真实、手续不齐全的报关业务；有义务配合海关对走私犯罪案件的调查；有责任协助本企业完整保存各种原始报关单证、票据、函电等资料。

4.报关员应当使用有效的报关员证件办理报关业务，其签字在海关备案；报关员向海关递交报关单，应当有报关人员和所在企业的法定代表人的签字，并负责在规定的时间内办理所报进出口货物的各项税费手续、海关罚款手续和销案手续。

5.报关员不得向海关工作人员行贿。报关人员以行贿等犯罪手段收买海关工作人员，逃避海关监管，从事走私违法犯罪活动，海关工作人员收受贿赂、贪赃枉法，庇护、放纵走私，甚至串通走私，这些行为直接损害了国家利益，为法律所不容。报关员的行贿若有其他人指使、授意及提供财物的，指使、授意及提供财物者要承担法律责任，报关员作为参与者、知情者也要承担相应的责任，也就是说，还将被当作行贿者受到惩处。

单元二 了解海关及其监管货物

我国海关是国家的进出关境监督管理机关。凡应受海关监管的进出境货物和物品，统称海关监管货物。货物从进出境起到最终办结海关手续止的期限，就是海关对监管货物的监管期限。

一、海关

海关是进出境的监督管理机关，海关的监督管理是国家行政执法活动，这是海关的基本性质。在对外开放的口岸和海关监管业务集中的地点设立海关是我国海关的设关原则。

（一）海关的任务

我国《海关法》赋予海关四项基本任务，即监管、征税、查缉走私和编制海关统计。

其一，监管[①]。监管是指海关运用国家赋予的权力，通过一系列管理制度与管理

---

① 监管和监督管理是不同的。监督管理是海关各项职能的总称，而监管是其中一项职能，只用监管来表示海关的职能性质是不全面的。

程序,依法对进出境运输工具、货物、物品及相关人员的进出境活动所实施的一种行政管理。

其二,征税。海关代表国家征收关税和其他税、费。

其三,查缉走私。查缉走私是海关为保证顺利完成监管和征税任务而采取的保障措施,是海关依照法律赋予的权力,在海关监管场所和海关附近的沿海沿边规定地区,为发现、制止、打击、综合治理走私活动而进行的一种调查和惩处活动。我国实行联合缉私、统一处理、综合处理的缉私体制。海关是打击走私的主管机关,负责组织、协调、管理查缉走私工作。海关缉私警察负责走私犯罪的侦查、拘留、执行逮捕和预审工作。公安、工商、税务等部门都有缉私权力,他们查获的案件中需要行政处罚的统一移交海关处理。

其四,编制海关统计。海关统计是海关依法对进出口货物贸易的统计,是国民经济统计的组成部分,也是国家制定对外贸易政策、进行宏观调控的重要依据。海关统计以实际进出口货物为统计对象,凡能引起我国境内物质资源储备增加或减少的进出口货物,均列入海关统计。不列入海关统计的货物和物品,实施单项统计。

（二）我国海关的管理体制和机构

海关总署是国务院内设的直属机构。"国务院设立海关总署,统一管理全国海关","海关依法独立行使职权,向海关总署负责","海关的隶属关系,不受行政区划的限制",这就是我国海关的管理体制。也就是说,我国海关事务属中央事权;采取集中统一管理的垂直领导体制,海关隶属关系不受行政区划限制;海关独立行使职权,向海关总署负责。

我国海关机构的设置为海关总署、直属海关和隶属海关三级。隶属海关负责办理具体海关业务。直属海关负责管理一定区域范围内海关业务。隶属海关由直属海关领导,向直属海关负责,直属海关由海关总署领导,向海关总署负责。广东分署、上海和天津特派员办事处是海关总署的派出机构,代表海关总署负责监督和管理一定区域范围的海关业务和海关内部相关事宜。

（三）海关管理法律体系

海关作为行政执法部门,行使的权力有:行政许可、税费征收、行政检查、行政强制、行政处罚和其他权力等,其中包括检查权、查验权、查询权、稽查权、扣留权、强制扣缴和变价抵缴关税权、税收保全等。这些权力的行使基于海关管理法律体系。

我国海关管理法律体系是以《中华人民共和国海关法》(后文简称《海关法》)为基本法,配套有专门法规,还有海关规章及其他规范性文件为补充的三级海关法律体系。

《海关法》是海关执法的基本法律依据,由全国人大常委会制定并颁布。其他有关法律是指由全国人大或者其常委会制定的与海关监督管理相关的法律规范,如:《宪法》《刑法》《行政复议法》《行政处罚法》《对外贸易法》《商品检验法》《固体废物污染环境防治法》等。行政法规是指由国务院制定的法律规范,包括专门适用海关执法的行政法规和与海关监督管理相关的行政法规,如:《关税条例》《海关行政处罚实施条例》《海关稽查条例》《知识产权海关保护条例》《外汇管理条例》《进出口许可证管理条例》《货物进出口管理条例》《技术进出口管理条例》等。此外,海关总署可以根据法律和国务院的行政法规、决定、命令制定规章,这种规章只要不与法律、行政法规相抵触,就可以作为执法依据的补充,这种规章涉及内容多、具体、可操作性强。各省、自治区、直辖市人民代表大会和人民政府都不得制定海关法律规范,地方政府也无权制定有关海关的法律法规,其制定的地方法规、地方规章都不是海关执法的依据。

二、海关监管货物的分类

海关监管货物是指自进境起到办结海关手续止的进口货物,自向海关申报起到出境止的出口货物,以及自进境起到出境止的过境、转运和通运货物等应当接受海关监管的货物,包括一般进出口货物、保税货物、特定减免税货物、暂时进出口货物,以及过境、转运、通运货物和其他未办结海关手续的货物。

按货物进出境的不同目的划分,海关监管货物可以分成以下五大类。

(一)一般进出口货物

一般进出口货物,指从境外进口,办结海关手续直接进入国内生产或流通领域的进口货物,及按国内商品申报,办结出口手续到境外生产、消费领域流通的出口货物。

一般进出口货物的监管期限为:进口货物,自货物进境时起到海关放行止;出口货物,自向海关申报起到出境止。

(二)保税货物

保税货物,指经海关批准未办理纳税手续而进境,在境内储存、加工、装配后复运出境的货物。此类货物又分为保税加工货物和保税物流货物两类。

保税货物的监管期限为:自货物进入关境起,到出境最终办结海关手续,或转为实际进口最终办结海关手续止。

(三)特定减免税货物

特定减免税货物,指经海关依据有关法律准予免税进口的用于特定地区、特定企业、有特定用途的货物。

特定减免税货物的监管期限为:自货物进入关境起,到监管年限期满海关解除监管或办理纳税手续止。

(四)暂准进出境货物

暂准进出境货物,指经海关批准,凭担保进或出境,在境内或境外使用后,原状复运出境或进境的货物。

暂准进出境货物的监管期限为:进境货物,自进入关境起到复运出境,或转为实际进口止;出境货物,自出境起到复进入关境,或转为实际出口止。

(五)其他进出境货物

其他进出境货物,指由境外启运,通过中国境内继续运往境外的货物,以及其他尚未办结海关手续的进出境货物。

其他进出境货物的监管期限为:进境货物,自进入关境起到复出境,或最终办结海关手续止;出境货物,自出境起到复进入关境,或最终办结海关手续止。

单元三 掌握海关对监管货物报关程序的管理

报关程序,是指进出口货物收、发货人,运输工具负责人,物品所有人或其代理人按照海关的规定,办理货物、物品、运输工具进出境及相关海关事务的手续和步骤。

因此,从海关对进出境货物进行监管的全过程来看,报关程序按时间先后可以分为3个阶段:前期管理阶段、进出境管理阶段、后续管理阶段。

一、前期管理阶段

前期管理阶段,是指根据海关对保税货物、特定减免税货物、暂准进出口货物等的监管要求,进出口货物收、发货人或其代理人在货物进出境以前,向海关办理上述拟进出口货物合同、许可证等的备案手续的过程。前期管理阶段适用于保税加工进出口货物、特定减免税货物、进出境展览品。

在前期管理阶段中,进出口货物收、发货人或其代理人应当按照以下4大类,分别完成相应的工作:

其一,保税货物。进出口货物收、发货人或其代理人应当办理加工贸易备案手续,申请建立加工贸易电子化手册或电子账册。

其二,特定减免税货物。进口货物收货人或其代理人应当办理企业的减免税申请、减免税证明的申领手续。

其三,暂准进出口货物。暂准进出口货物进出口之前,进出口货物收货人或其代理人应当办理进出境备案申请手续。

其四,其他进出境货物中的出料加工货物在实际出境之前,出境货物发货人或其代理人应当办理出料加工的备案手续。加工贸易不作价设备进口前,进口货物收发人或其代理人办理加工贸易不作价设备的备案手续。

二、进出境管理阶段

进出境管理阶段,是指根据海关对进出境货物的监管制度,进出口货物收、发货人或其代理人在进口货物进境时、出口货物出境时,向海关办理进出口申报、配合查验、缴纳税费、提取或装运货物手续的过程。进出境管理阶段适用于所有的进出境货物。

接受申报、查验、征税和放行制度是海关监管进出境管理阶段的基本制度。从海关方面看,海关对进出口货物的监管的业务程序是:接受申报、查验货物、征收税费、结关放行。作为进出境货物的收、发货人,其相应的报关手续应为:提出申报、接受查验、缴纳税费、凭单取货或装船出运(如图7-1所示)。

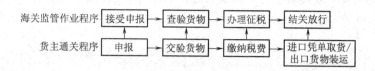

图7-1 进出口货物通关的基本环节

（一）申报

进出口申报,指进口货物的收货人、出口货物的发货人或其代理人在《海关法》规定的期限内,按照海关规定的形式,向海关报告进出口货物的情况,提请海关按其申报的内容放行进出口货物的工作环节。其具体手续应当由报关员办理。申报与否,包括是否如实申报,是区别走私与非走私的重要界限之一。

采用纸质报关单形式和电子数据报关单形式是法定申报的两种基本方式,具有同等法律效力。在一般情况下,进出口货物收、发货人或其代理人应当采用纸质报关单形式和电子数据报关单形式向海关申报,先向海关计算机系统发送电子数据报关单,接收到海关计算机系统发送的"接受申报"电子报文后,凭以打印纸质报关单,附必需的其他单证,提交给海关。

采用电子数据报关单形式的申报即为电子报关。电子报关是指进出口货物收、发货人或其代理人通过计算机系统,按照《中华人民共和国海关进出口货物报关单填制规范》的有关要求,向海关传送报关单电子数据,并备齐随附单证的申报方式。

进出口货物收、发货人或其代理人可以选择终端申报方式、委托 EDI 方式、自行EDI 方式、网上申报方式四种电子申报方式中适用的一种,将报关单内容录入海关电子计算机系统,生成电子数据报关单。

海关审结电子数据报关单后,进出口货物收、发货人或其代理人应当自接到海关"现场交单"或"放行交单"通知之日起 10 日内,持打印的纸质报关单,备齐规定的随附单证并签名盖章,到货物所在地海关提交书面单证,办理相关海关手续。

（二）交验货物与海关查验

进出口货物在通过申报环节后,即进入查验环节。申报进出口的货物经海关决定查验时,进口货物的收货人、出口货物的发货人,或者办理进出口申报具体手续的报关员应到达查验现场,配合海关查验货物,并负责按照海关的要求搬移、开拆或重封被查验的货物。

海关查验(Inspection),也即验关,是指海关依法为确定进出境货物的品名、规格、成分、原产地、货物状态、数量和价格是否与货物申报内容相符,对货物进行实际检查的行政执法行为。即通过对进出口货物进行实际的核查,确定单货、证货是否相符,有无瞒报、伪报和申报不实等走私违规行为,并为今后的征税、统计和后续管理提供可靠的监管依据。进出口货物,除海关批准免验的以外,都应接受海关的查验。查验进出口货物,应当在海关规定的时间和场所进行。如果要求海关在海关监管场所以外的地方查验,应当事先报请海关同意,海关按规定收取规费。海关认为必要时,可以径行开验①、复验或提取货样。海关确定查验后,由现场接单关员打印查验通知单,必要时制作查验关封交报关员。查验结束后,由陪同人员在查验记录单上签名、确认。

链接

海关查验的方法

1.彻底检查,即对货物逐件开箱(包)查验,对货物品种、规格、数量、重量、原产地货物状况等逐一与货物申报单详细核对。

2.抽查,即按一定比例对货物有选择地开箱(包)查验。对集装箱抽查,必须卸货。卸货程度和开箱(包)比例以能够确定货物的品名、规格、数量、重量等查验指令的要求为准。

3.外形查验,即对货物的包装、标记、唛头等进行验核。外形查验只适用于大型机器、大宗原材料等不易搬运、移动,但堆放整齐、比较直观的货物。

海关查验部门自查验受理时起,到实施查验结束、反馈查验结果最多不得超过48小时,出口货物应于查验完毕后半个工作日内予以放行。查验过程中,发现有涉嫌走私、违规等情况的,不受此时限限制。

为促进外贸稳增长,进一步优化海关监管和服务,实施守法便利和违法惩戒,促进贸易便利化,海关总署近年来不断在全国海关范围内优化监管查验工作机制。例如,通过开展分类查验、查验分流、双随机查验等方式,提高海关监管查验作业效能和口岸通关效率,引导企业守法自律。

(1)实施分类查验。海关对经营单位为高级认证企业的进出口货物,除特殊情况外,实施较低比例的随机抽查。对抽查中查获高级认证企业存在涉嫌违法违规行为被海关立案调查的,海关将对该企业的进出口货物实施连续查验。海关主要通过稽查、核查等方式对高级认证企业实施后续监管。

(2)实行查验分流。进出海关特殊监管区域的货物,除法律法规另有规定外,不在口岸实施查验,对需查验的货物,均由海关特殊监管区域主管海关在区内实施查验。

(3)双随机查验。针对进出口报关单,海关在风险分析的基础上按照业务标准和规范的操作程序,由计算机自动选定需查验的报关单,并交由现场实施查验;针对随机选择布控确定的高风险报关单,由计算机根据查验作业人员在岗情况、查验场地和工作量等情况,随机选派查验人员实施查验作业。

其具体做法是:海关利用计算机系统,根据企业信用等级、进出口情况、企业守法

---

① 径行开验是指海关在进出口货物收、发货人或者其代理人不在场的情况下,自行开拆货物进行查验。海关行使径行开验的权力时,应当通知货物存放场所的管理人员或者其他的见证人到场,并要求其在海关的查验记录上签字。

状况等原则建立稽查对象备选库,将符合条件的企业纳入备选库,备选库实施动态调整、实时更新。海关在对企业开展常规稽查时,利用计算机系统从稽查对象备选库中随机选取被稽查企业。另一方面,海关根据稽查人员岗位情况、待查企业所在地等情况,通过电脑派单的方式从海关稽查队伍中随机选取实施稽查的工作人员,从而实现常规稽查"查谁"和"谁来查"的"双随机"。如图 7-2 所示。

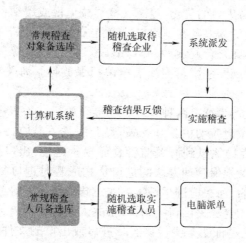

图 7-2 海关双随机查验做法示意图

（三）证税

征税是指海关根据国家的有关政策、法规,对进出口货物征收关税及进口环节的税费(海关代征税)。

按照规定,进口货物的收货人、出口货物的发货人、进出境物品的所有人是关税的纳税义务人;同时,有权经营进出口业务的企业也是法定纳税人。纳税人应当在海关签发税款缴纳证的次日起 7 日内,向指定银行缴纳税款;逾期不缴纳的,由海关自第 8 日起至缴清税款日止,按日征收税款总额 1‰的滞纳金;对超过 3 个月仍未缴纳税款的,海关可责令担保人缴纳税款或者将货物变价抵缴,必要时,可以通知银行在担保人或纳税人的存款内扣除。

关于征税,我们将在本书项目任务十二中详细阐述。

（四）海关放行与提取或装运货物

放行,就是海关对货物、运输工具、物品查验后,在有关单据上签印放行,或者开具放行通知单,以示海关监督结束。

提取货物,是指进口货物的收货人或其代理人,在办理了进口申报、配合查验、缴纳税费等手续,海关决定放行后,凭海关加盖"放行章"的进口提货凭证(在无纸通关方式中,也可凭海关通过计算机发送的放行通知书),提取进口货物。

装运货物,是指出口货物的发货人或其代理人,在办理了出口申报、配合查验、缴纳税费等手续,海关决定放行后,凭海关加盖"放行章"的出口装货凭证(在无纸通关方式中,也可凭海关通过计算机发送的放行通知书),通知港区、机场、车站及其他有关单位装运出口货物。

放行是口岸海关监管现场作业的最后一个环节。口岸海关在接受进出口货物的申报后,经过审核报关单据、查验实际货物,并依法办理了征收货物税费手续或减免税手续后,在有关单据上签盖放行章,海关的监管行为结束,在这种情况下,放行即为结关。进口货物可由收货人凭以提取、发运,出口货物可以由发货人装船、起运。

对于保税加工贸易进口的货物、经海关批准减免税或缓纳税款的进口货物、暂时进出口货物、转关运输货物以及在其他口岸海关未缴纳税款的进口货物,口岸海关接受申报以后,经审核单证符合规定的,即可以放行转为后续管理。另外,进出口货物因各种原因需海关特殊处理的,可向海关申请担保放行。海关对担保的范围和方式均有明确的规定。

通常,海关办理放行手续有两种方式。①签印放行。一般进出口货物,报关人如实向海关申报并如数缴清应纳税款和有关费用,海关关员应在有关进出口货运单据上签盖放行章,进口货物凭以到海关监管仓库提货进境,出口货物凭以装货起运出境。②销案。按照海关担保管理办法的进口货物或暂时进口货物,在进口收货人全部履行了承担的义务后,海关应准予销案。这意味着取得了海关的最后放行。

经海关查验放行的合法进出口货物,应报关人或货物所有人的要求,可以取得进(出)口货物证明书,它是证明某些货物实际进口或出口的文件。进出口货物所有人在办理各种对内、对外业务的过程中,常常需要证明其货物是进口的或已经出口的,海关签发进(出)口货物证明书是为了方便货物所有人。

三、后续管理阶段

后续管理阶段,是指根据海关对保税货物、特定减免税货物、暂准进出口货物等的监管要求,进出口货物收、发货人或其代理人在货物进出境储存、加工、装配、使用维修后,在规定的期限内,按照规定的要求,向海关办理上述进出口货物核销、销案、申请解除监管等手续的过程。后续管理阶段适用于保税货物、特定减免税货物、暂准进出境货物。

在后续管理阶段中,进出口货物收、发货人或其代理人应当按照以下四大类,分别完成相应的工作:

其一,保税货物。进口货物收货人或其代理人应当在规定时间内办理申请保税货物核销手续。

其二,特定减免税货物。进口货物收货人或其代理人应当在海关监管期满,或者在海关监管期内经海关批准出售、转让、退运、放弃并办妥有关手续后,向海关申请办理解除海关监管的手续。

其三,暂准进出口货物。进出口货物收、发货人或其代理人应当在暂准进出境期限内,或者在经海关批准延长暂准进出境期限到期前,向海关申请办理复运出境或进境,或正式进出口销案等手续。

其四,出料加工货物、修理货物、部分租赁货物等。进出境货物收、发货人或其代理人应当在规定的期限内办理销案手续。

总结进出口货物的类别和报关程序如表7-5所示。

表7-5 进出口货物的主要类别和报关程序

货物的类别	前期管理阶段	进出境管理阶段	后续管理阶段
一般进出口货物	无	申报、查验、征费、放行	无
保税进出口货物	备案、申领手册	申报、查验、征费、放行	核销、结关
特定减免税货物	备案、申领证明	申报、查验、征费、放行	解除监管、结关
暂准进出口货物	备案、申领证明	申报、查验、征费、放行	解除监管、销案

单元四 了解其他与报关相关的海关管理制度

海关管理的制度包括很多方面。本单元阐述进出口货物的海关担保制度、企业分类管理的通关制度、海关事务的行政裁定等。

一、进出口货物的海关担保制度

进出口货物的海关担保,是指进出口收、发货人或其代理人在未履行有关义务的情况下,以向海关缴纳保证金或提交保证函的方式,要求海关先放行进出口货物,保证在一定期限内履行其承诺的义务的法律行为。保证金是指由担保人向海关缴纳现金的一种担保形式;保证函是指由担保人按照海关的要求向海关提交的、订有明确权利义务的一种担保文件。担保人应是对货物的进出口或税款的缴纳承担法律责任的法人;出具保证函的担保人必须是中国法人。

进出口货物因各种原因需海关特殊处理的,可向海关申请担保放行。海关对担保的范围和方式均有明确的规定。

(一)可以担保放行的事项

根据《中华人民共和国海关事务担保条例》(国务院令2010年第581号),有下列情形之一的,当事人可以在办结海关手续前向海关申请提供担保,要求提前放行货物:

1. 进出口货物的商品归类、完税价格、原产地尚未确定的;

2. 有效报关单证尚未提供的;

3. 在纳税期限内税款尚未缴纳的;

4. 滞报金尚未缴纳的;

5. 其他海关手续尚未办结的。

国家对进出境货物、物品有限制性规定,应当提供许可证件而不能提供的,以及法律、行政法规规定不得担保的其他情形,海关不予办理担保放行。而有违法嫌疑的货物、物品、运输工具应当或者已经被海关依法扣留、封存的,当事人可以向海关提供担保,申请免予或者解除扣留、封存。

(二)办理进出口货物海关担保的程序

办理担保,当事人应当提交书面申请以及真实、合法、有效的财产、权利凭证和身份或者资格证明等材料。海关应当自收到当事人提交的材料之日起5个工作日内对相关财产、权利等进行审核,并决定是否接受担保。符合规定的担保,自海关决定接受之日起生效。对不符合规定的担保,海关应当书面通知当事人不予接受,并说明理由。

办理进出口货物海关担保的程序可分为以下4步:

第一步,进出口收、发货人或其代理人向现场海关提出书面申请,并递交规定的文件资料。填写缴纳保证金申请书/保证函一式两份,并随附以下书面报关单证:报关员证;代理报关委托书;预录入报关单,即预录入公司录入、打印,并联网将录入数据传送到海关,由申报单位向海关申报的报关单;发票、装箱单、合同、提单等随附单据;加工贸易须提供的加工贸易手册;对外贸易管理制度规定须向海关递交、凭以实施实际监管的各种许可证件,如进(出)口许可证、重要工业品进口登记证明、机电产品进口证明、机电产品进口登记表、进口废物批准证书、被动出口配额证、检验检疫入(出)境货物通知单、濒危物种进出口允许证、精神药物进(出)口准许证、文物出口许可证、音像制品进口管理许可证明等;其他有特殊监管条件的有关单证以及海关要求出示的单证。

第二步,现场海关对申请材料进行审核,并将签署意见的缴纳保证金申请书/保证函传送通关管理处。

第三步,通关管理处对现场海关报送的申请材料进行审批后,对电子报关数据进行相应处理,并将经审批的缴纳保证金申请书/保证函传送有关现场海关。

第四步,现场海关根据通关管理处审批意见,打印有关单证,并按确定的金额收取保证金,开具海关保证金收据。以保函方式担保的现场海关退一份保证函给报关人留存,凭以办理销案手续。

二、企业分类管理的通关制度

按照《中华人民共和国海关企业信用管理暂行办法》(海关总署令2014年第225号),海关根据企业信用状况将企业认定为认证企业、一般信用企业和失信企业,按照诚信守法便利、失信违法惩戒原则,分别适用相应的管理措施。海关根据社会信用体系建设和国际合作需要,与国家有关部门以及其他国家或者地区海关建立合作机制,推进信息互换、监管互认、执法互助。海关对企业信用状况的认定结果实施动态调整。

链接

海关对企业信用状况的认定结果实施动态调整

海关对高级认证企业应当每3年重新认证一次,对一般认证企业不定期重新认证。认证企业未通过重新认证适用一般信用企业管理的,1年内不得再次申请成为认证企业;高级认证企业未通过重新认证但符合一般认证企业标准的,适用一般认证企业管理。适用失信企业管理满1年,且未再发生失信企业条件所列情形的,海关应当将其调整为一般信用企业管理。失信企业被调整为一般信用企业满1年的,可以向海关申请成为认证企业。

（一）认证企业

认证企业是经海关认证的经营者（AEO）。中国海关依法开展与其他国家或者地区海关的 AEO 互认，并给予互认的 AEO 企业相应的通关便利措施。例如根据《中华人民共和国海关总署和新西兰海关署关于中华人民共和国海关企业信用管理制度与新西兰海关安全出口计划互认的安排》，中新双方海关在进出口货物通关时，相互给予对方 AEO 企业如下通关便利措施①：减少单证审核和查验；对需要查验的货物给予优先查验；指定海关联络员，负责沟通解决 AEO 企业在通关中遇到的问题；在中断的国际贸易恢复时提供快速通关。

认证企业应当符合《海关认证企业标准》。《海关认证企业标准》分为一般认证企业标准和高级认证企业标准，由海关总署制定并对外公布。

企业向海关申请成为认证企业的，海关按照《海关认证企业标准》对企业实施认证。海关或者申请企业可以委托具有法定资质的社会中介机构对企业进行认证；中介机构认证结果经海关认可的，可以作为认定企业信用状况的参考依据。

AEO 认证的流程如图 7-3 所示。

1. 一般认证企业适用的管理原则和措施。一般认证企业适用下列管理原则和措施：①较低的进出口货物查验率；②简化进出口货物单证审核；③优先办理进出口货物通关手续；④海关总署规定的其他管理原则和措施。

2. 高级认证企业适用的管理原则和措施。高级认证企业适用的管理措施优于一般认证企业。除适用一般认证企业管理原则和措施外，高级认证企业还适用下列管理措施：①在确定进出口货物的商品归类、海关估价、原产地或者办结其他海关手续前先行办理验放手续；②海关为企业设立协调员；③对从事加工贸易的企业，不实行银行保证金台账制度；④AEO 互认国家或者地区海关提供的通关便利措施。

认证企业涉嫌走私被立案侦查或者调查的，海关暂停适用相应管理措施，按照一般信用企业进行管理。

（二）失信企业

1. 失信企业的条件。企业有下列情形之一的，海关认定为失信企业：①有走私犯罪或者走私行为的；②非报关企业 1 年内违反海关监管规定行为次数超过上年度报关单、进出境备案清单等相关单证总票数千分之一，且被海关行政处罚金额超过 10 万元的违规行为 2 次以上的，或者被海关行政处罚金额累计超过 100 万元的；③报关企业 1 年内违反海关监管规定行为次数超过上年度报关单、进出境备案清单总票数万分之五的，或者被海关行政处罚金额累计超过 10 万元的；④拖欠应缴税款、应缴罚

---

① 具体做法是：中国企业从新西兰 AEO 企业进口货物申报时，需要在报关单"备注栏"处填入该企业的新西兰 AEO 编码。填写方式为："AEO"（英文半角大写）+"<"（英文半角）+"新西兰 AEO 编码"+">"（英文半角）。例如，新西兰 AEO 编码为 NZ1234，则填注："AEO<NZ1234>"。中国海关在确认新西兰 AEO 企业身份后，将会给予相关便利措施。中国 AEO 企业向新西兰出口货物时，应当将 AEO 企业身份信息通报给新西兰进口商，由新西兰进口商按照新西兰海关规定填写申报，新西兰海关在确认中国 AEO 企业身份后，将会给予相关便利措施。

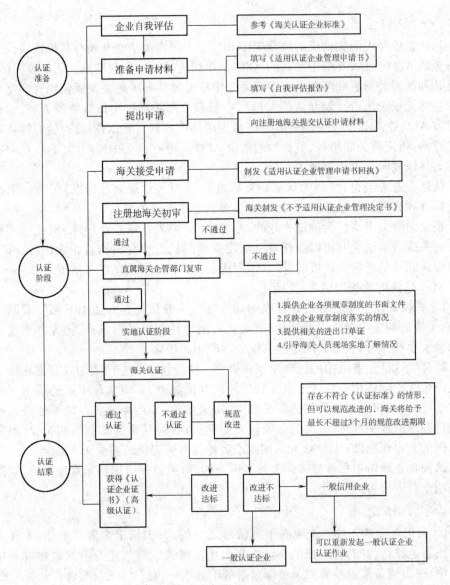

图 7-3　AEO 认证的流程

没款项的;⑤上一季度报关差错率高于同期全国平均报关差错率 1 倍以上的;⑥经过实地查看,确认企业登记的信息失实且无法与企业取得联系的;⑦被海关依法暂停从事报关业务的;⑧涉嫌走私、违反海关监管规定、拒不配合海关进行调查的;⑨假借海关或者其他企业名义获取不当利益的;⑩弄虚作假、伪造企业信用信息的;⑪其他海关认定为失信企业的情形。

　　2.失信企业适用的管理原则和措施。失信企业适用海关下列管理原则和措施:①较高进出口货物查验率;②进出口货物单证重点审核;③加工贸易等环节实施重点监管;④海关总署规定的其他管理原则和措施。

（三）一般信用企业

企业有下列情形之一的,海关认定为一般信用企业:①首次注册登记的企业;②认证企业不再符合规定条件,且未发生失信企业条件所列情形的;③适用失信企业管理满 1 年,且未再发生失信企业条件所列情形的。

三、便捷通关与全国通关一体化

通关顺畅与否已经成为衡量一个地区对外开放软环境竞争力和国际化的重要标准,也直接影响着现代物流活动的效率。我国海关为突破通关这一国际物流的瓶颈,近年来不断致力于提高监管的质量和效率,不断推出通关便利化措施,推进通关一体化改革,同时,企业也在便利通关措施中利用最佳的通关方式,降低通关成本,提高通关速度。

近年来海关推出的便捷通关措施主要有:提前报关、联网报关、担保验放、加急通关、加工贸易联网、无纸通关、"属地申报、口岸验放"通关等。此外,我国自 2017 年已启动全国通关一体化。

（一）提前报关

为缩短进出口货物通关时间,享受便捷通的便捷通关企业可在进口货物启运后抵港前、出口货物运入海关监管场所前 3 天内,在能够确定其进出口货物的品名、规格、数量的条件下,提前向海关办理报关手续并递交有关单证,货物运抵后由海关监管现场直接验放。

为减少海关审单作业中确定商品归类、审定完税价格或认定原产国别的工作时间,便捷通关企业还可按海关有关规定,向海关申请在货物正式报关前预先确定商品归类、完税价格或原产地。

"提前报关、实货验放"通关模式即口岸(主管)海关快速验放式通关模式,是指进出口货物收、发货人或其代理人提前申报,海关提前办结除查验、放行以外的通关手续,货物运抵后快速办理验放手续的通关模式。其通关流程分别如图 7-4、图 7-5 所示。

链接

舱单申报

根据海关监管的要求,进出境运输工具负责人或其代理人在运输工具进入或驶离我国关境时均应如实向海关申报运输工具所载旅客人数、进出口货物数量、装卸时间等基本情况。我国海关将运输工具舱单申报作为进出境运输工具报关的一个重要事项。进出境运输工具舱单(简称舱单)是指反映进出境运输工具所载货物、物品及旅客信息的载体,包括原始舱单、预配舱单、装(乘)载舱单。进出境运输工具载有货物的舱单内容应当包括总提(运)单及其项下的分提(运)单信息。进出境运输工具负责人即舱单电子数据传输义务人应当按照海关备案的范围在规定的时限内向海关传输舱单电子数据。

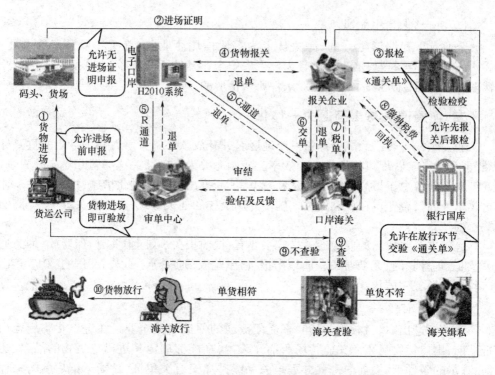

图7-4 出口货物"提前报关、实货验放"通关流程

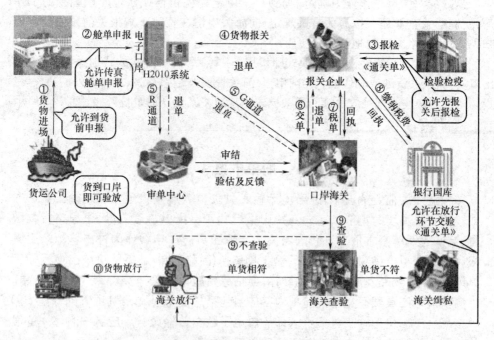

图7-5 进口货物"提前报关、实货验放"通关流程

（二）联网报关

便捷通关企业可应用中国电子口岸平台自理报关，在企业办公地点直接向进出口地或主管地海关自行办理正式报关手续，企业一次输入所有通关数据，各进出境管理部门之间数据联网传输，海关审核报关单电子数据后发送电子回执，由企业自行派人或委托代理人在货物通关现场向海关办理交单审核及货物验放手续。有条件的海关还可实行与指定银行联网电子划款交纳税费，海关向企业发出电子缴款通知后，验凭银行转账电子回执验放货物。

在预录入及联网申报环节，海关通关系统不再对报关单进行舱单强制检查和退单，即对于有舱单号但海关无舱单电子数据的报关单，允许继续完成预录入并向海关正常申报，允许其进口货物报关单填报时"运输工具名称"及"提运单号"两栏目为空，事后补办舱单核销手续。

在审单环节，若企业申报的舱单在海关的舱单库中无记录，则先不进行核注。

（三）担保验放

享有担保验放资格的企业，可以在确定货物的商品归类、估价和提供有效报关单证、缴清税费或者办结其他海关手续前，凭《便捷通关程序责任担保书》并填制《进（出）口货物担保验放清单》，向海关申请先行办理货物验放手续。

担保验放通关流程如图7-6所示。

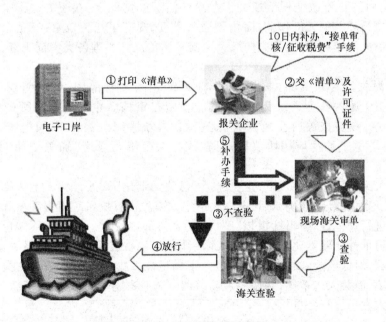

图7-6　担保验放通关流程

（四）加急通关

海关对便捷通关企业进出口货物实行优先审单，在便捷通关企业进出口货物较多的通关现场,海关设立便捷通关窗口优先办理货物验放手续。便捷通关企业可以通过预约联系有关海关在非工作时间和节假日办理通关手续。

(五)加工贸易联网

海关对加工贸易企业联网监管是指海关通过计算机网络从实行全过程计算机管理的加工贸易企业提取监管所必需的财务、物流、生产经营等数据,与海关计算机管理系统相连接,从而实施对保税货物监管的一种方法。海关利用计算机手段对企业加工贸易生产物流数据进行核查,并根据情况下厂实际核查保税货物,企业通过计算机网络向海关办理备案、变更、核销、进出口货物等有关数据。

(六)无纸通关

无纸通关是利用中国电子口岸及现代海关业务信息化管理系统功能,改变海关验凭进出口企业递交书面报关单及随附单证办理通关手续的做法,直接对企业联网申报的进出口货物报关电子数据进行无纸审核、无纸验放处理的通关方式。通关无纸化作业是指海关以企业分类管理和风险分析为基础,按照风险等级对进出口货物实施分类,运用信息技术对企业联网申报的报关单及随附单证的电子数据进行审核、征税、验放的通关作业方式。

其主要特点有:一是企业通过中国电子口岸联网申报系统,能够全天候、全方位联网办理进出口报关业务,并实时接收海关反馈信息,从而提高通关效率,降低贸易成本;二是海关在不改变现行通关作业总体流程的情况下,在通关过程中实现了审单、查验、放行环节的无纸作业,简化了通关手续,提高了通关效率;三是企业在货物无纸放行后的规定期限内,集中向海关递交纸质单证并办理各类签证手续,不需要逐票递单。

直属海关监管通关部门是通关作业无纸化的主管部门,负责组织实施本关区申请适用"通关作业无纸化"方式的企业资格审核。企业经报关所在地直属海关审核同意,在与报关所在地直属海关、第三方认证机构(中国电子口岸数据中心)签订电子数据应用协议后,可在该海关范围内适用"通关作业无纸化"通关方式。

在通关无纸化作业方式下,企业选择"通关无纸化"方式,录入、上传报关单和随附单证电子数据,经审核确认后,向海关申报。海关计算机系统对报关单和随附单证电子数据进行规范性、逻辑性审核。对低风险和未知风险中不涉证不涉税,低风险、涉证但许可证件已联网比对正常,低风险、涉税但税费已电子支付的报关单,由计算机自动验放;对低风险和具有未知风险但不满足计算机自动验放条件的报关单和高风险报关单,海关人工审核,并按照风险等级实施验放作业。海关放行后,向监管场所和申报人发送放行信息。

以出口货物为例,无纸通关的流程如图7-7所示。

(七)"属地申报、口岸验放"通关

"属地申报、口岸验放"是指符合海关适用该通关模式规定条件的企业在其货物

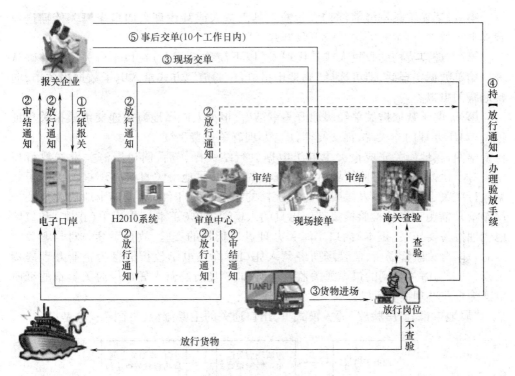

图 7-7 出口货物无纸通关流程

进出口时,可以自主选择向其属地海关①申报和纳税,在货物实际进出境地海关办理货物验放手续的一种通关管理模式。这种通关模式为企业提供如下便利:①为企业就近通关提供了便利,缩减企业往返两地报关的时间和费用。②口岸海关与属地海关之间不需办理转关运输手续,不受海关监管车辆的限制,企业可自主安排运输时间和运输路线,降低企业的物流成本。③企业可以根据经营需要自主选择报关地和货物进出境验放口岸,自主性强,有利于企业合理安排生产经营和对外商贸活动,便捷企业通关。④把通关流程分解为属地海关、口岸海关两地分工管理,通过现代科技信息技术打造新的通关作业链,真正实现跨关区报关的"一次申报、一次查验、一次放行",可以提高物流速度。

"属地申报、口岸验放"通关模式下,进口通关的主要流程(见图7-8)是:

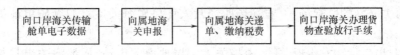

图 7-8 进口通关流程图

---

① 属地海关系指进出口货物的收(发)货人或其代理人注册所在地直属海关、隶属海关。口岸海关系指货物实际进出境地海关。

第一,运输工具进境前(时),运输工具负责人或其代理人向口岸海关传输进口舱单电子数据,口岸海关接受舱单数据并予以确认。

第二,进口货物的收货人或其代理人(以下简称报关人)在口岸海关接受并确认进口舱单数据申报后,即可选择"属地申报、口岸验放"方式录入电子数据报关单,向属地海关申报。

第三,电子数据报关单经属地海关审结后,报关人向属地海关递交纸质报关单证(需在口岸办理的通关单,提交复印件),办理有关税费手续。

第四,属地海关完成报关单电子数据放行结关操作后,向口岸海关发送放行指令。对于运抵口岸海关监管场所无须查验的货物,属地海关直接办理报关单电子数据放行结关手续。报关人凭属地海关验核的报关单复印件(加盖口岸地代理报关公司印章)、需由口岸地检验检疫部门出具的入境通关单(正本)、提运单(正本)和口岸地代理报关委托书(正本)向口岸海关办理进口货物的查验、放行手续。对与海关联网的口岸海关监管场所,监管场所经营人凭口岸海关电子放行信息为企业办理提货手续;对未与海关联网的口岸海关监管场所,监管场所经营人凭口岸海关签章的纸质单证为企业办理提货手续。

"属地申报、口岸验放"通关模式下,出口通关的主要流程(见图7-9)是:

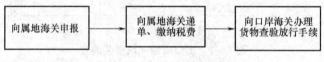

图7-9 出口通关流程图

第一,出口货物的报关人在取得出口订舱数据后即可选择"属地申报、口岸验放"方式录入电子数据报关单,向属地海关申报。

第二,电子数据报关单经海关审结后,报关人向属地海关递交纸质报关单证(需在口岸办理的通关单,提交复印件),并办理有关税费手续。

第三,属地海关完成报关单电子数据放行操作后,向口岸海关发送放行指令。对于运抵口岸海关监管场所无须查验的货物,属地海关直接办理报关单电子数据放行结关手续。报关人凭属地海关验核的报关单复印件(加盖口岸地代理报关公司印章)、需由口岸地检验检疫部门出具的出境通关单(正本)、提运单(正本)和口岸地代理报关委托书(正本)向口岸海关办理出口货物的查验、放行手续。对与海关联网的口岸海关监管场所,监管场所经营人凭口岸海关电子放行信息为企业办理装运手续;对未与海关联网的监管场所,监管场所经营人凭口岸海关签章的纸质单证为企业办理装运手续。

第四,出口货物发生退关的,由报关人向属地海关申请,属地海关出具相关证明凭以在口岸海关办理退关手续。

第五,出口货物因故变更船期或航班等的,由报关人向口岸海关提出申请,口岸海关按规定办理。

第六,运输工具实际离境后,由口岸海关负责将属地海关的报关单数据与舱单数据进行核销,完成出口货物的结关手续。

(八)全国通关一体化

为加快转变政府职能,适应开放型经济新体制要求,深化简政放权、放管结合、优化服务,在京津冀、长江经济带、广东地区等区域通关一体化改革以及在上海、广州和北京的试点通关一体化工作的基础上,海关总署通过信息互换、监管互认、执法互助大通关改革,建设"两个中心"和实施"三项制度",启动全国通关一体化,实现进口领域全覆盖,对全国口岸所有运输方式全部进口商品适用"一次申报、分步处置"通关作业流程、企业自报自缴税款、海关对税收征管要素审核后置等改革举措。

1. 全国通关一体化改革的主要内容。全国通关一体化改革的主要内容可概括为建设"两个中心"和实施"三项制度"。

(1)两个中心。两个中心即海关总署风险防控中心和海关总署税收征管中心。

全国海关设立风险防控中心和税收征管中心,统一风险分析防控,集中统一实施税收征管,实现全国海关风险防控、税收征管等关键业务集中、统一、智能处置。

对企业而言,同一企业在不同海关将面对统一的海关监管政策和要求,享受统一的通关便利待遇,无论在哪里通关,海关都是同一个执法口径和标准,全国是一关。

风险防控中心对进出口货物统一实施安全准入(准出)风险分析、监控和处置。目前海关总署分别设立了上海、青岛、广州黄埔风险防控中心。

税管中心前置税收风险分析,按照商品分工,加工(研发)、设置参数、指令和模型;对少量存在重大税收风险且放行后难以有效稽(核)查或追补税的,实施必要的放行前排查处置;对存在一定税收风险,但通过放行后批量审核、验估或稽(核)查等手段,能够进行风险排查处置及追补税的,实施放行后风险排查处置。目前海关总署分别设立了上海、广州、京津税收征管中心。

> **■ 链接 ■**
>
> ### 三个税收征管中心按照商品和行业进行分工
>
> 税收征管中心(上海)主要负责机电大类(机电、仪器仪表、交通工具类)等商品,包括税则共8章(第84−87章、89−92章)、2 286个税号。
>
> 税收征管中心(广州)主要负责化工大类(化工原料、高分子、能源、矿产、金属类等)等商品,包括税则共30章(第25−29、31−40、68−83)、2 800个税号。
>
> 税收征管中心(京津)主要负责农林、食品、药品、轻工、杂项、纺织类及航空器等商品,包括税则共58章(第1−24章、30章、41−67章、88章、93−97章)、3 461个税号。

【例7−1】我的报关单是在上海申报的,为什么税收征管中心(京津)联系我开展核查?

解析:全国通关一体化模式下,税收征管中心(京津)负责全国范围内进口的第

1~24章、30章、41~67章、88章、93~97章,共58章的商品。如果申报的报关单为上述章节商品,则属于税收征管中心(京津)管理涉税申报要素的范围。

(2)三项制度。三项制度的主要内容是:

一是实施"一次申报、分步处置"通关管理模式,主要是对进出口货物完成合法进出口等要素甄别后,海关先放行货物,其他手续通关后完成。企业在货物通关时一次申报,海关分步处置。货物放行前,在口岸海关处置安全准入风险;货物放行后,在属地海关开展税收后续管理。

企业可一次性办理货物申报纳税手续,海关第一步在口岸确定是否查验,排除安全准入风险后,货物可先予放行,海关第二步开展涉税申报要素批量审核,通过稽查等手段监督税收入库。

二是改革税收征管方式,把过去的企业申报、海关审核,尤其是价格、归类、原产地等税收申报要素在口岸上的逐一审核,变为企业自己向海关申报、自主缴税,海关抽查审核,重点放在后续的审查和处理上,做到压缩货物在口岸的滞留时间,节省通关时间,降低通关成本。

三是建立协同监管机制,通过功能化改造,口岸海关主要实施通关现场监管,属地海关主要实施企业稽查和信用管理,让不同的海关做不同的事,配置不同的力量,实现协同监管。

过去各个海关按关区划块监管,执法难以统一。现在风险防控中心代表总署统一布控,税收征管中心代表总署直接指挥全国各个海关现场的税收征管作业,企业面对的是中国海关这个整体,各个海关都成为整体流程中的一个环节,执法更加统一、规范、高效。全国通关一体化改革,一是企业可以选择在任意地点进行报关,消除了申报的关区限制;二是海关执法更统一,在"两个中心"的处置下,全国通关的政策和规定执行标准更加一致;三是效率大大提高,就是简化了口岸通关环节的手续,压缩了口岸通关的时间。

2. 通关一体化模式下的通关流程。海关传统的通关流程是接受申报、审单、查验、征税、放行的"串联式"作业流程。全国海关通关一体化改革后,采用"一次申报、分步处置"的新型通关管理模式,在企业完成报关和税款自报自缴手续后,安全准入风险主要在口岸通关现场处置,税收征管要素风险主要在货物放行后处置。

海关在"分步处置"模式下,第一步,风险防控中心分析货物是否存在禁限管制、侵权,及品名、规格、数量伪瞒报等安全准入风险,并下达布控指令,由现场查验人员实施查验。对于存在重大税收风险且放行后难以有效稽(核)查或追补税的,由税管中心实施货物放行前的税收征管要素风险排查处置;需要在放行前验核有关单证,留存相关单证、图像等资料的,由现场验估岗进行放行前处置;需要实施实货验估的,由现场查验人员根据实货验估指令要求实施放行前实货验估处置。货物经风险处置后符合放行条件的可予放行。第二步,税收征管中心在货物放行后对报关单税收征管要素实施批量审核,筛选风险目标,统筹实施放行后验估、稽(核)查等作业。

在通关一体化模式下,企业拥有更多的自主选择权,无论选择哪个口岸出口,都可以向属地海关报关,可以按照实际物流需求,自主选择通关地点和方式,任意设计最适合自身的物流方案。这种"多地通关,如同一关"的模式,打破了地域限制和关区的行政界线,在简化手续的同时,有效提高了物流速度。例如,一家生产机械的重庆企业,需要从我国台湾进口一些零配件,以往的流程是海运到上海港,上海代理报关后办理转关,然后再水路运到重庆。但是,全国通关一体化实现后,货物只要到达上海港,重庆企业可以在重庆海关报关缴税,经过审定后放行指令就直接传到上海海关,货物直接放行(如图7-10所示),这样通关成本大幅降低,企业进口成本随之减少。

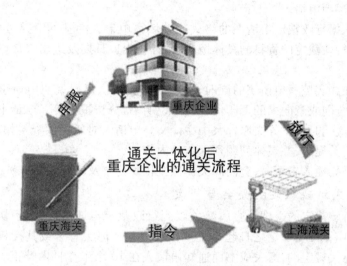

图7-10 全国通关一体化后的报关流程

全国通关一体化后,对企业来说,就可以在任意一个海关完成申报、缴税等所有相关海关手续的办理(实货查验、企业注册等必须在口岸,属地海关办理的手续除外)。未来最终会实现,海关所有业务现场可以像银行网点一样,"一窗通办"所有海关业务。以后,企业的申报更自由("互联网+"网上申报、向任一海关申报)、手续更简便(无须在不同海关多次办理繁杂的转关运输手续)、通关更顺畅(货物在口岸的放行速度大幅提高,企业通关费用大幅下降)。

四、海关事务的行政裁定

海关行政裁定,是指海关在货物实际进出口前,应对外贸易经营者的申请,依据有关海关法律、行政法规的规定,对与实际进出口活动有关的海关事务作出的具有普遍约束力的决定。

（一）海关行政裁定的申请

根据《中华人民共和国海关行政裁定管理暂行办法》的规定,海关行政裁定适用的海关事务包括:

其一,进出口商品的税则归类;

其二,进出口货物原产地的确定;

其三,禁止进出口措施和许可证件的适用;

其四,海关总署决定适用本办法的其他海关事务。

海关行政裁定的申请人只能是在海关注册登记的进出口货物经营单位。进出口货物经营单位可以自行向海关申请,也可以委托他人(如报关企业)向海关提出申请。

申请人一般应当在货物拟进口或出口的 3 个月前,向海关总署或者直属海关提交书面申请。特殊情况下不能提前 3 个月申请的,需说明理由并经海关同意。申请人的每一份申请只能就一项海关事务请求行政裁定,如果申请人有多项海关事务要求裁定,必须逐项申请。

申请人根据行政裁定申请书的格式逐项填写申请人的基本情况、申请行政裁定的事项、申请行政裁定的货物的具体情况、预计进出口日期及进出口口岸以及其他需说明的情况。

申请人在如实填写申请书的同时,还应向海关提供足以说明申请事项的有关资料,如进出口合同或意向书的复印件、图片、说明书、分析报告等。申请书所附上述文件如为外文,应同时提供外文原件及中文译文。申请人对所提供资料如有保密要求,应当书面向海关提出,并具体列明须保密的内容。

申请人委托他人申请时,应向海关提供授权委托书及代理人的身份证明。

（二）海关行政裁定的受理与裁定

1.海关行政裁定的受理。直属海关收到行政裁定申请书后,应予初审。对符合规定的申请,应在接受申请之日起 3 个工作日内移送海关总署或其授权机构。申请资料不符合有关规定的,海关应书面通知申请人在 10 个工作日内补正。申请人逾期不补正的,视为撤回申请。

海关总署或其授权机构应自收到申请书之日起的 15 个工作日内,作出受理或不受理的决定,并应书面告知申请人,不受理的还应说明理由。

2.海关的行政裁定。海关对申请人申请的海关事务,根据有关事实和材料,依据有关法律、行政法规、规章进行审查,并应自受理之日起 60 日内作出行政裁定。海关在审查过程中,可以要求申请人补充提供相关资料或货物样品,也可以征求申请人以及其他利害关系人的意见。

申请人可以在海关作出行政裁定前向海关撤回申请,撤回申请要求用书面形式。

海关作出的行政裁定应当书面通知申请人,并对外公布。行政裁定具有与海关规章同等的效力,在关境内具有普遍约束力。

当海关作出的行政裁定所依据的有关法律、行政法规、规章的相关规定发生变化而影响行政裁定效力时,原行政裁定自动失效。海关总署对错误的行政裁定或因申请人提供的文件不准确、不全面而致使行政裁定有误时,可撤销原行政裁定。海关总署应公布自动失效或被撤销的行政裁定,并应告知申请人。

申请人若对海关作出的具体行政行为不服,并对该行政行为依据的行政裁定有异议,可以一并向海关总署申请复议。

个案分析与操作演练

1. 某年4月11日达华公司被批准经营进出口业务,第二天即成交一笔出口业务,为提高办事效率,公司当天就派小张去海关申报出口手续,结果被海关拒绝。这是什么原因?

2. 快顺报关公司是一家专业报关企业,在接受当地一家服装企业委托报关业务时,没有察觉到该企业有瞒报情况,在向海关办理报关手续时被海关发现,海关追究快顺报关公司的经济责任,该公司以不知情为由不服处罚,你认为对吗?

3. 上海金晶物流有限公司代理报关服务部小王现要处理如下事项和货物的报关:①加工贸易合同申请备案;②加工贸易合同申请核销;③暂时进出口货物申请销案;④特定减免税货物申请签发《征免税证明》;⑤无代价抵偿货物;⑥出料加工货物;⑦一次性按货物实际价格缴纳税款的租赁进口货物;⑧进出境修理货物。问题:上述哪些事项属于小王应向海关办理的海关前期管理阶段的报关事务? 需要海关后续管理的货物有哪几项?

4. 某报关公司G接受某企业H的委托,负责以G的名义办理H从国外进口一批原料的报关事宜,后该批货物被海关发现为从新加坡装船运进的一批通信产品,确定为走私案件。报关公司G的报关员小张认为货物为企业H所有,报关公司G无责任核实进口的货物,故不承担任何责任。报关公司G的报关员小陈则认为,报关公司G对进口货物的报关行为仅因为H企业的委托而产生,因此,报关公司G的报关行为失误较小,责任较轻。问题:你认为小张与小陈的观点正确吗? 为什么?

复习思考题

一、名词解释:报关、自理报关、报关企业、报关程序、提前申报、海关查验、海关担保、无纸通关、海关行政裁定。

二、简答题

1. 简述报关与报检的区别。

2. 自理报关单位如何注册登记?

3. 报关企业如何办理注册登记?

4. 简述报关企业代理报关活动的法律责任。

5. 报关员的权利与义务有哪些?

6. 海关作为行政执法部门能够行使哪些权力?

7. 简述我国海关管理法律体系。

8. 简述海关监管货物的分类及其监管期限。

9. 简述海关监管进出境管理阶段的基本环节。

10. 海关办理放行手续有哪两种方式?

11. 简述办理进出口货物海关担保的程序。

12. 海关如何对企业实施分类管理?

13. 简述海关有哪些便捷通关措施。

14. 简述全面通关一体化改革的主要内容。

15. 进出口货物经营单位如何办理海关行政裁定的申请?

项目任务八　办理一般进出口货物的报关

项目要求

- 了解一般进出口货物通关的特点
- 掌握一般进出口货物申报的要求,熟悉海关对进出口货物申报的规定
- 掌握一般进出口货物海关审单和放行的方式
- 掌握转关运输的方式与报关要求

项目情景

某电视机厂为生产电视机内销,通过北京龙口工贸公司向 A 国订购了 100 吨卷钢、50 吨 PVC 粒子、10 吨盐酸,并委托北京龙口货运公司办理报关手续。卷钢进口后,经检验只到货 96 吨,而且其中有 7 吨与合同规定的质量不符。与 A 方商人协商后,其答应退还 11 吨卷钢的货款,并未要求退运 7 吨质量不符的卷钢。此时又得知国家临时决定 A 国产 PVC 粒子暂不准进口。陈湘作为北京龙口货运公司的报关员,要办理多项海关手续:

任务 1:办理卷钢、PVC 粒子、盐酸的进口手续。

任务 2:处理没要求退运的质量不符的 7 吨卷钢。

任务 3:办理 11 吨卷钢的退税手续。

任务 4:处理暂不准进口的 PVC 粒子。

结果陈湘努力完成了全部任务。我们将在单元二中详解陈湘是如何完成上述任务的。

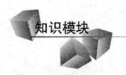

知识模块

单元一　了解一般进出口货物通关的特点和基本环节

进出口货物海关监管方式是以国际贸易中进出口货物的交易方式为基础,结合

海关对进出口货物的征税、统计及监管条件,综合设定的海关对进出口货物的管理方式。

我国海关的通关监管方式划分的主要依据,并不是货物本身的自然属性类别。而是主要取决于以下三个因素:①法律法规的规定,以及货物流动的目的、用途;②进出口收、发货人的自身条件(例如不是所有企业都能享受特定减免税进口货物待遇);③进出口收、发货人的意愿。

【例8-1】一台松下60寸液晶智能电视,当它作为普通进口货物永久地被出售给苏宁电器作为待出售商品时,就是一般进口货物;当它作为科技博览会来华展览的展品(最终还要复运回国)时,它可以作为暂准进境货物通关(这样可以免交进口关税)。

海关的监管分为前期管理阶段、进出境管理阶段和后续管理阶段。根据海关监管方式的不同,进出口货物可分为一般进出口货物、保税货物、特定减免税货物、暂时进出口货物,以及过境、转运、通运货物和其他未办结海关手续的货物。一般进出口货物报关的程序不需要经过前期阶段,也不需要经过后续阶段,只需要经过进出境阶段,包括四个环节:进出口申报—配合查验—缴纳税费—提取或装运货物;或者经过海关接受申报—查验货物—征收进口税费—放行等监管环节,海关放行后不再管理。所以,海关对一般进口货物的监管时限是自入境起到海关放行止。一般进出口货物的通关过程和放行后的状态反映了该项通关制度的特点。

一、一般进出口货物通关的特点和适用范围

一般进出口货物,是指在进出境海关监管环节缴纳了应征的进出口税费,并办结了必要的海关手续,海关放行后不再进行监管的进出口货物。

这里所称的"一般进出口"是海关的一项监管制度,也就是说,按照"一般进出口监管制度"办理海关手续的货物就是一般进出口货物。一般进出口货物并不等同于一般贸易货物。一般贸易货物是指按照国际贸易的通常做法成交的货物,即按询盘—发盘—还盘—接受的程序成交的货物。按照这种程序成交的货物,如进料加工进口料件,在海关监管制度中,不适用一般进出口货物监管程序,而适用保税货物监管程序;又如特定减免税进口货物,其成交的程序也是按照一般贸易货物进行的,但在海关监管制度中,适用于特定减免税报关程序。

■ **链接** ■

一般进出口与一般贸易

一般进出口是海关业务中的一种监管制度。一般贸易是国际贸易中的一种交易方式。一般贸易货物在进口后按照一般进出口监管制度办理海关手续,就是一般进出口货物,若符合减免税的条件按照减免税监管制度办理海关手续,它就是特定减免税货物;若经海关批准保税即为保税货物。

（一）一般进出口货物通关的特点

一般进出口货物通关具有如下特点：

1. 必须在进出境环节向海关办理进出口手续时，按照海关规定缴纳进出口税款。

2. 须在进出口向海关申报时，提交相关的进出境管理部门签发的许可证件。对于进出口货物涉及的各项进出境国家管制，均应在货物进出口前办妥审批手续，其许可证件在货物通关时随报关单一并向海关交验。

3. 进口货物在提取或出口货物在装运前，办结海关各项手续。适用一般进出口通关制度的货物在申报、接受查验并缴清进出口税费，经海关复核放行后，报关人方能提取或装运。对于适用一般进出口通关制度的货物而言，海关放行即意味着通关货物的各项海关手续业已办结。

4. 货物办结海关进出口手续海关放行后，可以自由流通。所谓自由流通，是指进出口货物办结各项海关手续，海关放行后，进口货物由报关单位提取，自行处置，海关不再管理；出口货物海关放行后，运输出境进入国际市场流通，海关不再监管。

（二）一般进出口货物通关的适用范围

一般进出口货物通关适用于海关放行后可永久留在境内或境外，不能享受特定减免税优惠的实际进、出口货物。判断是不是一般进出口货物，关键看其是否实际进出口或海关放行后是否结关，不再对其进行监管。也就是说，货物不论通过何种进出口方式、进出口渠道，只要是不享受特定减免税优惠的实际进、出口，均应按一般进出口货物通关规则，办理进出口海关手续。具体地说，在不具备享受特定减免税优惠的情况下，下列货物适用一般进出口通关：

1. 不享受特定减免税或不准予保税的一般贸易进口货物。

2. 转为实际进口的原保税进口货物。

3. 转为实际进口或出口的原暂准进出境货物。

4. 易货贸易、补偿贸易进出口货物。

5. 不准予保税的寄售代销贸易货物。

6. 承包工程项目实际进出口货物。

7. 边境小额贸易进出口货物。

8. 外国驻华机构进出口陈列用的样品。

9. 外国旅游者小批量订货出口的商品。

10. 随展览品进出境的小卖品。

11. 实际进出口的货样广告品。

12. 免费提供的进口货物。如：外商在经贸活动中赠送的进口货物；外商在经贸活动中免费提供的试车材料；我国在境外的企业、机构向国内单位赠送的进口货物等。

二、一般进出口货物通关的基本环节

一般进出口货物通关的基本程序是：申报→查验→征税→放行。对报关人来说，一般进出口货物通关的基本手续,就是进出境环节向海关申报、陪同海关查验、缴纳进出口税费和提取或装运货物4个基本环节。

一般进出口货物的基本通关环节和规则具有普遍适用的意义,既是一般进出口货物的通关规则,同时,由于其他各类货物在其通关过程中均有一段与一般进出口货物类似的进出境经历,因而这些基本规则也同样适用。

单元二　办理一般进出口货物报关与通关

我国采用报关自动化系统进行作业处理。海关利用电子通关系统,可实现无纸审单、放行。一般进出口货物的通关流程可细分为电子申报、集中审单、现场通关—接单、现场通关—查验、现场通关—税费征收、现场通关—单证放行、口岸通关—实货放行、签发进出口货物报关单、取货或装运九大环节(主要环节和细项如图 8-1 所示)。

下面择其主要内容进行阐述。

一、电子申报

电子申报这一步骤的主要内容是:货物的收、发货人或其代理人根据《中华人民共和国海关进出口货物报关单填制规范》和海关监管、征税、统计等要求,录入电子报关数据,并通过网络传输方式向海关传输电子数据,进行电子申报。

我国《海关法》规定,进口货物的收货人、出口货物的发货人应当向海关如实申报,交验进出口许可证件和有关单证。

申报内容主要包括进出口货物的经营单位、收发货单位、申报单位、运输方式、贸易方式、贸易国别以及货物的实际状况(主要包括名称、规格型号、数/重量、价格等内容)。

(一)申报前的准备工作

申报前的准备工作主要有:

1. 进口须接到进口提货通知,出口须备齐出口货物。

2. 委托报关者须办理报关委托,代理报关者须接受报关委托。

3. 准备报关单证,包括基本单证、特殊单证、预备单证。

4. 在实际进出口行为中,如遇《海关进出口商品税则》无具体列名或无法确定的疑难归类商品,可事先向当地海关的关税部门申请归类咨询或申请《海关进出口商品预归类决定书》。

5. 填制报关单及其他报关单证。

6. 报关单预录入。报关单预录入,是指在实行报关自动化系统处理进(出)口货物报关单的海关,报关单位或报关人将报关单上申报的数据、内容录入电子计算机,并将数据、内容传送到海关报关自动化系统的工作。

实践中比较常用的预录入系统是中国电子口岸(www.chinaport.gov.cn)的报关单预录入/申报 Quick Pass 版,简称 QP 报关单申报系统或中国电子口岸预录入系统。其主要功能包括:报关单的预录入、申报、打印;转关运输提前报关单的录入、申报、打印;出口二次转关单的预录入、查询、申报;报关单(包括转关运输提前申报的报关单

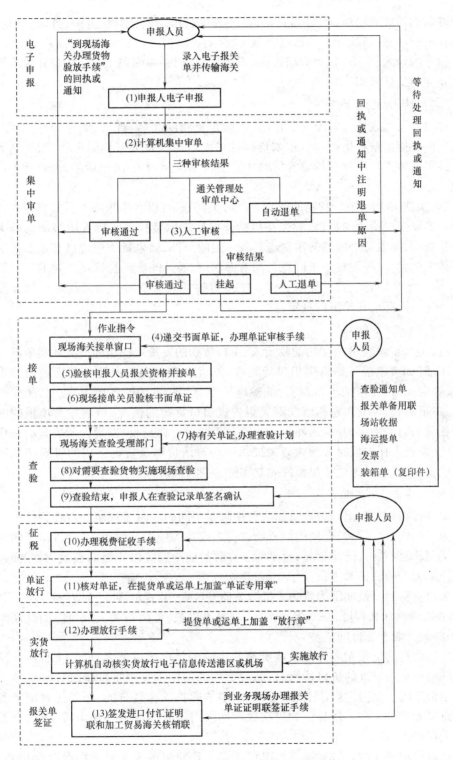

图 8－1 进出口货物的通关流程

和其随附的转关运输申报单)的查询;报关清单的预录入、申报、查询、打印、下载;海关回执的查询;业务统计等。通过该系统,企业可以方便、快捷地进行报关单、转关运输申报单的录入、申报、相关数据查询、海关回执查询、业务统计等,从而有效地提高报关企业的工作效率。

(二)申报前看货取样

进口货物的收货人向海关申报前,因确定货物的品名、规格、型号、归类等原因,可以向海关提出查看货物或者提取货样的书面申请。海关审核同意的,派员到场监管。如果当事人自己放弃行使看货取样的权利,由此产生的法律后果,由收货人自己承担。

《海关法》规定,进口货物的收货人经海关同意,可以在申报前查看货物或者提取货样。需要依法检验的货物,应当在检验合格后提取货样。收货人申报前向海关提出查看货物、提取货物样品的申请应具备一定的条件,如果货物进境已有走私违法嫌疑并被海关发现,海关将不予同意。同时,只有在通过外观无法确定货物的归类等情况下,海关才会同意收货人提取货样。法律对收货人借查看货物或提取货物样品之机进行违法活动也有严厉的规定。

(三)如实申报

《海关法》规定,进口货物的收货人、出口货物的发货人应当向海关如实申报。

所谓"如实申报",是指进出口货物收、发货人在向海关申请办理货物通关手续时,按规定的格式(报关单),真实、准确地填报与货物有关的各项内容。从法律意义上说,申报对收、发货人意味着向海关报告进出口货物的情况,申请按其填报的内容办理相关的通关手续,并承诺履行该项海关手续对货物及收、发货人所规定的一切义务。收、发货人在申报时必须向海关提供一切辨认货物及货物适用的管理法规所必需的法律要件,并对这些法律要件的真实性、完整性和准确性负全部责任。

(四)申报的期限

出口货物报关期限与进口货物报关期限是不同的。海关规定进口货物的报关期限是为了加快口岸货运,促使进口货物收货人或其代理人及时报关,使进口货物早日投入使用,减少差错,防止舞弊;也是为了在装货前给海关以充足的查验货物的时间,以保证海关工作的正常进行。

出口货物的申报期限为货物运抵海关监管区后、装货的 24 小时以前。至于装货24 小时以前到什么程度,是 2 天还是 5 天,或是更长,可由报关人视口岸的仓储能力自定,海关一般不予过问。

进口货物的申报期限为自装载货物的运输工具申报进境之日起 14 日内。经海关批准准予集中申报的进口货物,自装载货物的运输工具申报进境之日起 1 个月内办理申报手续。申报期限的最后一天是法定节假日或休息日的,顺延至法定节假日或休息日后的第一个工作日。如果在法定期限内没有向海关办理申报手续,海关将征收滞报金。

进口货物的收货人自运输工具申报进境之日起超过 3 个月未向海关申报的,其进口货物由海关提取,并依法变卖处理。所得价款在扣除运输、装卸、储存等费用和税款后尚有余款的,自货物依法变卖之日起 1 年内,经收货人申请,予以发还;其中属于国家对进口有限制性的规定,应当提交许可证件而不能提供的,不予发还。逾期无人申请不予发还的,上缴国库。

确定申报时间是否在合理的申报期限内,申报日期的确定(见表 8 - 1)显得尤为重要。申报日期是指申报数据被海关接受的日期,自该日起,申报数据产生法律效力。

表 8 - 1　申报日期的确定

报 关 形 式	申 报 日 期
先电子数据报关单申报,后提交纸质报关单	海关计算机系统接受申报数据时记录的日期
仅以电子数据报关单方式申报	
电子数据报关单被退回,重新申报	海关重新接受申报的日期
先纸质报关单申报,后补报电子数据	海关在纸质报关单上登记的日期
仅提供纸质报关单申报	

(五)申报需交验的单证

根据货物种类、用途不同,海关依法执行不同的监管制度,向海关申报也要相应地准备完整的单证。准备好报关用的单证是保证进出口货物顺利通关的基础,申报人要根据货物 HS 编码查询海关的监管条件及申报要素,搜集完整、规范的报关单证。并不是每一样货物都要准备全部单证。电子申报时可上传所要求的单证,海关要求时再提交所需单证。

申报的"有关单证"系指与所报货物相适应的、凭以支持报关单填报的单据和证件。

申报单证可以分为主要单证和随附单证两大类。其中,主要单证就是报关单,我们将在项目十一中详细阐述报关单及其填报;随附单证包括基本单证、特殊单证和预备单证。基本单证是指与进出口货物直接相关的商业和货运单证,主要包括发票、装箱单、提(装)货凭证(或运单、包裹单)、出口收汇核销单、进出口货物征免税证明。特殊单证是指国家有关法律规定实行特殊管理的证件,主要包括配额许可证管理证件和其他各类特殊管理证件。预备单证是指供海关认为必要时查阅或收取的单证,包括合同、货物原产地证明、委托单位的工商营业执照证书、账册资料及其他有关单证。

准备申报单证的基本原则是:基本单证、特殊单证、预备单证必须齐全、有效、合法;报关单填制必须真实、准确、完整;报关单与随附单证数据必须一致。

1. 进口货物报关需交验的单证。进口货物报关是进口商品进入国内市场流通的关键,其核心问题就是报关单据是否齐备、正确无误。进口货物所需报关单据除进口货物报关单(见表 8 - 2)外,还包括所需的基本单证、特殊单证、预备单证。

表8-2 进口货物报关单

中华人民共和国海关进口货物报关单

预录入编号：　　　　　　　　　　　　　　　　　　　　海关编号：

收发货人(18位统一社会信用代码)	进口口岸	进口日期	申报日期
消费使用单位(18位统一社会信用代码)	运输方式	运输工具名称	提运单号
申报单位	监管方式	征免性质	备案号
贸易国(地区)	启运国(地区)	装货港	境内目的地

许可证号	成交方式	运费	保费	杂费
合同协议号	件数	包装种类	毛重(公斤)	净重(公斤)
集装箱号	随附单证			

标记唛码及备注

随附单证号：

项号	商品编号	商品名称	规格型号	数量及单位	原产国(地区)	单价	总价	币制	征免

特殊关系确认：	价格影响确认：	支付特许权使用费确认：	
录入员 录入单位	兹申明对以上内容承担如实申报、 依法纳税之法律责任	海关批注及签章	
报关人员	申报单位(签章)		

所需的基本单证主要有：货运单据，如海运进口提货单；陆、空运运单；邮运包裹单；商业发票（须报关单位盖章）；货物装箱单（须报关单位盖章）。

所需的特殊单证主要有：进口货物许可证；入境货物通关单及其他相关入境检验检疫证书；其他各种特殊管理证件。

所需的预备单证主要有：贸易合同；货物原产地证书；委托单位的工商执照证书。

海关为深入推进通关作业无纸化改革，一些单据在申报时可不向海关提交，海关审核时如需要再提交。

进口的货物的名称、数量等一定要与所提交的单据一致，如有分批运进，发票等各类单据也一定要分门别类地列出。

2. 出口货物报关需交验的单证。出口货物报关时需提供的单证主要有：由报关员自行填写或由自动化报关预录入人员录入后打印的出口货物报关单（见表8－3）一式多份，其所需份数根据各部门需要而定，出口退税时加填一份黄色出口退税专用报关单；出口许可证和其他证明文件；货物的发票、装箱清单、合同等；出境货物通关单；原产地证明；出口收汇核销单；其他有关文件。海关为深入推进通关作业无纸化改革，一些单据在申报时可不向海关提交，海关审核时如需要再提交。

表8－3 出口货物报关单
中华人民共和国海关出口货物报关单

预录入编号：　　　　　　　　　　　　　　　　　　海关编号：

收发货人（ ）	出口口岸	出口日期	申报日期	
生产销售单位（ ）	运输方式	运输工具名称	提运单号	
申报单位（ ）	监管方式	征免性质	备案号	
贸易国（地区）	运抵国（地区）	指运港	境内货源地	
许可证号	成交方式	运费	保费	杂费
合同协议号	件数	包装种类	毛重（公斤）	净重（公斤）
集装箱号	随附单证			
标记唛码及备注				

续表

项号	商品编号	商品名称	规格型号	数量及单位	最终目的国(地区)	原产国(地区)	单价	总价	币制	征免

特殊关系确认:	价格影响确认:		支付特许权使用费确认:
录入员 录入单位	兹申明对以上内容承担如实申报、 依法纳税之法律责任		海关批注及签章
报关人员		申报单位(签章)	

各种单据的内容必须齐全,且必须相互符合,做到单单相符、单证相符。报关单位在预备好了上述报关随附单证,按规定填制好出口报关单或完成报关单预录入后,应在正式的每份出口报关单左下角加盖报关单位的报关专用章,负责报关的报关员及其所属企业的法定代表人(或其授权委托的报关业务负责人)应签名。至此,报关员才可以向出口口岸的海关正式递交报关单。

链接

优惠贸易安排下的申报单证要求

除了提交按照其进口货物所需提交的单证之外,纳税义务人还应当向海关提交受惠国政府指定机构签发的原产地证书正本作为报关单随附单证。如果货物经过其他非受惠国关境的,除了上述单证之外,纳税义务人还应当向海关交验货物所经过的该过境国家(地区)有关部门出具的未再加工证明文件,以及自受惠国起运后换装运输工具至我国的全程提(运)单等。

(六)申报的修改和撤销

货物自申报后海关接受时起,申报单证即产生法律效力,对当事人具有约束力。

不论以电子数据报关单方式申报还是以纸质报关单方式申报,海关接受申报数据的日期即为接受申报的日期。在先采用电子数据报关单申报,后提交纸质报关单申报的情况下,海关接受申报的时间以海关接受电子数据报关单申报的日期为准。在不使用电子数据报关单、只提供纸质报关单申报的情况下,海关工作人员在报关单上作登记处理的日期,为海关接受申报的日期。

海关在接受申报后,报关单证及其内容不得修改和撤销;确有正当理由[①]的,经海

---

① 一般情况下"正当理由"是指:a. 由于计算机技术等方面的原因导致电子数据错误;b. 海关在办理出口货物的放行手续后,由于装运、配载等原因造成原申报货物部分或全部退关,需要修改或撤销申报单证及其内容。

关同意,方可修改或撤销。进出口货物收、发货人或其代理人申请修改或者撤销进出口货物报关单的,应当向海关提交"进出口货物报关单修改/撤销申请表",并相应提交有关单证。

二、集中审单

集中审单这一步骤的主要内容是:第一,报关人向海关递交报关单后,海关接受报关、审单。海关计算机系统根据预先设定的各项参数对电子报关数据的规范性、有效性和合法性进行电子审核,审核结果将通过现场大屏幕显示器或计算机网络等通信手段通知申报人。第二,通关管理处审单中心对需人工审单的报关单数据进行人工审核,并将审核结果通知申报人。

我国海关建立了三位一体的审单作业系统。审单作业系统包括计算机电子审单、直属海关审单中心专业化审单和隶属海关现场接单审核,它们是既分工协作又相互制约的报关单证和数据处理系统。通关管理处审单中心自收到电子报关数据之时起,一般1个工作日内完成对报关单电子数据的审核工作,并根据审核结果发送审结、退单等信息。

(一)电子审单

电子审单,是指海关收到报关单电子数据,通过计算机系统对报关企业及报关员进行资格认证后,开始进入计算机自动审核程序,所有报关单数据按预先设定的相关审单参数数据进行审核和筛选。审核结果分为:不接受申报;接受申报;转为人工专业审核;转为现场复核验放通道;交由现场海关进行接单审核/征收税费处理。

(二)电子专业化审单

电子专业化审单,是指以贸易管制措施、税费征管、贸易及业务统计等有关法规为依据,对报关单的商品归类、监管条件、完税价格、征免税规定(方式)及其他项目进行审核,确定其是否正确、合法、有效;根据各业务职能部门设定的通关风险预警提示(指导性通关风险布控),结合现场实际情况及自己的分析,借助调阅风险数据库数据辅助决策,采取相应的风险处置措施;根据各业务部门的预定式通关风险布控(指令性通关风险布控)指令,采取相应的风险处置措施。

电子专业化审单的审核结果有以下3种情况:

第一种,符合计算机自动审核条件的,计算机自动完成审证环节的全部作业,向现场海关下达作业指令,同时向申报人发出"到现场海关办理货物验放手续"的回执或通知。

第二种,对因申报不规范而不能通过计算机综合审核的报关单数据,计算机自动退单,向申报人发出回执或通知,并在回执或通知中注明退单原因。

第三种,需人工审核的报关单数据,计算机将按设定的派单条件,将报关单数据派入通关管理处审单中心相应的人工审单岗位,同时向申报人员发出"等待处理"的回执或通知。

(三)人工审单

专业审单关员根据相关作业规范、系统提示的重点审核内容等,对报关单进行人

工审核,并根据审核情况确定报关单后续处置方式:

1. 审核通过的,审结报关单;

2. 审核认为需转至本审单分中心其他岗位或其他审单分中心的,进行"内转"操作;认为需转至申报地海关接单现场的,进行"外转"操作。

3. 审核认为需企业补充资料或沟通协商的,进行"挂起"操作。

4. 审核认为需查验的,可下达布控指令。

5. 审核不通过的,选择"退单",并告知企业退单原因。

三、现场通关——接单

审结后的报关单转申报地海关接单现场。接单这一步骤的主要内容是:

第一,申报人到现场海关接单窗口或派单窗口(一些业务量较大的现场)递交书面单证,办理单证审核手续。

第二,海关验核申报人的报关资格,验核通过的,现场接单关员进行接单。有派单窗口的现场派单人员,则核对书面单证是否齐全并分派接单窗口。

第三,现场接单关员验核书面单证。主要审核书面单证的各项内容是否单单(报关单与随附单证)、单机(报关单与电子数据)相符;对申报价格、商品归类等项目进行复核;按作业要求对有关单证进行批注,如发现单证不齐全、不合法,及时查明原因,并按有关规定处理。

四、现场通关——查验

在海关审单环节,审查的是"单单相符";在查验环节,查验的是"单货相符"。

进出口货物,除海关总署特准免验的以外,都应该接受海关查验。但为方便大量正常货物的进出境,海关一般根据进出境货物的风险状况区别对待,有选择地确定被查货物。

(一)布控查验

申报地海关可在人工审单、现场接单环节下达布控指令,或使用"查验设定"功能下达布控指令,也可以在查验环节下达布控指令。在通关一体化下,报关单被布控查验后,企业可自主选择在口岸地或申报地实施查验。

1. 选择在口岸地查验:①申报地海关告知企业货物需查验。②企业至口岸地海关查验部门办理查验手续。③口岸地海关根据企业申请安排查验计划,按现有规定细化查验指令,并实施查验,查验完毕后录入查验结果。

2. 选择在申报地查验:①申报地海关告知企业货物需查验。②企业向申报地海关提出转运分流申请。③申报地海关审核同意后,通知口岸地海关办理跨关区转运分流。④口岸地海关同意转运分流的,企业至口岸地海关办理转运分流手续,按转关方式将货物转往申报地海关。⑤转关运抵后,申报地海关按现有规定细化查验指令,并实施查验,查验完毕后录入查验结果。

(二)查验的基本做法

第一,申报人持《查验通知单》、报关单备用联、提单场站收据、海运提单、发票、装箱单(复印件),到现场海关查验受理部门办理查验计划(一般当天安排第二天的查验计划),申报人员应做好查验准备。

第二,海关对需要查验的货物实施现场查验。进口货物的收货人、出口货物的发货人或其代理人应派员到场协助查验,协助查验人员应出示有效证件并负责搬移货物、开拆和重封货物的包装,当海关对相关单证或货物有疑问时应负责解答。(注意:法律规定,当海关认为必要时,可以径行开验、复验或者提取货样。)

第三,海关查验完毕后,报关员应向海关关员索要"海关进出境货物查验记录单",特别要注意记录单记录内容是否与实际相符,其中的重点内容是:开箱具体情况;货物残损情况及造成的原因;提取货样情况;查验结论。若上述内容的记录符合实际,应当场签字。

查验进出口货物,一般在设有海关的码头、机场、车站的仓库或场院等海关监管场所进行,对于某些特殊货物,如散装货物、大宗货物、危险品和鲜活易腐商品,为了加速验放,也可以在船边等现场进行查验。如果要求海关在海关监管场所以外的地方进行查验,应当事先报请海关同意,海关按规定收取规费。

(三)海关查验中被损坏货物的赔偿

海关在查验进出口货物时,损坏被查验的货物,应当赔偿实际损失。海关赔偿的范围仅限于在实施查验过程中,由于海关关员的责任造成被查验货物损坏的直接经济损失,间接的经济损失不包括在海关赔偿范围之内。直接经济损失的金额根据损坏货物及其部件的受损程度确定,或根据修理费确定。

此时,由海关关员如实填写《查验货物、物品损坏报告书》并签字,一式两份,查验关员和当事人各留一份。双方共同商定货物的受损程度或修理费用,以海关审定的完税价格为基数,确定赔偿金额。赔款一律用人民币支付。

办理要求海关赔偿查验中被损坏货物的流程是:

第一,要求海关出具"中华人民共和国海关检验货物、物品损坏报告书",以确认货物损坏情况。

第二,持"中华人民共和国海关检验货物、物品损坏报告书"向海关提出赔偿的请求,并确定赔偿的金额。

第三,在规定的期限内向海关领取赔偿金。进出口货物的收、发货人或其代理人在海关查验时对货物是否受损坏未提出异议,事后发现货物有损坏的,海关不负赔偿的责任。

(四)查验后补充申报

补充申报是指进出口货物的收发货人、受委托的代理报关企业依照海关有关行政法规和规章的要求,在进出口货物报关单以外采用补充申报单的形式,向海关进一步申报货物完税价格、商品归类、原产地等所需信息的行为。海关要求企业进行补充申报是为了进一步确定货物完税价格、商品归类、原产地等所需信息。

海关查验货物,要求补充申报的,收发货人、代理报关公司应在5个工作日内,按海关行政法规提交《进出口货物价格补充申报表》《进出口货物商品归类补充申报单》,对申报内容进行有效补充,但不得与报关单申报的内容相抵触。申报人通过系统向海关申报电子数据补充申报单。海关审核后,打印补充申报单,签名盖章后递交现场海关。未按要求补充申报的,海关根据已掌握的信息确定完税价格。

五、现场通关——税费征收

传统的逐票税费征收这一步骤的主要内容是:

第一,进出口货物收(发)货人或其代理人将报关单及随附单证提交给货物进出境地指定海关,海关对报关单进行审核,对需要查验的货物先由海关查验,然后核对计算机计算的税费,开具税款缴款书和收费票据。

第二,进出口货物收(发)货人或其代理人持税款缴款书和收费票据,到海关指定的银行缴纳税费,当然也可以办理网上缴税和付费,进出口货物收(发)货人或其代理人根据海关发出的电子税款缴款书和收费票据,通过网络向指定银行进行税费的电子支付。

第三,海关对缴纳的税费进行核销。进出口货物收(发)货人或其代理人一旦收到银行缴款成功的信息,即可报请海关办理货物放行手续。

符合汇总征税资质的企业选择汇总征税的,在企业提供税收担保的基础上,进口货物在通关时海关不打印税单征税,而是在企业提供的税收担保额度内,通过核扣担保额度的方式先予办理货物放行手续,企业于次月第5个工作日前对前一月已放行应税货物集中缴纳税款,海关集中打印税单。关于汇总征税我们将在项目任务十二中详细阐述。

符合自报自缴的适用范围的,企业可以在申报环节自行选择"自报自缴"模式,利用预录入系统的海关计税(费)服务工具计算应缴纳的相关税费,并对系统显示的税费计算结果进行确认,连同报关单预录入内容一并提交海关。关于自报自缴我们将在项目任务十二中详细阐述。

六、现场通关——单证放行

单证放行这一步骤的主要内容是:接单现场的单证复核关员对电子报关数据、书面单证及批注情况进行复核,对于情况正常、未设定查验的,办理单证放行手续,并在提货单或运单上加盖"单证专用章"及"工号章",报关单备用联和提货单退还货主或其代理人;对已设定查验的,直接在提货单或运单上加盖"单证专用章"和"工号章",报关单备用联和提货单退还货主或其代理人。

七、口岸海关——放行

(一)放行的含义

海关放行是指海关接受进出口货物的申报,审核电子数据报关单和纸质报关单及随附单证,查验货物、征收税费或接受担保以后,对进出口货物作出结束海关进出境现场监管的决定,允许进出口货物离开海关监管现场的工作环节。

对于一般进出口货物,放行时进出口货物的收、发货人或其代理人已经办理了所有申报、纳税手续,因此,海关放行即等于结关①。结关是"办结海关手续"的简称,是指进出口货物的收、发货人或其代理人向海关办理完进出口货物通关的所有手续,履行了法律规定的与进出口有关的义务。有关货物一旦办结海关手续,海关就不再进行监管。

从收、发货人的角度看,放行只是海关在报关单及有关单证上签盖放行章并将其退还收、发货人的一种形式,然而在实际操作上,放行必须以海关审单和查验完毕并办理了征税手续或提供担保的手续作为前提条件。对于违反进出口政策、法令规定,尚未缴纳应缴纳的税款,以及海关总署指示不准放行的进出口货物,海关均不予以放行。

（二）放行的操作

在电子申报方式下,海关作出放行决定时,通过计算机将"海关放行"电子数据发送给进出口货物收、发货人或其代理人、海关监管货物的保管人。进出口货物收、发货人或其代理人从计算机上自行打印海关通知放行的凭证,凭以提取进口货物或将出口货物运到运输工具上离境。

1. 无查验货物的,由申报地海关完成放行作业。口岸地海关根据电子理货信息完成报关单自动放行操作。

2. 有查验货物的,海关根据查验结果确定后续处置方式:

（1）查验正常的,由查验地海关录入查验处理结果,并完成放行作业。如报关单尚未完成相关通关手续的,由申报地海关办结通关手续,并完成放行作业。

（2）查验异常的,由申报地海关进行查验后续处理,并通知口岸地海关录入查验处理结果;如需放行的,由申报地海关完成放行作业。

八、签发进出口货物报关单和报关单证明联

签发进出口货物报关单这一步骤的主要内容是:申报人到业务现场办理报关单证明联的签证手续。进出口货物放行后,海关向申报人签发进口付汇证明联和加工贸易海关核销联。进出口货物报关单证明联自海关受理企业申请之日起一般 3 日内签发。

进出口货物收、发货人或其代理人如要海关签发有关的货物进口、出口证明联的,均可向海关提出申请②。常见的报关单证明主要有:进口付汇证明;出口收汇证明;出口收汇核销单;出口退税证明;进口货物证明书。

---

① 但是对于保税货物、特定减免税货物、暂准进口货物等,海关在一定期限内还需进行后继管理。因为该类货物的收、发货人或其代理人并未办结海关手续,所以此时海关对于该类货物的放行不等于结关。

② 为进一步深化海关通关作业无纸化改革,减少纸质单证流转,完善货物贸易外汇服务和管理,海关总署、国家外汇管理局决定,自 2013 年 9 月 16 日起,海关不再为国家外汇管理局核定的货物贸易外汇管理 A 类企业(以下简称 A 类企业)提供纸质报关单收、付汇证明联。A 类企业办理货物贸易外汇收付业务,按规定须提交纸质报关单的,通过中国电子口岸自行以普通 A4 纸打印报关单证明联(出口收汇或进口付汇用)并加盖企业公章。对于 B 类和 C 类的企业,海关仍为其提供纸质报关单收、付汇证明联。

（一）进口付汇证明

对需要在银行或国家外汇管理部门办理进口付汇核销的进口货物，报关员应当向海关申请签发《进口货物报关单（付汇证明联）》。海关经审核，对符合条件的，即在《进口货物报关单》上签名，加盖"海关验讫章"，作为进口付汇证明联签发给报关员。同时，通过海关电子通关系统向银行或国家外汇管理部门发送证明联电子数据。

（二）出口收汇证明

对需要在银行或国家外汇管理部门办理出口收汇核销的出口货物，报关员应当向海关申请签发《出口货物报关单（收汇证明联）》。海关经审核，对符合条件的，即在《出口货物报关单》上签名，加盖"海关验讫章"，作为出口收汇证明联签发给报关员。同时，通过海关电子通关系统向银行或国家外汇管理部门发送证明联电子数据。

（三）出口收汇核销单

对需要办理出口收汇核销的出口货物，报关员还应当在申报时向海关提交由国家外汇管理部门核发的《出口收汇核销单》。海关放行货物后，由海关关员在《出口收汇核销单》上签字，加盖海关单证章。出口货物发货人凭《出口货物报关单（收汇证明联）》和《出口收汇核销单》，办理出口收汇核销手续。

（四）出口退税证明

对需要在国家税务机构办理出口退税的出口货物，报关员应当向海关申请签发《出口货物报关单（出口退税证明联）》。海关经审核，对符合条件的，在《出口货物报关单》上签名，加盖"海关验讫章"，作为出口退税证明联签发给报关员。同时，通过海关电子通关系统向国家税务机构发送该证明联电子数据。

（五）进口货物证明书

对进口汽车、摩托车等，报关员应当向海关申请签发《进口货物证明书》，进口货物收货人凭以向国家交通管理部门办理汽车、摩托车的牌照申领手续。海关放行汽车、摩托车后，向报关员签发《进口货物证明书》。同时，将《进口货物证明书》上的内容通过计算机发送给海关总署，再传输给国家交通管理部门。

九、进口凭单取货与出口货物装运

进口凭单取货与出口货物装运这一步骤的主要内容是：

第一，进口凭单取货。经过进口报关、报检等手续后，如进口货物的品名、品质、数量、重量、包装等符合交易合同的规定，进口商便可提货。如订货或用货单位在卸货港所在地，则可就近转交货物；订货或用货单位不在卸货地区的，则可委托货运代理或物流公司将货物转运内地并转交给订货或用货单位。

第二，出口货物的退关。出口货物退关是指已申报出口的货物，在海关查验放行后，因故未能装上出运工具，出口申报人申请办理退运出海关监管区而不再出口的行为。办理出口退关手续时，出口货物的发货人或其代理人应在得知出口货物未装上运输工具,并决定不再出口之日起3天内向海关申请退关,经海关核准且撤销出口申请后,方能将货物运出海关监管场所。已缴纳出口税的退关货物,可以在缴纳税款之日起一年内,提出书面申请,向海关申请退税。

第三,出口货物装运①。对出口货物的报关,海关经过审核报关单据,查验实际货物,依法办理征收税费手续或减免税手续,在有关单据上签盖放行章后,货物的所有人或发货人或其代理人可以装运货物。

项目情景实例

陈湘是这样完成该批货物海关手续的四项任务的:

1. 进口手续。

(1)明确不同货物所适用的海关监管条件:卷钢属于自动进口许可证目录商品,要办自动进口许可证;A国的PVC暂时停止进口;盐酸为易制毒化学品,要报商务部主管部门,凭批件到许可证局和省级商务主管部门申领两用物项和技术进口许可证。

(2)如果3种货物在一张提货单上,则要到运输工具代理公司办理分提货单手续,将不能进口的A国PVC另列。

(3)凭自动进口许可证和两用物项和技术进口许可证办理卷钢和盐酸的进口报关手续,填写报关单,监管方式为"一般贸易",征免性质为"一般征税";预录入,电子通关,向现场海关交单,陪同查验,缴纳进口关税或提供担保手续。

2. 质量不符的7吨卷钢的处理(未要求退运)。

(1)如果该电视机厂留用,办理进口纳税手续。由海关按照卷钢的实际情况估价征税,使用原自动进口许可证号。

(2)如果该电视机厂放弃,则交由海关处理。该厂需书面申请,海关提取后出具收据。

3. 办理11吨卷钢的退税手续。

(1)向征税海关提出书面退税申请,提供下列单证:原进口报关单;已缴纳税款的税款缴纳证正本;有关索赔的协议或来往函电;商检证明;7吨质量不符又没有退运的卷钢已妥善处理的凭证;海关认为需要的其他单证。

(2)按规定支付退税手续费。

(3)在原征税金额内按原征税汇率、税率申请退还11吨卷钢的进口税。

---

① 装运一般是指将货物装上运输工具,它与交货是两个不同的概念。但是,在国际贸易中,由于采用FOB,CIF,CFR三种价格术语时,卖方只要根据合同的有关规定将货物装上运输工具,取得提单或运单,就算交货,提单或运单签发日期亦即为交货日。因此,装运一词常被用来代替交货的概念。这种凭单交货被称为象征性交货。凭单交货时,装运期和交货期是一致的(实际交货是指货物运抵目的地,因而,装运时间与交货时间并不是一致的)。

4.PVC 的处理：

暂不准进口是政府禁令，在对外贸易合同的条款中属于"不可抗力"条款，买卖双方都不承担违约的责任。货物可以先堆放在口岸仓库，待国家作出进一步决定。如责令退运，则按直接退运程序办理直接退运手续；如征反倾销税，则按征反倾销税的货物办理。

单元三 办理货物的转关运输

为加快进出境口岸进出口货物的疏运，方便收、发货人办理海关手续，进出口货物可以办理转关运输①。

一、转关运输的基本形式与方式

转关货物是指：①由进境地入境，向海关申请转关，运往另一设关地点办理进口海关手续的货物；②在启运地已办理出口海关手续运往出境地，由出境地海关监管放行的货物；③从境内一个设关地点运往境内另一个设关地点，需经海关监管的货物。

转关运输是进出口货物在海关监管下，从一个海关运至另一个海关办理某项海关手续的行为。

申请转关运输应符合如下条件②：①指运地和启运地设有海关机构的；②指运地和启运地应当设有经海关批准的监管场所；③转关承运人应当在海关注册登记，承运车辆符合海关监管要求，并承诺按海关对转关路线范围和途中运输时间所作的限定，将货物运往指定的场所。

（一）转关运输的基本形式

进出口货物的转关运输有下面3种基本形式。

1.进口转关运输。这是指由进境地入境后，向海关申请转关运输、运往另一设关地点办理进口海关手续。其中，进境地是指货物进入关境的口岸；指运地是指进口转关货物运抵报关的地点。

【例8-2】兰州某公司从天津新港进口一批货物，在天津新港海关办理进口转关手续，货物由转关运输货物承运人按照海关要求运至兰州，并在兰州海关报关进口。在转关通关制度中天津新港被称为进境地。

2.出口转关运输。这是指在启运地出口报关后在海关监管下运往出境地，由出境地海关监管出境。其中，出境地是指货物离开关境的口岸；启运地是指出口转关货物报关发运的地点。

【例8-3】郑州市某企业使用进口料件加工的成品，在郑州海关办妥出口手续，

---

① 本单元阐述传统的转关运输的做法，随着全国通关一体化的深入，转关运输将会发生较大的变革。

② 不得申请转关运输的货物主要包括：各种废料、废物；易制毒化学品、监控化学品、消耗臭氧层物质、氰化钠；汽车类，包括成套散件和二类底盘。

经天津海关复核放行后装船运往美国。此项加工成品复出口业务,除按规定需办理的出口手续外,同时要办理出口转关运输手续。

3.境内转关运输。这是指海关监管货物从境内一设关地点运往境内另一设关地点。

（二）转关运输的方式

转关运输有提前报关转关、直转转关和中转转关三种方式。

1.提前报关转关。提前报关转关是指进口货物在指运地先申报,再到进境地办理进口转关手续;出口货物在货物未运抵启运地监管场所前先申报,货物运抵监管场所后再办理出口转关手续。

2.直转转关。进口直转转关是指在进境地海关办理转关手续,货物运抵指运地再在指运地海关办理报关手续;出口直转转关是指在运抵启运地海关监管场所报关后,在启运地海关办理出口转关手续。

【例8-4】武汉DK公司在投资总额内委托武汉RP进出口公司于6月与香港CY公司签约进口一套自用设备,该设备属于鼓励类进口项目。设备于6月1日从上海吴淞海关进境,RP进出口公司委托上海ST货代公司于6月2日向上海海关办理转关申请手续,后由"长江号"轮船于6月5日运抵武汉,并于6月20日向武汉江岸办理进口报关手续,货物经海关查验后放行。本实例中的转关手续就属于直转转关。

3.中转转关。中转转关是指在收、发货人或其代理人向指运地或启运地海关办理进出口报关手续后,由境内承运人或其代理人统一向进境地或启运地海关办理进口或出口转关手续。具有全程提运单、必须换装境内运输工具的进出口中转货物,适用中转转关方式。

二、海关对转关货物的监管

海关对进出口转关货物施加海关封志。海关对转关货物监管的要点如下:

第一,转关货物应由已在海关注册登记的承运人承运。海关对转关限定路线范围,限定途中运输时间,承运人应当按海关要求将货物运抵指定的场所。海关根据工作需要,可以派员押运转关货物,货物收、发货人或其代理人、承运人应当按规定向海关缴纳规费,并提供方便。

第二,转关货物的指运地或启运地应当设有经海关批准的监管场所。转关货物的存放、装卸、查验应在海关监管场所内进行。特殊情况需要在海关监管场所以外存放、装卸、查验货物的,应向海关事先提出申请,海关按规定监管。

第三,海关对转关货物的查验,由指运地或启运地海关实施。进、出境地海关认为必要时,也可查验或者复验。

第四,转关货物未经海关许可,不得开拆、提取、交付、发运、调换、改装、抵押、质押、留置、转让、更换标记、移作他用或者进行其他处置。

第五,转关货物运输途中因交通意外等原因需更换运输工具或驾驶员的,承运人或驾驶员应通知附近海关;附近海关核实同意后,监管换装并书面通知进境地、指运地海关或出境地、启运地海关。

第六,转关货物在国内储运中发生损坏、短少、灭失情况时,除不可抗力外,承运人、货物所有人、存放场所负责人应承担税负责任。

三、进口货物的转关

(一)提前报关的转关

1. 进口货物的收货人或代理人在指运地海关录入进口货物报关单电子数据,指运地海关提前受理电子申报。接受申报后,计算机自动生成进口转关货物申报单,并传输至进境地海关。

2. 进口货物的收货人或代理人应向进境地海关提供进口转关货物申报单编号,并提交下列单证办理转关运输手续:

(1)进口转关货物核放单(广东省内公路运输的,提交进境汽车载货清单);

(2)中华人民共和国海关境内汽车载运海关监管货物载货登记簿(以下简称汽车载货登记簿)或船舶监管簿;

(3)提货单。

提前报关的进口转关货物应在电子数据申报之日起5日内,向进境地海关办理转关手续。超过期限仍未到进境地海关办理转关手续的,将被指运地海关撤销其提前报关的电子数据。

(二)直转方式的转关

进口货物收货人或代理人在进境地录入转关申报数据,直接办理转关手续。货物收货人或代理人应持以下单证向进境地海关办理转关手续:

(1)进口转关货物申报单(广东省内公路运输的,提交进境汽车载货清单);

(2)汽车载货登记簿或船舶监管簿。

直转的转关货物收货人或其代理人,应当在运输工具申报进境之日起14天内向进境地海关申报,办理转关运输手续。逾期办理的缴纳滞报金。

直转的转关货物应当在海关限定的时间内运抵指运地。货物运抵指运地之日起14天内,进口货物的收货人或其代理人向指运地海关申报。逾期申报的缴纳滞报金。

(三)中转方式的转关

中转方式的进口转关也是提前报关的转关。具有全程提运单、需换装境内运输工具的中转转关货物的收货人或其代理人,向指运地海关办理进口报关手续后,由境内承运人或其代理人持进口转关货物申报单,进口货物中转通知书,按指运地、目的港分列的纸质舱单(空运方式提交联程运单)等单证,向进境地海关办理货物转关手续。

进口转关货物在运抵指运地海关监管场所后,指运地海关方可办理转关核销。

四、出口货物的转关

(一)提前报关的转关

由货物的发货人或其代理人在货物未运抵启运地海关监管场所前,先向启运地海关录入出口货物报关单电子数据,由启运地海关提前受理电子申报,生成出口转关货物申报单数据,传输至出境地海关。

　　货物应于电子数据申报之日起 5 日内,运抵启运地海关监管场所,并持下列单证向启运地海关办理出口转关手续:出口货物报关单;汽车载货登记簿或船舶监管簿;广东省内公路运输的,提交出境汽车载货清单。

　　货物到达出境地后,发货人或其代理人持下列单证向出境地海关办理转关货物出境手续:启运地海关签发的出口货物报关单;汽车载货登记簿或船舶监管簿;出口转关申报单或出境汽车载货清单。

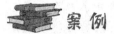 案例

　　广东东莞 MP 鞋厂使用来料加工生产的一批童鞋,出口香港 BC 贸易公司。MP鞋厂需要在位于广东省东莞市虎门镇的太平海关办妥出口报关手续及出口转关运输手续,于 10 月 12 日在深圳盐田港(大鹏海关)装船。作为 MP 鞋厂的报关员,应当如何办理报关手续?

　　【分析】

　　本案中 MP 鞋厂的报关员可以这样办理报关手续:

　　(1)取得有关装箱资料和贸易合同、单证。

　　(2)申报。在货物未运抵启运地海关关——太平海关监管场所前,先向太平海关录入《出口货物报关单》电子数据。

　　(3)出口转关。货物运抵启运地海关——太平海关指定的监管场所并办理转关手续。所需单证主要包括《出口货物报关单》、《汽车载货登记簿》、《出境汽车载货清单》。

　　(4)办理转关货物出境。向出境地海关——大鹏海关办理转关货物出境手续,所需单证与上述一致。

　　(二)直转方式的转关

　　由发货人或其代理人在货物运抵启运地海关监管场所后,向启运地海关录入出口货物报关单电子数据,启运地海关受理电子申报,生成出口转关货物申报单数据,传输至出境地海关。

　　发货人或其代理人应持下列单证向启运地海关办理出口转关手续:出口货物报关单;汽车载货登记簿或船舶监管簿;广东省内公路运输的,提交出境汽车载货清单。

　　直转的出口转关货物到达出境地后,发货人或其代理人应持下列单证向出境的海关办理出境手续:启运地海关签发的出口货物报关单;汽车载货登记簿或船舶监管簿;出口转关申报单或出境汽车载货清单。

　　(三)中转方式的转关

　　具有全程提运单、需换装境内运输工具的出口中转转关货物,货物的发货人或其代理人向启运地海关办理出口报关手续后,由承运人或其代理人向启运地海关录入并提交出口转关货物申报单,凭出境运输工具分列的电子或纸质舱单、汽车载

货登记簿或船舶监管簿等单证,向启运地海关办理货物出口转关手续。经启运地海关核准后,签发出口货物中转通知书,承运人或其代理凭以办理中转货物的出境手续。

出口转关货物在运抵出境地海关监管场所后,出境地海关方可办理转关核销。货物实际离境后,出境地海关核销清洁舱单并反馈给启运地海关,启运地海关凭以签发有关报关单证明联。

个案分析与操作演练

1.江苏某港口机械制造股份有限公司(中外合资企业)向香港飞翼船务有限公司出口 40'集装箱半挂车 5 辆,总价 HKD608 000。经海关批准,该批货物运抵起运地海关监管现场前,先向该海关录入出口货物报关单电子数据。货物运至海关监管现场后,转关至上海吴淞口岸装运出境。上述货物出口后,其中 1 辆因质量不良被香港飞翼船务有限公司拒收而退运进口,整批货物因此未能收汇。回答下列问题:

(1)该批货物出口申报应符合下列海关规定:(　)

A.应同时以电子数据报关单和纸质报关单向海关申报,然后由海关进行电子审单。

B.应先向海关提交纸质报关单,由海关预审,再以电子数据报关单向海关正式申报。

C.应以电子数据报关单向海关申报,海关审结后,再向海关提交纸质报关单并随附其他单证。

D.由发货人或其代理人选择使用电子数据报关单或纸质报关单向海关申报。

(2)该批货物从起运地运至上海吴淞口岸,在上海吴淞海关监管下装运出境,其转关运输采用的是:(　)

A.提前报关方式　　　　　　　　　　B.直转方式

C.中转方式　　　　　　　　　　　　D.直通方式

(3)该批货物申报时,除出口货物报关单以外,还应向海关提交下列随附单证:(　)

A.商业发票　　　　　　　　　　　　B.出口货物许可证

C.出口装货单据　　　　　　　　　　D.出口收汇核销单

(4)该批出口货物报关单"监管方式"与"征免性质"两栏目分别填报为:(　)

A.一般贸易,一般征税　　　　　　　B.一般贸易,中外合资

C.合资合作设备,一般征税　　　　　D.合资合作设备,中外合资

2.北京 AB 成套设备进出口公司(BEIJING AB COMPLETE PLANT IMPORT & EXPORT CORP.)与日本 TMT 公司于 7 月 8 日在广州签订了出售户外家具(Outdoor Furniture)的外贸合同。货名:花园椅(Garden Chair,铸铁底座的木椅,按规定出口时需要有动植物检验检疫证明);型号:TG0803;价格:USD78.00/PC FOB Guangzhou;数

量:1 000把;毛重:21KGS/PC;净重:19KGS/PC;包装:1PC/CTN;集装箱:1×20';生产厂家:广东NK家具厂;最迟装船日期:2014年9月8日;起运港:广州港;目的港:大阪港;支付方式:不可撤销信用证。问题:

(1)根据以上资料,为出口公司整理一份销售合同/成交确认书。

(2)如果北京AB成套设备进出口公司委托广州GD报关行报关,是否要办理异地报关备案手续?需要的话,应如何办理?

(3)如果订舱的装船时间是9月8日10:00 AM,那么,报关员应最迟在何时何地报关完毕?

(4)如果报关员在8月20日以电子数据报关单向海关申报,8月22日收到海关"放行交单"的通知,那么,报关员应不迟于哪一天持打印的纸质报关单,备齐哪些单证,到货物所在地海关提交书面单证并办理相关海关手续?

(5)应该缴纳哪些海关规定的税费?

3.中国石油化工进出口公司从委内瑞拉进口原油20万吨,由一艘船舶装运进口。问题:在进口报关时除应向海关提交《进口货物报关单》外,还应向海关提交哪些报关单证?

4.北京华龙代理有限公司代理报关部现有如下货物和物品需要代理报关:①外商承包我国境内高速公路工程项目进口的施工机械;②履行加工贸易合同中,国内企业进口的由外商提供的货样;③进口的由我国飞机制造公司进行维修的国外飞机发动机;④进口的俄国歌唱家在北京举行演唱会时出售的纪念品。问题:上述进口货物中,适用一般进出口货物通关程序的有哪几种?

5.重庆JN公司从国外进口一批摩托车,该公司在企业报关地点连接互联网,通过中国电子口岸自行录入报关单电子数据,海关审结电子数据报关单后,公司再备齐相关的随附单证办理海关手续,然后海关进行查验,但是在查验过程中,由于该公司搬移不慎而损坏了一辆摩托车。请回答下列问题:

(1)该货物的申报期限为(　　)。

A.自装载货物的运输工具申报进境之日起14日内

B.货物运抵海关监管区后的24小时前

C.自装载货物的运输工具申报进境之日起7日内

D.货物运抵海关监管区后的48小时前

(2)本题中所采用的申报方式属于(　　)。

A.终端申报方式　　　　　　　　B.委托EDI方式

C.自行EDI方式　　　　　　　　D.网上申报方式

(3)题中所指的随附单证包括(　　)。

A.报关单　　　　　　　　　　　B.基本单证

C.特殊单证　　　　　　　　　　D.预备单证

(4)本题中的货物损失应由谁承担赔偿责任?(　　)

A.海关　　　　　　　　　　　　B.负责查验的海关关员

C.该公司　　　　　　　　　　　D.报关员

(5)该公司进口摩托车,收货人需要凭下列哪种证件办理牌照申领手续?( )

A.进口付汇证明 B.进口许可证

C.进口货物报关单 D.进口货物证明书

6.(1)北京某企业将一批机械设备销往南非,该批货物采用出口直转的方式,已向北京海关办理了相关转关手续,并将货物用汽车运至天津口岸,在天津口岸出境时,报关员应该向天津海关出具下列哪些单证资料?( )

A.北京海关签发的出口货物报关单

B.出口转关货物申报单

C.出境汽车载货清单

D.汽车载货登记簿

(2)北京 A 企业从美国进口一批大豆,货物从天津进境。A 企业在天津海关办理进口货物转关手续前,向北京海关录入"进口货物报关单"电子数据,北京海关受理后,向天津海关传输有关数据。A 企业在向天津海关办理转关手续时要提供( )。

A."进口转关货物申报单"编号

B.提货单

C.进口转关货物核放单

D.汽车载货登记簿

复习思考题

一、名词解释:如实申报、电子审单、补充申报、结关、转关运输、提前报关转关、直转转关、中转转关。

二、简答题

1.简述一般进出口货物与一般贸易货物的区别。

2.简述一般进出口货物的海关监管特点。

3.简述一般进出口货物通关的适用范围。

4.简述一般进出口货物通关的基本程序。

5.申报前如何看货取样?

6.简述一般进出口货物申报期限的规定。

7.简述一般进出口货物报关需交验的单证。

8.海关审单作业系统由哪几部分组成?

9.简述一般进出口货物查验环节的主要内容。

10.如何办理海关查验中被损坏货物的赔偿?

11.简述转关运输报关的主要要求。

项目任务九 办理保税货物的报关

项目要求

- 了解保税进出口货物的特点及其海关监管要求
- 掌握保税加工货物的报关程序以及加工贸易银行保证金台账制度
- 掌握保税物流货物的报关程序

项目情景

北京龙口工贸公司的进口机电产品维修中心以寄售贸易方式进口维修零配件一批,以经营租赁方式进口维修设备 2 套(列入《自动进口许可管理目录》和《法检目录》)。维修零配件进口后存入保税仓库,并分别用于相关进口机电产品保修期内、外的维修业务;用于维修业务的维修设备则按协议规定使用,租赁期满退运境外。此外,维修零配件存仓期间,部分维修零配件被维修中心调至另一直属海关关区的保税仓库储存备用。陈湘要负责上述情景中的维修零配件、维修设备的海关手续与管理。他面临着如下任务:

任务 1:办理维修设备的进出境手续。

任务 2:办理维修零配件的出仓报关手续。

任务 3:确定维修零配件储存期限及管理。

任务 4:办理维修零配件在跨关区保税仓库之间调拨的海关手续。

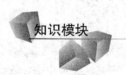

知识模块

单元一 了解保税货物的特点及其海关监管要求

"保税"从字面上理解,即海关对货物"保留征税权"。保税制度①,是指经海关批

---

① 保税制度最早产生于中世纪诸侯分立的欧洲,在 16 世纪中期,意大利的里窝那港口成为世界上第一个实行保税制度的城市,并产生了最初的保税形式——保税储存制度。

准的境内企业所进口的货物,在海关监管下在境内指定的场所储存、加工、装配,并暂缓缴纳各种进口税费的一种海关监管业务制度。保税制度能够使出口企业简化出口手续,减少因纳税而造成的资金占用和利息成本,有利于国内出口加工企业的开办和经营,也有利于实行保税制度的口岸城市的繁荣。

一、保税货物的分类与基本特点

保税货物(Bonded Goods),是指经海关批准未办理纳税手续进境,在境内贮存、加工、装配后复运出境的货物。海关对保税货物进境时暂缓征税,待货物进境储存或加工后的去向确定,再决定征税或免予征税。如果储存或加工的成品在海关规定的期限内复运出境,则免税;如转为在境内销售,海关则补征税款。

(一)保税的形式

海关保税制度的形式主要分两种:一是海关保税储存制度;二是保税加工制度。在这一制度下,货物暂准进口的目的虽各不相同,但原则上都要复运出口,既可加工为新产品出口,也可原状复出口。保税的形式主要可分为保税储存和保税加工。

1.保税储存。保税储存是指进口货物在海关监管下储存于指定场所,并暂缓缴纳进口税的一种保税形式。保税储存的目的在于使进口货物在暂缓缴纳进口税的状态下暂时存放于保税仓库,等待最终进入贸易或生产环节。因此,保税储存是一种以仓库为依托、以储存为基础的保税形式。根据我国海关规定,货物可以以寄售、维修、免税销售、转口、结转加工等为目的临时进口,存放于经海关注册登记的保税仓库,再根据经营需要将货物提离仓库,实际用于上述目的。如果在储存期内无法实现上述经营目的,货物将复运出境或经办理进口手续后转为内销。

2.保税加工。保税加工是指拟用于制造、加工的货物在海关监管下暂缓缴纳进口税,作为原料、材料、辅料、零部件、元器件、配套件和包装物料及半成品临时进口,经加工后复运出口的一种保税形式。

(二)保税货物的分类

根据我国海关保税制度的以上两种形式,保税货物按货物流通的目的以及是否改变基本物质形态来划分,可以划分为保税物流货物和保税加工货物。具体见图9-1。

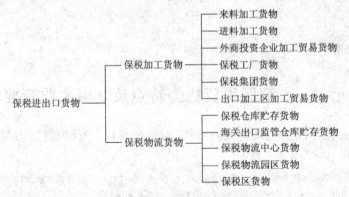

图9-1 保税货物的分类

保税物流货物,是指经海关批准未办理纳税手续进境在境内储存后复运出境的货物,也称作保税仓储货物,这类货物保税存储期间不得进行实质性的加工。

保税加工货物,基本上是专为开展实质性的加工贸易而进口的料件、包装物、半成品,以及加工后的产成品,但其通关手续以及会计处理要比保税物流货物复杂。

(三)保税货物的基本特点

保税货物应当具有三大基本特点:经海关批准,是监管货物,应复运出境。

1. 保税货物必须经海关批准。海关对符合保税货物条件的,批准加工贸易合同备案,包括来料加工合同备案、进料加工合同备案和外商投资企业加工贸易合同备案,核发《加工贸易手册》;批准设立保税仓库、出口监管仓库、保税物流中心、保税工厂、保税集团;核准保税仓库、出口监管仓库、保税物流中心、保税区、出口加工区、保税物流园区的保税业务等。

2. 保税货物是海关监管货物。保税货物是未办理纳税手续进境的货物,因而保税货物是海关监管货物。保税货物自进境之日起就必须在海关的监管之下,其在境内的运输、储存、加工、装配都必须接受海关监管,直到复运出境或改变性质办理正式进口手续为止。当保税货物失去保税条件时,海关有权依法对该保税货物进行处理。

3. 保税货物应复运出境。保税货物是以在境内保税储存和加工成品复运出境为前提条件的,不在境内最终使用和消费。这点与减免税货物有根本性质的不同。减免税货物进口时,海关按照规定免征或减征进口税,货物进口后在境内使用和消费,不再复运出境。经海关批准的保税货物,如果决定不复运出境,就应当按照留在境内的实际性质办理相应的进口手续。

二、保税货物的监管特征和报关的基本程序

保税货物的通关与一般进出口货物不同,其报关程序除了和一般进出口报关程序同样有进出境报关阶段以外,还有海关前期监管阶段即备案申请保税阶段和海关后续监管阶段即申请报核结案阶段。

(一)保税货物的监管特证和要求

保税货物的海关监管特征可以概括为:批准保税、暂缓纳税、监管延伸、核销结关。其监管要求可归纳为图9-2。

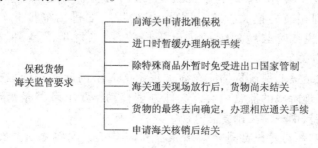

图9-2 保税货物的监管要求

保税加工货物、保税物流货物的保税期限及核销期限见表9-1。

表9-1　保税加工货物、保税物流货物的保税期限及核销期限

保税货物种类		保税期限	核销期限
保税加工	加工贸易保税货物	一般保税期限为一年,经批准可以延长一年	按照保税期限到期后30天内或合同期满或最后一批成品出口后30天内
	出口加工区保税货物	从进境进区起至出境出区办结海关手续止	每半年一次,分别为每年6月底和12月底以前
保税物流	保税仓储货物	从进境入库至出库办结海关手续为一年,经批准可以延长一年	为每个月5日前,每月1次
	出口监管仓库货物	入库贮存期限为6个月,可以延长6个月	海关凭入出库清单实行动态核销
	保税物流中心	A型中心保税期限1年;B型中心保税期限2年	联网监管,动态适时核销
	保税区保税货物	从进境进区起至出区出境或出区办结海关手续止	每半年一次分别为每年6月底和12月底前
	保税物流园区	不设储存期限	每年报核一次

(二)保税货物的基本报关程序

保税货物的报关程序可以概述为三大步骤:备案申请保税→进出境报关→报核申请结案。

1.备案申请保税。备案是保税货物向海关办理的第一个手续,须在保税货物进口前办妥。它是保税业务的开始,也是经营者与海关建立承担法律责任和履行监管职责的法律关系的起点。

2.进出境报关。保税货物从境外进入境内时在海关进出境现场监管阶段,享受的是暂缓征税的待遇,海关放行后在加工贮存期间,仍是海关监管货物,当最后的流向是运往境外,海关免于征税;当最后的流向是进入境内销售,应按照用途向海关办理相应的报关手续。因此,保税货物的进出境报关分两种情况:第一种情况是,保税货物与境外间的进出境报关;第二种情况是,保税货物与境内间视同进出口报关。

3.报核申请结案。保税货物应在海关规定的时限内向海关办理核销结案手续,这是海关后续管理阶段的监管内容。具体办理核销结案的环节是:企业申请报核—海关受理—实施核销—结关销案。

【例9-1】山东某纺织品进出口有限公司某年5月从韩国进口混纺面料3 000米,加工成男式风衣销往瑞士。7月又从韩国进口尼龙面料2 000米,加工成滑雪衣

销往国内。请想一想这两次报关手续一样吗？

【分析】这两次报关手续不一样。从韩国进口混纺面料加工成成衣销往瑞士是保税加工贸易，应按加工贸易的程序进行报关，即要进行前期备案、申报、查验、征税、放行、核销这几个步骤；而销往国内这笔业务是一般贸易，应按一般贸易的报关程序：申报、查验、征税、放行这几个步骤来报关。

单元二　办理保税加工货物报关

保税加工货物亦称加工贸易货物，是指经海关批准后未办理纳税手续（暂缓交税）进境，在境内加工、装配后复运出境的货物。如：加工贸易项下的进口料件、加工成品以及加工过程中产生的边角料、残次品、副产品等。

一、加工贸易的主要方式

加工贸易是外国的企业（通常是工业发达国家或新兴工业化国家和地区的企业）以投资的方式把某些生产能力转移到东道国，或者利用东道国已有的生产能力为自己加工装配产品，然后运到东道国境外销售。这种跨越国界的生产加工和销售，是加工贸易的显著特征。加工贸易同国际投资及国际贸易紧密相关，体现了商品和资本交换的国际化。

加工贸易俗称"两头在外"的贸易，即料件从境外进口，在境内加工装配后，成品运往境外的贸易。《中华人民共和国海关加工贸易货物监管办法》规定，加工贸易是指经营企业进口全部或者部分原辅材料、零部件、元器件、包装物料（以下统称料件），经过加工或者装配后，将制成品复出口的经营活动。

（一）加工贸易的经营单位

加工贸易企业，包括经海关注册登记的经营企业和加工企业，可以是对外贸易经营企业，也可以是外商投资企业。加工贸易企业可以根据需要申请设立保税工厂、保税集团①。

加工贸易经营企业，是指负责对外签订加工贸易进出口合同的各类进出口企业和外商投资企业，以及经批准获得来料加工经营许可的对外加工装配服务公司。

加工贸易加工企业，是指接受经营企业委托，负责对进口料件进行加工或者装配，并且具有法人资格的生产企业，以及由经营企业设立的虽不具有法人资格，但是实行相对独立核算并已经办理工商营业证（执照）的工厂。

（二）加工贸易的主要方式

从海关监管的区别来划分，加工贸易的组织形式主要可分为：来料加工和进料加工。

1. 来料加工。来料加工，是指进口料件由境外企业提供，经营企业不需要付汇进

---

① 保税工厂是指由海关批准的专门从事保税加工的工厂或企业。保税集团的实质是企业联合体，是指经海关批准，在同一关区内，同行业若干个加工企业由一个具有进出口经营权的企业牵头，联合对进口料件进行多层次、多工序连续加工，直至最终产品出口的企业联合体。

口,按照境外企业的要求进行加工或者装配,只收取加工费,制成品由境外企业销售的经营活动。在这种加工贸易方式下,我方的市场经营风险小,但获利也较少。

来料加工的业务特征见图9-3。

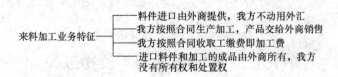

来料加工业务特征
- 料件进口由外商提供,我方不动用外汇
- 我方按照合同生产加工,产品交给外商销售
- 我方按照合同收取工缴费即加工费
- 进口料件和加工的成品由外商所有,我方没有所有权和处置权

图9-3 来料加工的业务特征

2.进料加工。进料加工,是指进口料件由经营企业付汇进口,制成品由经营企业外销出口的经营活动。进料加工业务特征见图9-4。

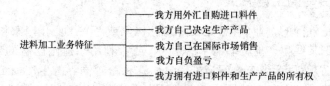

进料加工业务特征
- 我方用外汇自购进口料件
- 我方自己决定生产产品
- 我方自己在国际市场销售
- 我方自负盈亏
- 我方拥有进口料件和生产产品的所有权

图9-4 进料加工的业务特征

二、海关对加工贸易货物的监管

加工贸易企业进口的是料件和/或半成品,加工后出口的是成品(或结转半成品),前者(进口的料件和/或半成品)是海关批准保税进口的对象。海关管理的主要目的,是为了遏制企业通过高报单耗,擅自内销大量保税货物行为的发生。

━━ **链接** ━━━━━━━━━━━━━━━━━━━━━━

单耗的基本知识

1.单耗的相关概念。所谓单耗,是指加工贸易企业在正常生产条件下加工单位成品所耗用的料件量。单耗包括净耗和工艺损耗。

净耗是指加工后料件通过物理变化或化学反应存在或转化到单位成品中去的量。

工艺损耗是指因加工工艺原因,料件在正常加工过程中除净耗外所必须耗费的但没有存在和转化到成品中去的量。

工艺损耗率是指工艺损耗量占单耗用量的百分比。其计算公式为:

工艺损耗率 = 工艺损耗/单耗 = (单耗 - 净耗)/单耗

单耗 = 净耗/(1 - 工艺损耗)

耗用料件的数量 = 单耗 × 成品数量

　　单耗标准是指供通用或重复使用的加工贸易单位成品耗料量的准则。加工贸易企业应当在单耗标准内向海关备案和申报保税料件的单耗。特殊监管区域、保税监管场所不适用单耗标准。

　　2.单耗申报的时间。企业应当在加工贸易货物备案时向海关首先备案单耗，再在成品出口前或深加工结转前或内销前如实向海关申报单耗，并填写加工贸易单耗申报单。若加工贸易企业无法按时申报单耗的，应当留存成品样品和相关单证，并在成品出口前或深加工结转前或内销前向海关提出申请，经主管海关批准，可以在货物报核前申报单耗。

　　3.单耗申报的内容。加工贸易企业申报单耗应包括以下内容:①加工贸易项下料件和成品的商品名称、商品编号、计量单位、规格型号和品质等。②加工贸易项下成品的单耗。③加工贸易同一料件有保税和非保税料件的，应当申报非保税料件的比例、商品名称、计量单位、规格型号和品质。④其他必要的单证资料。

　　海关对加工贸易实行分类监管，对加工贸易货物实行担保制度。未经海关批准，加工贸易货物不得抵押。加工贸易企业应当将加工贸易货物与非加工贸易货物分开管理。加工贸易货物应当存放在经海关备案的场所，实行专料专放。

(一)海关对加工贸易货物的监管模式

　　目前海关对加工贸易保税货物的管理分为海关特殊监管区域内（经国家批准，在境内或边境线上划出一块地方让企业从事保税加工业务，海关进行封闭式监管，包括出口加工区、珠海澳门跨境工业园区）和特殊监管区域外两种情况。其监管模式有两大类:一类是非物理围网的监管模式;另一类是物理围网的监管模式。

　　1.物理围网监管。所谓物理围网监管，是指经国家批准，在境内或边境线上划出一块地方，实现物理围网，让企业在围网内专门从事保税加工业务、由海关进行封闭式的监管。

　　物理围网监管模式包括出口加工区和珠海澳门跨境工业园区，采用电子账册（H+11位编码，E+11位编码）管理。除此之外，还有保税区、综合保税区、保税港区以及保税物流园区的保税加工也有采用物理围网监管。

　　2.非物理围网监管。非物理围网监管包括纸质手册管理和计算机联网监管两种。

　　(1)纸质手册管理。在纸质手册监管模式下，加工贸易企业在进行加工贸易前需向海关申领手册，凭海关所发手册进出境货物，并详细记录每次进口料件和出口成品的实际情况，最终办理手册核销手续。报关人员在实际申报时，需正确填写手册相关栏目并随附报关单和其他单证交给现场海关官员审核，海关在手册相应栏目签章核注。

　　纸质手册以合同为单元管理(手册号为:进料加工"C+11位编码";来料加工

"B＋11位编码";加工贸易深加工结转异地报关手册"G＋11 位编码";进口报关用分册"F＋11位编码"等)。纸制手册监管下,加工贸易企业需在进行加工贸易前向海关申领手册,凭借海关所发手册进出境货物,并详细记录每次进口料件和出口成品的实际情况,最终办理手册核销手续。报关员在实际申报时,正确填写手册相关栏目并随报关单和其他单证交给现场海关官员审核,海关在手册相应栏目签章核注。

纸质手册管理是一种传统的监管方式,目前国内大多数企业已不再使用纸质手册管理,随着对外贸易和现代科技的高速发展,海关对加工贸易企业将全部实行电子化手册计算机联网监管。本书不对纸质手册管理加工贸易货物的报关进行详述。

(2)计算机联网监管。联网监管是指海关对加工贸易企业实施联网监管,加工贸易企业通过数据交换平台或者其他计算机网络方式向海关报送能满足海关监管要求的物流、生产经营等数据,海关对数据进行核对、核算,并结合实物进行核查。

海关通过计算机网络,从实行全过程计算机管理的加工贸易企业提取监管所必需的财务、物流、生产经营等数据,与海关计算机管理系统相连接,从而实施对加工贸易货物的监管。

对联网企业,海关以商务主管部门批准的加工贸易经营范围、年生产能力等为依据,建立电子账册,取代纸质加工贸易手册,实行电子账册管理。联网企业根据实际生产需要办理进口料件、出口成品及成品单(损)耗的备案手续,取代以合同为单元的备案手续。联网企业不实行银行保证金台账制度,进入电子账册的料件全额保税。

海关根据联网企业报送备案的资料建立电子底账,对联网企业实施电子底账管理。电子底账包括电子账册和电子化手册。

■ 链接 ■

电子底账的种类

1. 电子化手册:针对中小企业,以合同为单位,海关只给电子化手册号,不发放纸质手册。

2. 电子账册:针对大型企业,以整个企业为单位。分为:

(1)IT账册——仅对企业的经营范围进行备案的电子账册,日常报关不使用。

(2)E账册——通关电子账册,账册信息同海关电子联网。海关只给电子手册号(E＋11 位编码),不发放纸质手册。企业日常进出境货物申报时,海关直接在电子底账上扣减。报关单"备案号"栏填"E＋11 位编码"。

(3)H账册——海关对进出口综合保税区、保税港区的货物实行的电子账册(H＋11 位编码)管理模式。

电子账册是海关以企业为单元为联网企业建立的电子底账;实施电子账册管理的,联网企业只设立一个电子账册。海关应当根据联网企业的生产情况和海关的监

管需要,确定核销周期,按照核销周期对实行电子账册管理的联网企业进行核销管理。电子化手册是海关以加工贸易合同为单元为联网企业建立的电子底账;实施电子化手册管理的联网企业的每个加工贸易合同设立一个电子化手册。海关应当根据加工贸易合同的有效期限确定核销日期,对实行电子化手册管理的联网企业进行定期核销管理。

联网企业应当如实向海关报送加工贸易货物物流、库存、生产管理以及满足海关监管需要的其他动态数据。

（二）对加工贸易货物的管理

经营企业进口加工贸易货物,可以从境外或者海关特殊监管区域、保税监管场所进口,也可以通过深加工结转方式转入。经营企业出口加工贸易货物,可以向境外或者海关特殊监管区域、保税监管场所出口,也可以通过深加工结转方式转出。经营企业应当凭加工贸易手册、加工贸易进出口货物专用报关单等有关单证办理加工贸易货物进出口报关手续。

加工贸易货物的报关程序就海关工作环节而言可归结为:审单→查验→保税→放行(未结关)。在"保税"环节必须先办理加工贸易手册设立手续(即前期阶段),保税加工货物放行后并没有办结海关手续,海关还将继续对其进行延伸监管,核查其暂缓交税(即保税)所进境的料件在我国境内的使用情况,所生产的成品是否复运出境。后续阶段必须办理加工贸易手册的核销结案手续。

我国对加工贸易货物的管理可归纳为商务审批、备案报税、纳税暂缓、监管延伸、核销结关等几个方面。

1.商务审批。商务审批是海关对保税加工贸易货物监管的前提。我国虽已取消商务主管部门对加工贸易合同审批和对加工贸易保税进口料件或制成品转内销审批,但企业从事加工贸易,必须先向所在地商务部门(或外经贸部门)提出申请,经商务部门审批后,出具《加工贸易企业经营状况和生产能力证明》,海关根据该证明中列明的税目范围进行手册设立(变更)。涉及禁止或限制开展加工贸易商品的,企业应在取得商务部批准文件后到海关办理有关业务。

2.进口料件备案保税。加工贸易料件需向海关备案核准后(及加工贸易手册核准后)才能保税进口,其备案原则是:

(1)合法经营:属于限制类的,需获得商务主管部门或其他政府部门的批准,备案时提交合法进出口许可凭证;

(2)复运出境:所有进口料件都必须生产为成品或附着在成品上后复运出境;

(3)可以监管:保税料件在进出口、加工、装配等环节,均可置于海关的监管之下。

3.进口暂缓纳税。根据《中华人民共和国海关加工贸易货物监管办法》,除国家另有规定外,加工贸易进口料件属于国家对进口有限制性规定的,经营企业免于向海关提交进口许可证件。加工贸易出口制成品属于国家对出口有限制性规定的,经营企业应当向海关提交出口许可证件。加工贸易项下进口料件实行保税监管的,加工成品出口后,海关根据核定的实际加工复出口的数量予以核销。加工贸易项下进口料件按照规定在进口时先行征收税款的,加工成品出口后,海关根据核定的实际加工复出口的数量退还已征收的税款。加工贸易项下的出口产品属于应当征收出口关税的,海关按照有关规定征收出口关税。

链接

进口暂缓纳税

料件进境时未办理纳税手续,要按实际加工复出口成品所耗用料件的数量确定征免税的范围。即用于出口的不予征税,不出口的征税,这样就引出两个问题:

1.保税加工货物经批准不运出境,在征收进口关税和进口环节代征税时还要征收缓税利息(边角料和特殊监管区域的保税加工货物除外)。其计算公式为:

应征缓税利息 = 应征税额 × 计息期限 (天数) × 缓税利息率 ÷360

2.料件进境时未办理纳税手续,适用海关事务担保。

4.海关监管延伸。对保税进口料件,海关一直要监管到加工、装配后复运出境或者办结正式实际进口手续为止。使用纸质手册和电子化手册的企业,料件保税加工监管通常为 1 年期限,最长可延期 1 年;使用电子账册的企业,监管期限从企业的电子账册记录第一批料件进口之日起到该电子账册被撤销为止。出口加工区、保税区、综合保税区、保税港区内的加工贸易企业,监管期限从加工贸易料件进区到加工贸易成品出区办结海关手续为止。

5.手册(合同)核销结关。加工手册到期后海关将确认手册本期进出口数量是否平衡,成品是否全部由进口料件生产,是否全部复运出口,有无在国内销售以及生产过程中产生的边角料、余料、副品或残次品等信息,企业需要事先向海关办结相关手续后再申请手册的核销。实行保证金台账管理的还需要核销台账,有交保证金的还需要办理退保。

链接

手册核销期限

1.纸质手册和电子化手册:从手册有效期到期之日起或最后一批成品出口后30 天内申请核销。

2.电子账册:通常以 180 天为一个报核周期。新企业以海关批准电子账册建立之日起计算,满 180 天后的 30 天内申请核销,以此类推,从报核之日起算,每满 180 天后的 30 天内申请报核。

3.出口加工区内企业的电子账册,每 6 个月核销一次。

4.珠海园区内加工企业的电子账册,每 1 年核销一次(开展业务之日起)。

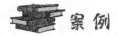 案例

加工贸易报关程序案例

专营进料加工集成块出口的外商投资企业 A 公司,是适用海关一般信用管理的企业。该企业于 3 月份对外签订了主料硅片等原材料的进口合同,按企业合同(章程)部分加工成品内销,另一部分加工成品外销,原料交货期为 4 月底。A 公司于 5 月初又对外签订了生产集成块所必需的价值 20 000 美元的三氯氧磷进口合同,6 月初与境外某商人订立了集成块出口合同,交货期为 10 月底。9 月底,产品全部出运,仅有些边角余料残次品没有处理。作为 A 公司的报关员,完成这个进料加工业务需要做些什么工作?

【分析】

作为 A 公司的报关员,主要应完成如下工作:

1. 外销部分申领《加工贸易手册》。A 公司系海关分类管理一般信用类企业,因主料硅片等材料并非限制商品类,所以应设立银行保证金台账,并空转。作为 A 公司的报关员,应当在 4 月底之前申领《外商投资企业履行产品出口合同登记手册》,以便使料件按合同期限收货。申领《加工贸易手册》的程序和手续如下:

(1)持主料进口合同并填写《加工贸易企业经营状况和生产能力证明》,由商务主管部门确认签章。

(2)填写《加工贸易手册》,将合同基本情况预录入后,持合同、批件、状况表等到主管海关备案。主管海关审核无误后,领取《加工贸易手册》。

2. 主料报关进口。主料报关进口的程序和手续如下:

(1)货物到港后,按企业合同(章程)规定的内外销比例,将货物拆成两部分预录入通关:其一,加工成品内销部分报"一般贸易",提供发票、装箱单、提货单。硅片不需要许可证件。其二,加工成品外销部分报"三资进料加工",全额保税,提供《加工贸易手册》、发票、装箱单、提货单。审单通过后,将单据交现场海关接单人员。

(2)如海关决定查验,则陪同查验、搬移货物、开拆包装、重封包装。

(3)从接单人员处取得税款缴纳凭证,到银行付税。保税部分免征监管手续费。

(4)凭银行收税款后签章的税款缴纳凭证正本,到现场海关取得海关签放行章的提货单。

(5)凭此提货单到口岸提货。

3. 三氯氧磷报批领证。三氯氧磷为能够制造化学武器的化工原材料,应报化工主管部门批准;凭化工主管部门的批准件到商务部门申领许可证,有了许可证后货物才能到港。

4. 材料增补和报关。材料增补和报关的程序和手续如下:

(1)三氯氧磷系加工增补材料,应以"变更"方式办理,因为价值已超过 10 000 美元,所以要到商务主管部门审批。批准后,将增补材料预录入。

（2）到主管海关办理《加工贸易手册》变更手续。

（3）凭《加工贸易手册》和许可证报关。同样要按内外销比例拆单,内销部分要征税,保税部分免征监管手续费。

5.办理变更手册。进料加工出口合同签订后,以变更的方式将出口合同的内容做进《加工贸易手册》,预录入,海关变更《加工贸易手册》,企业凭变更后的《加工贸易手册》办理产品出口手续。

6.报核。10月底以前必须报核,报核申请要对边角余料说明处理意向。

三、电子账册管理下的保税加工货物及其报关程序

电子账册管理是以企业整体加工贸易业务为单元,实施对保税加工货物的监管。海关为实行电子账册管理的联网企业建立电子底账,每个企业只设立一个电子账册。企业报关员根据海关设定的核销周期,对相关电子账册报核。电子账册管理下保税加工货物报关的特点可归纳为:一次审批、分段备案、滚动核销、控制周转、联网核查等。具体来说:

第一,一次审批:对企业经营资格、范围（HS商品编码前4位数）、加工生产能力一次审批,不再逐个对加工贸易合同进行审批。经营范围电子账册为 IT + 10 位数（共计 12 位）,主要用于检查控制便捷通关电子账册的商品范围。日常报关时不使用经营范围电子账册。

第二,分段备案:先备案进口料件,出口成品前再按照实际准确的单损耗进行备案。不必如纸质手册那样,在备案时一次性申报单损耗,手册核销时还得再次确认实际单损耗。

第三,海关建立以整个企业为单元的电子账册,对企业物流、生产运作实行滚动核销管理。对企业进出境保税加工货物没有绝对总数量（或总价值）的限制,只有最大周转量的控制;不再签发纸质手册,报关员凭本企业"通关电子手册"（E + 11 位数手册,又称"E 账册"）办理进出境货物的报关。

第四,联网核查。加工贸易企业可以方便地直接通过网络向商务部门和海关办理审批、备案、变更手续,从而简化纸质手册管理模式的复杂手续。

第五,实施银行保证金台账制度。

第六,加工贸易货物进口时施行全额保税。

第七,企业凭 IC 身份认证卡在全国口岸报关。

（一）电子账册的设立

电子账册的设立要经过保税加工联网企业的申请和建立联网监管审批、加工贸易业务的申请和审批、设立电子账册和商品归并关系 3 个步骤。

1.保税加工联网企业的申请和建立联网监管审批。具备规定的相关条件的加工贸易企业可以向所在地直属海关申请加工贸易联网监管,申请联网监管的企业应当向海关提供规定的有关单证。经经营企业所在地直属海关审核,符合条件、单证齐备的加工贸易企业获得《海关实施加工贸易联网监管通知书》后即成为保税加工联网监管企业。

2. 加工贸易业务的申请和审批。联网企业的加工贸易业务由商务主管部门审批。商务主管部门总体审定联网企业的加工贸易资格、业务范围和加工生产能力。联网企业申请开展加工贸易业务,应提交规定的有关单证。商务主管部门收到联网企业申请后,对非国家禁止开展的加工贸易业务予以批准。

3. 设立电子账册和商品归并关系。企业通过联网监管辅助平台客户端录入电子账册设立的表头、表体(料件、成品、单耗等)电子数据;上传所需随附单证的电子文本,并连同表头表体电子数据一并发送至联网监管辅助平台海关端。

企业需上传电子文本的随附单证类型包括:①《海关实施加工贸易联网监管通知书》;②有效期内的《加工贸易经营企业经营状况及生产能力证明》;③按规定应当在电子账册设立环节提供的许可证件或批准文件;④委托报关企业办理账册设立的,需提供《代理报关委托协议书》;⑤申请备案消耗性物料的,需要上传《加工贸易项下进口消耗性物料申报表》、消耗性物料的属性和用途说明、消耗性物料在加工过程中的化学反应或物理变化原理、化学反应式、耗用量以及与成品的匹配关系等书面材料;⑥海关认为需要审核的其他单证。

海关审核通过后,设立电子账册。海关对电子账册设立电子数据退单或审核通过后,系统会向企业客户端反馈审核结果。

建立商品归并关系,是指海关与联网企业根据监管的需要,按照中文品名、HS编码、价格、贸易管制等条件,将联网企业内部管理的"料号级"商品与电子账册备案的"项号级"商品归并或拆分,建立一对多或多对一的对应关系。

链接

加工贸易联网监管进出口商品归并规则

1. 电子账册备案、变更时,联网企业应以内部管理的料号级商品为基础,按照《中华人民共和国进出口税则》规定的目录条文和归类总规则、类注、章注、子目注释以及其他归类注释,进行商品归类,并归入相应的税则号列,经海关审核确定后,在企业内部管理的料号级商品与电子账册备案的项号级商品之间建立一一对应关系。

2. 联网企业的计算机系统能够按照进口料件重要程度实施分类管理,并且经主管海关认定其进口料件可以区分主料与非主料实施监管的,主料建立一一对应关系,非主料可按第四条建立多对一归并关系。

3. 海关运用加工贸易信息化管理辅助平台实现料号级核销核算的,可按第四条建立多对一归并关系。

4. 料号级料件或出口成品同时满足以下条件的,可予以归并:①10位商品编码相同;②申报计量单位相同;③中文商品名称相同;④符合规范申报的要求。

（二）电子账册备案

企业在建立好商品的归并关系后，便可向海关申报办理电子账册备案了。电子账册包括经营范围电子账册、归并关系账册和通关电子账册。因此，电子账册的备案包括经营范围电子账册备案、归并关系账册备案和通关电子账册备案。

1.经营范围电子账册备案。经营范围电子账册备案是联网企业将本企业加工贸易进出口商品的范围向海关申请备案，海关准予后建立经营范围电子底账的过程。具体流程如下：

（1）企业向商务部门申报经营范围电子账册备案，商务部门审批通过后出具加工贸易加工企业生产能力证明。

（2）企业按照商务部门出具的业务批准证的内容和海关监管要求，通过电子账册企业端的经营范围模块填写备案数据，并向海关发送申报数据。

（3）海关接到联网企业发送的经营范围备案数据后，经审核通过后，形成12位数的经营范围电子账册号码，其中第1位和第2位编码为14，第3至第6位为关区代码，第7至第12位为顺序号码。由此，联网企业的经营范围电子账册备案完成①。

2.归并关系账册备案。归并关系账册备案是联网企业将内部生产管理的进口料件、出口成品对商品进行归类和归并，并向海关申报备案，海关审核准予后以企业为单元建立归并关系账册。

归并关系账册备案具体流程如下：企业根据商品归并关系管理原则进行料件和成品的归类归并后，通过电子账册企业端系统"归并关系"模块向海关申报归并关系账册备案数据。海关接收到企业发送过来的归并关系备案数据后进行审核，经审核通过后，建立联网企业商品归并关系账册。

3.通关电子账册备案。通关电子账册备案是联网企业按照归并关系账册归并后的料件、成品和单耗，向海关申请备案，海关审核通过后建立通关电子账册的过程。海关以企业为单元，每个联网企业建立一本通关电子账册，并实行分段备案的方式，将料件、成品和单耗数据分开备案，料件需在进口前完成备案，成品和单耗要在成品出口前完成备案。其备案流程与归并关系账册备案基本相同。企业在海关审批通过后，正式启用通关电子账册备案前，需要配合海关做好库存盘点工作，并对库存盘点的差异数据向海关做好解释或调整。

（三）电子账册管理下的通关

电子账册建立后，企业便可以在电子账册经营范围内进行货物进出口的申报和办理通关手续了。

1.电子账册管理下海关对企业生产的管理。联网企业加工贸易的货物物流、库存、生产管理等是海关监管的重点，联网企业需定期向海关报送相关数据，如料件库

---

① 联网企业在经营过程中由于经营范围、加工能力、企业名称或代码等发生变化而要求其在海关的经营范围电子底账进行变更，变更过程与经营范围电子账册备案过程一样，需商务主管部门审批后，获得联网企业加工贸易业务批准证变更证明，再通过网络向海关提出申请，经海关同意后进行变更。

存、成品库存、单耗数据、损耗数据、保税货物转内销的数据、深加工结转货物转入转出数据、外发加工货物调入调出数据等。海关根据企业报送的数据,结合海关管理系统的电子底账以及预先设定的风险参数等管理措施,经系统比对后根据实际情况开展中期核查,以及时掌握联网企业的加工贸易实际运作和物流数据,实现风险预警,确保加工贸易货物的合法使用。

2.电子账册管理下海关保税货物内销的管理。实行电子账册管理下的联网企业的保税货物内销时,可以集中办理内销征收手续,即在保税货物多次内销后,在一定时间段集中向海关申请办理内销征税手续,即可以先内销,再征税。但企业若未提出集中办理的申请,或企业提出申请后海关审查不合格的,应逐批进行审批内销,即先征税,再内销。集中申报具体申报的程序如下:

(1)企业先预估本月内销数量,若内销货物涉及配额、许可证件管理的,需按照规定向相关部门申报审批,获得相关许可证件或证明。

(2)企业在内销批准证的范围内先将保税料件或成品进行内销保税,其内销总量不能超过内销批准证的审批数量。

(3)在内销当月内,企业总内销料件或成品汇总,通过中国电子口岸 QP 系统录入有关“保税加工货物内销征税联系单”的数据,并发送至海关,发送成功后,企业凭内销批准证、内销料件清单、原进口报关单复印件等向主管海关申请内销征税,若涉及许可证件也需一并提交。

(4)主管海关加工贸易管理部门核销岗位对内销征税联系单的电子数据和纸质单证进行审核。内销货物归类、审价通过后,企业打印好内销报关单并向主管海关征税部门办理征税结关手续。

(5)主管海关征税部门核对内销征税联系单纸质或电子数据内容和报关单数据内容,确认无误后按规定办理内销货物审单、征税、放行等海关手续。

(6)企业凭税单缴纳税款及缓税利息。

3.电子账册管理的加工贸易保税货物进出口的报关流程:

(1)企业在进口前,通过企业端系统“清单管理”模块录入进口或出口报关清单的数据,并发送至海关。

(2)海关电子口岸平台(或辅助平台)接收到报关清单数据后自动生成报关单,这时企业在报关申报系统中通过“查询/打印”菜单中的“单据查询/打印”子菜单,可以查询和调出报关清单所生成的报关单数据。

(3)企业按要求继续填写完报关单的剩余各项数据后,可生成完整的报关单,并向海关发送报关单数据进行申报。

(4)海关审核报关单通过后,企业持纸质的报关单和有关其他单证资料到海关现场进行申报通关。后期的配合查验、纳税暂缓、提货或装货程序和一般进出口货物的报关程序一致。

(四)电子账册的核销

海关对联网企业实行定期或周期性的核销制度,一般规定 180 天为一个报核周期。首次报核期限,是从电子账册建立之日起 180 天后的 30 天内;以后报核期限,则为从上次报核之日起 180 天后的 30 天内。

电子账册核销指的是通关电子账册的核销,指企业根据保税货物的进、销、存、转等情况,将电子账册核销周期(通常为半年)内的料件进口、成品出口、生产加工、货物库存、深加工结转等情况向海关申报,海关予以审核、核销的过程。

电子账册核销流程如下:

1. 企业通过电子账册企业端系统的"数据报核"模块,录入预报核数据,并发送至海关。企业应在电子账册本次核销周期到期时或接到主管海关催核通知时,向海关办理预报核手续,并在核销周期到期之日起 5～7 天报送完所有预报核资料。

2. 主管海关进行预报核审核。审核通过预报核后,海关通知企业申报正式报核。

3. 企业提交正式报核单证并申报报核数据。海关通过预报核之后,企业再在规定时间内完成正式报核并在海关确定核销结束之日起 30 天内完成报核手续,确实有正当理由无法按期报核的,经主管海关批准可以延期,延期最长不得超过 60 天。

为了掌握企业在一定时间段内各项加工贸易保税料件的使用、流转、损耗情况,报核时数据要符合以下平衡关系:进口保税料件(含深加工结转进口)= 出口成品折料(含深加工结转出口)+ 内销料件 + 内销成品折料 + 剩余料件 + 损耗 - 退运成品折料。

4. 主管海关进行正式报核审核。海关对联网企业的核查可以采用书面核查、海关下厂盘库核查或企业聘请第三方会计师事务所盘库核查等方式。

企业正式报核后,海关将企业实际库存量和海关电子底账核算结果进行对比。若实际库存量多于电子底账,海关可按照实际库存量调整电子底账的当期结余量;若实际库存量少于电子底账核算结果,企业应配合海关核查并提出合理解释,属正当理由的海关可批准内销处理。

5. 主管海关予以通过正式报核,打印核销表反馈给企业。

四、电子化手册管理下的保税加工货物及其报关程序

电子化手册管理以企业的单个加工贸易合同为单元,实施对保税加工货物的监管,但不再使用纸质手册。海关为联网企业建立电子底账。一个加工贸易合同建立一个电子化手册。

电子化手册管理下的保税加工货物实行电子身份认证,在加工贸易手册备案、通关、核销、结关等环节采用"电子手册 + 自动核算"的模式取代纸质手册,并通过与其他相关管理部门的联网逐步取消其他的纸质单证作业,通过纸质手册电子化,实现"电子申报、网上备案、无纸通关、无纸报核"。

电子化手册管理下的保税加工货物报关主要可以分为三个阶段,即电子化手册设立和备案、电子化手册通关、电子化手册核销。

(一)电子化手册设立和备案

电子化手册设立的基本程序同电子账册,同样要经过加工贸易经营企业的联网监管申请和审批、加工贸易业务的申请和审批、建立商品归并关系和电子化手册备案

3 个步骤,其所涉及的主管部门和主要业务如图 9 – 5 所示。这里重点阐述电子化手册备案。

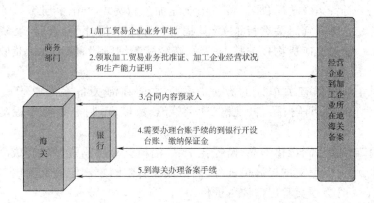

图 9 – 5 电子化手册设立和备案的主要业务

电子化手册在海关计算机系统内的底账包括备案资料库和通关手册两个部分,备案资料库以企业为单元实行分段式备案,通关手册实行按合同备案。企业凭此通关手册才能办理保税加工贸易货物进出口的通关,而备案资料库主要用于海关方便掌握企业加工贸易料件和成品的总体情况。

加工贸易企业在首次向海关备案电子化手册前,应向海关申请企业备案资料库的备案。备案资料库是企业对将要加工的贸易料件和成品进行商品归类,并填制备案资料库基本信息、料件、成品表和单耗等情况,向海关申请备案,海关予以审核并建立备案资料库。

电子化手册的备案是企业在备案资料库的商品范围内,按照购销合同的内容向海关申请备案电子化手册,海关对电子化手册备案的内容进行审核并建立电子化手册的过程。具体的备案流程如下:

其一,企业按照海关监管的要求,在电子化手册系统的企业端的"通关手册备案"窗口自行录入或委托报关公司录入电子化手册备案数据,并发送至海关。

其二,企业向海关提交相关纸质单证,如商务主管部门出具的加工贸易加工企业生产能力证明、经营企业对外签订的合同和海关认为需要提交的其他证明文件和材料,向海关加工贸易监管部门申请电子化手册备案。

其三,海关审核同意后,平台系统建立 12 位编码的电子化手册底账,编码以 B 开头的表示手册是来料加工手册,以 C 开头的表示手册是进料加工手册。系统根据备案内容自动生成银行保证金台账备案联系单并发往银行。

其四,企业通过网上支付或柜台支付的方式办理银行保证金台账业务,办理成功后,银行将台账联系单的数据反馈给海关,海关接受后系统自动登记银行发放的银行保证金台账开设电子通知单。

其五,海关系统确认电子化手册备案成功,企业凭电子化手册号码便可办理通关手续。

电子化手册的变更流程与上述电子化手册备案流程的操作基本一致。

（二）电子化手册通关

电子化手册备案成功后，加工贸易企业凭加工贸易电子化手册编号或持有其他准予合同备案的凭证到海关进行报关，其报关程序中申报、配合查验、装货或提货这三个环节与一般进出口货物报关基本一致，在税费缴纳阶段，保税加工货物执行暂缓纳税。

报关时企业提供有关单证的数据必须与之前在海关备案的电子底账数据一致，如同一种商品的编码、品名、规格、计量单位、数量、币制等必须与备案数据完全一致。

料件进口时除易制毒化学品、监控化学品、消耗臭氧层物资、原油、成品油等个别规定商品外，均可以免交进口许可证件；出口成品属于国家规定应交验出口许可证件的，在出口报关时必须交验出口许可证件。

加工贸易项下出口成品属于应税商品时，若该商品使用料件全部为进口料件加工生产的，不征收出口关税。若加工贸易项下出口成品中部分使用进口料件，另一部分使用国产料件，则按照海关核定的比例征收出口关税，其计算公式为：

出口关税 = 出口货物完税价格 × 出口关税税率 × 出口产品中使用国产料件占全部料件的比例

（三）报核和核销

海关对电子化手册核销的基本要求是掌握企业在某个电子化手册下所进口的各项加工贸易保税料件的使用、流转、损耗的情况，确认是否符合以下的平衡关系：

进口保税料件（含深加工结转进口）= 出口成品折料（含深加工结转出口）+ 内销料件 + 内销成品折料 + 剩余料件 + 损耗 - 退运成品折料

海关核销除了对书面数据进行必要的核算外，还会根据实际情况采取盘库的形式进行核对。

电子化手册采用的是以企业合同（或订单）为单元的管理模式，一个企业可以有多本电子化手册。海关根据加工贸易合同的有效期限确定核销日期，对实行电子化手册管理的联网企业进行定期核销管理，即对电子化手册按照对应的合同（或订单）项下加工贸易进出口情况进行平衡核算。报核和核销的大体程序如下：

1. 报核。经营企业应在规定的时间内完成合同，并自加工贸易电子化手册项下最后一批成品出口之日或手册到期之日起 30 日内向海关报核，因故提前终止的合同，自合同终止之日起 30 日内向海关报核。报核的步骤及需要提交的单证如图 9-6 所示。无须建立手册的 5 000 美元及以下的 78 种列名服装辅料的合同报核，企业直接持进出口货物报关单、合同、核销核算表报核。

2. 核销。海关对报核的电子化手册进行数据核算，核对企业报核的料件、成品进出口数据与海关底账数据是否相同，核实企业申报的成品单损耗与实际耗用量是否相符，以及企业内销征税情况与实际内销情况是否一致。

3. 结案。海关对通过核销核算的电子化手册进行结案处理，经核销准予结案的，海关向经营单位签发《核销结案通知书》。

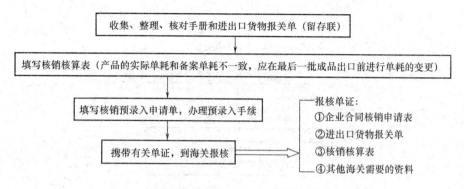

图 9 - 6 加工贸易合同报核的步骤及需要提交的单证

五、一些特殊形式的保税加工货物的报关

(一)跨关区异地加工

跨关区异地加工,是指一直属海关关区内的加工贸易经营单位将进口料件委托另一直属海关关区内的加工企业开展加工生产,加工产品回收后,再组织出口的加工贸易业务。但不包括加工出口过程中某一加工工序的外发加工业务。例如,上海某企业将进口的料件委托给苏州的某一家企业进行加工,这种情况就属于跨关区异地加工。

开展异地加工贸易应由加工贸易经营企业向加工企业所在地主管海关办理合同备案手续,需设立台账的,在加工企业所在地海关指定的银行设立台账。对经营单位与加工企业的管理类别不相同的,按照较低的类别管理。

开展异地加工的经营单位必须经所在地主管海关审核批准,方能开展异地加工业务。经营单位在向主管海关提出异地加工申请时,应提交下列文件资料:《中华人民共和国海关异地加工贸易申请表》;委托加工合同;加工企业所在地商务主管部门核发的加工贸易企业加工能力状况证明;加工贸易制成品单耗情况表。

经主管海关审核后,在《中华人民共和国海关异地加工贸易申请表》内批准盖章,与加工贸易企业加工能力状况证明一并制作关封,交经营单位凭以向加工企业所在地主管海关办理合同备案手续,核发《加工贸易手册》。如由加工企业办理合同登记备案手续的,还应向海关提交经营单位的委托书。如果经营企业和加工单位在企业分类管理的类别不同,则按较低的企业类别设立银行保证金台账。经营单位不得委托失信企业开展异地加工业务。

异地加工办理程序如图 9 - 7 所示。

(二)加工贸易外发加工

外发加工,是指加工贸易企业经海关批准,委托其他企业对加工贸易货物的某道工序进行加工,在规定的期限内加工后的产品运回本企业并最终复出口的行为。例如,上海某企业所进行的是服装的加工贸易,将裁剪这道工序交给了上海的另外一家加工企业来加工,或者是委托给苏州的某一家企业进行加工。那么,这种情况就属于加工贸易外发加工。

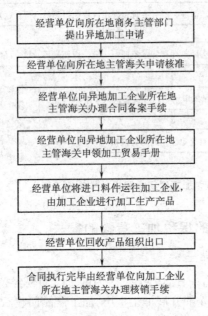

图 9 - 7 异地加工办理程序

链接

加工贸易外发加工与跨关区异地加工的区别

跨关区异地加工中,两个企业是在不同的关区;而加工贸易外发加工可以是在同一个关区,也可以是两个不同的关区。跨关区异地加工是全权委托另外一个加工企业进行加工;而加工贸易外发加工不是全权委托,而是将加工的个别工序委托别的企业进行加工,对方将这道加工工序做好以后,还得运回,继续加工,然后复出口。

向海关提出加工贸易外发加工申请时应提交的单证有:加工贸易货物外发加工审批表;经营企业与承揽企业签订的合同或者协议;承揽企业的营业执照;承揽企业生产能力状况表;海关需要的其他单证。

经营企业开展外发加工业务,不得将加工贸易货物转卖给承揽者;承揽者不得将加工贸易货物再次外发。经营企业将全部工序外发加工的,应当在办理备案手续的同时向海关提供相当于外发加工货物应缴税款金额的保证金或者银行、非银行金融机构保函。

海关应要求企业在货物首次外发之日起 3 个工作日内备案外发加工基本情况;在货物外发之日起 10 日内申报实际收发货情况,同一手(账)册、同一承揽者的收、发货情况可合并办理。海关对资信良好的企业可适当延长实际收发货情况申报时限。

企业外发加工备案信息发生变化的,海关应要求企业变更有关信息。

外发加工的成品、剩余料件以及生产过程中产生的边角料、残次品、副产品等加工贸易货物,经营企业向所在地主管海关办理相关手续后,可以不运回本企业。外发加工企业加工完毕后运回本企业的,填写加工贸易外发货物运回清单,海关进行销案。

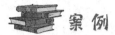 **案例**

广州大洋塑料制品有限公司与香港纬元贸易有限公司签订印花塑料餐具加工合同,由纬元公司向大洋公司免费提供 ABS 树脂一批,并支付加工费,成品由纬元公司在境外销售。大洋公司为此向海关申领了加工贸易手册。在加工过程中,由于没有印花设备,大洋公司报经主管海关同意后,将半成品交深圳威龙胶印有限公司印花后运回。在合同执行过程中产生的 1 000 公斤边角料作内销处理。合同执行完毕,大洋公司向主管海关报核。问题:(1)大洋公司与纬元公司之间、大洋公司与威龙公司之间属于什么行为关系? (2)关于该加工贸易合同,应由谁到何海关备案?

【分析】

(1)在本案例中,广州大洋、香港纬元和深圳威龙三家公司直接或者间接参与了该项加工贸易经营活动,它们之间分别存在着不同的关系:由香港纬元公司提供进口料件、支付加工费和在境外销售成品,广州大洋公司负责加工成品,并赚取加工费,故两者之间存在着与来料加工业务有关的行为关系;广州大洋公司经海关批准,将半成品交深圳威龙公司印花,虽已跨关区,但仅属某道工序的加工,且加工完毕即运回本企业,故两者之间存在着与外发加工有关的行为关系。

(2)大洋公司既是经营企业又是加工企业,应由大洋公司到本企业所在地海关备案。深圳威龙公司仅承揽了印花工序的外发加工,外发加工没有登记备案的要求。

(三)加工贸易跨关区深加工结转

跨关区深加工结转,是指加工贸易企业将保税料件加工的产品结转至另一直属海关关区内的加工贸易企业进行进一步加工后复出口的经营活动。其特点是:两家企业不在一个关区,其中一家加工贸易企业完成加工后转给下一家加工贸易企业完成加工后出口。

【例9-2】某企业购进生产原料一批,其中80%的加工产品直接返销境外,20%的加工产品结转给另一关区其他加工贸易企业继续加工后返销境外,那么,该企业将20%的加工产品结转给另一关区其他加工贸易企业继续加工后返销的做法,在海关管理中,称为跨关区深加工结转。

加工贸易企业开展跨关区深加工结转业务,应事先报商务主管部门批准,由转出单位和转入单位填写《中华人民共和国加工贸易保税货物深加工结转申请表》,向双方海关预申报结转计划,经转出地和转入地海关备案后,可以办理实际收发货及报关手续。

跨关区深加工结转货物的办理程序如下:转出报批—转入报批—转出企业发货—转入企业收货后向转入地海关办理结转进口报关手续—转出企业向转出地海关办理结转出口手续。跨关区深加工结转货物的程序如图9-8所示。

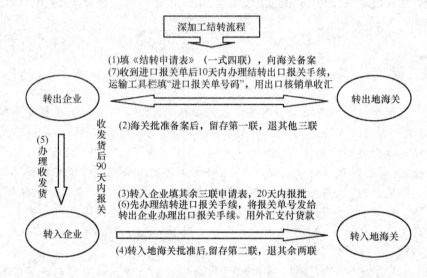

图9-8　加工贸易跨关区深加工结转流程图

结转进出口报关的申报价格为结转货物的实际成交价格。一份结转进口货物报关单对应一份结转出口货物报关单,进出口报关单之间对应的申报序号、商品编码、数量、价格和加工贸易手册号应当一致。

总之,深加工结转报关程序的特点是:先计划申报;再办理收发货登记;最后办理报关手续。在计划申报中,转出企业先办理,转入企业后办理;在办理报关手续中,转入企业先办理,转出企业后办理。

(四)加工贸易串料

加工贸易经营单位因加工生产出口产品急需,进行料件串换的应符合三项原则:一是应经海关批准;二是限于同一企业;三是同品种、同规格、同数量、不牟利。

经营企业因加工出口产品急需,申请本企业内部进行料件串换的,须提交书面申请,并符合下列条件:

第一,保税料件之间以及保税料件与进口的非保税料件之间的串换,必须符合同品种、同规格、同数量的条件。

第二,保税料件和国产料件(不含深加工结转料件)之间的串换,必须符合同品种、同规格、同数量、关税税率为零,并且不涉及进出口许可证管理的条件。

对保税料件与非保税料件之间发生串换,串换下来同等数量的保税料件,由企业自行处理。

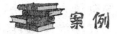案例

北京 SH 进出口公司(一般认证企业)从境外购进价值 21 万美元的涤纶长丝一批,委托福建泉州 JS 针织制品公司(一般信用企业)加工生产出口袜子。该加工合同履行期间,因境外发货有误,部分原料未能及时到货。为确保履行成品出口合同,SH公司报经主管海关核准,使用本企业其他进口非保税料件进行内部串换。合同执行完毕,尚有剩余料件,拟结转加工。根据上述案例,解答下列问题:

(1)本案例涉及的委托加工在海关管理中称为( )。

A. 跨关区外发加工   B. 跨关区异地加工

C. 跨关区深加工结转   D. 跨关区联合加工

(2)本案例涉及的加工贸易合同备案手续应由( )。

A. SH 公司到 JS 公司所在地主管海关申请办理

B. SH 公司在所在地主管海关申请办理

C. JS 公司在所在地主管海关申请办理

D. JS 公司到 SH 公司所在地主管海关申请办理

(3)该加工贸易合同执行期间所发生的料件串换及处置,应符合下列规定( )。

A. 串换的料件必须是同品种、同规格、同数量

B. 串换的料件关税税率为零

C. 串换的料件不涉及进出口许可证件管理

D. 串换下来的同等数量料件,由企业自行处置

(4)该项加工合同内剩余料件的结转,应符合下列规定( )。

A. 应在同一经营单位、同一加工工厂的情况下结转

B. 应在同样的进口料件和同一加工贸易方式的情况下结转

C. 应向海关提供申请结转的书面申请、剩余料件清单等单证和材料

D. 应办理正式进口报关手续,缴纳进口税和缓税利息

【分析】

(1)答案:B。北京与福建泉州属于不同的关区,所以北京的加工贸易企业委托福建泉州的企业加工为跨关区异地加工。

(2)答案:A。按照规定,开展异地加工贸易应该由加工贸易经营企业到加工企业所在地主管海关办理合同备案。

(3)答案:AD。加工贸易串料应该满足下列规定:保税料件和国产料件之间的串换必须满足同品种、同规格、同数量、关税税率为零并且串换的料件不涉及进出口许可证件管理的条件。经过批准后,串换下来的同等数量料件,由企业自行处置。

(4)答案:ABC。

六、出口加工区进出货物的报关程序

出口加工区是指经国务院批准在中华人民共和国境内设立的,由海关对保税加

工进出口货物进行封闭式监管的特定区域。出口加工区具有从事保税加工、保税物流及研发、检测、维修等业务的功能。区内不得经营商业零售业务，不得建立营业性的生活消费设施。

（一）出口加工区的海关管理

海关在出口加工区内设立机构，并依照有关法律、行政法规，对进出区的货物及区内相关场所实行 24 小时监管。出口加工区与境内其他地区之间设置符合海关监管要求的隔离设施及闭路电视监控系统，在进出区通道设立卡口。区内企业建立符合海关监管要求的电子计算机管理数据库，并与海关实行电子计算机联网，进行电子数据交换。

海关对进出区和进出境的管理如图 9 - 9 所示。

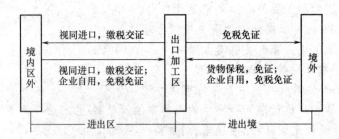

注：出口可以办理出口退税（基建物资源除外）；
进境的交通工具和办公用品不予免税；
在出口加工区内开展加工贸易不实行银行保证金台账制度，适用电子账册管理。

图 9 - 9　出口加工区的海关管理

（二）报关程序

出口加工区进出境货物和进出区货物通过电子账册办理报关手续。出口加工区内的企业必须在进出境货物前，向出口加工区海关申请建立"H + 11 位"的"加工贸易电子账册"，以及"H ＊ ＊ ＊ D（第 6 位为 D）＊ ＊ ＊ ＊ ＊ ＊"的"企业设备电子账册"，凭此办理进出境货物的报关手续。区内企业填写《出口加工区进/出境货物备案清单》代替进出口货物报关单。

1. 与境外之间进出境货物的报关。由境外运入区内，或由区内运出境外的货物，收、发货人或其代理人需填报《出口加工区进/出境货物备案清单》，向出口加工区海关报关。除了国家另有规定外，不实行进出口许可证件管理。跨关区进出境的时候，按转关运输中的直转转关方式办理转关。对于同一直属海关的关区内进出境的出口加工区货物，可以按直通式报关。

由境外运入出口加工区的货物先在口岸海关办理转关手续；再向出口加工区海关进境报关。境外货物运入出口加工区的流程如图 9 - 10 所示。

出口加工区货物出区运往境外，出口加工区企业或其代理人直接录入《出口加工区出境货物备案清单》，输入出口加工区企业的加工贸易电子账册号（H + 11 位）及其他相关单证。向出口加工区海关办理出口报关手续，并同时录入转关申报数据，然后

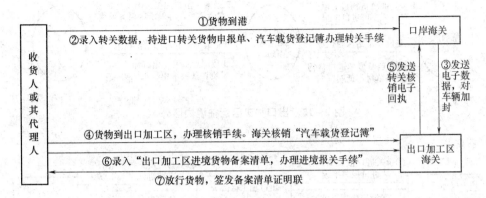

图9-10 境外货物运入出口加工区

持《汽车载货登记簿》(白卡/司机本)、《出口加工区出境货物备案清单》向出口加工区海关物流监控部门办理出口转关手续,海关同意后向出境地口岸海关发送转关电子数据,并对转关运输车辆加封。出口加工区企业或其代理人应在货物运抵出境地口岸海关后,向其办理转关核销手续。货物实际离境后,出境地口岸海关核销载货清单反馈给出口加工区海关,由出口加工区海关凭此签发相关备案清单证明联。出口加工区货物运往境外的流程如图9-11所示。

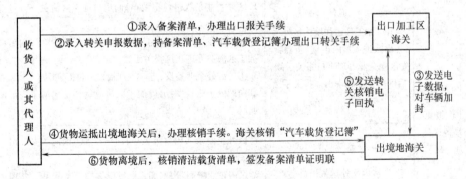

图9-11 出口加工区货物运往境外

2. 与境内区外其他地区之间进出货物的报关。与境内区外其他地区之间入出区货物,无论出区还是进区,都是区外企业先报关,区内企业后报关。

(1)出口加工区货物运往境内区外(出区)。区外企业先报进口,区内企业填《出口加工区出境货物备案清单》再报出口。双方都向出口加工区海关报关。如图9-12所示。

(2)境内区外货物运入出口加工区(入区)。境内区外运入出口加工区的货物,按照对出口货物的有关规定办理报关手续。境内区外运入出口加工区的流程如图9-13所示。

出口加工区(进出区、进出境)报关程序总结如表9-2所示。

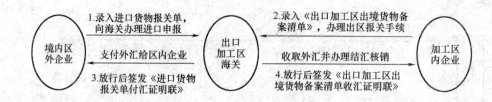

图 9 – 12　出口加工区运往境内区外

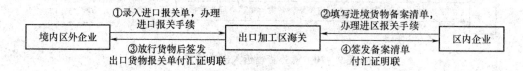

图 9 – 13　境内区外运入出口加工区

表 9 – 2　出口加工区(进出区、进出境)报关程序总结

报关情形	要　求	具体的要求、步骤
进出境报关	跨关区进出境	直转转关方式
	同一关区内进出境	直通式报关
进出区报关 (与境内区外 其他地区)	出口加工区运往境内区外 (出区进入国内市场)步骤: 先区外企业办理进口报关手续, 后区内企业办理出区报关手续	1. 区外企业录入进口报关单,向出口加工区海关办理进口报关。 2. 区内企业填制"出口加工区出境货物备案清单",向出口加工区海关办理出区报关手续。 3. ①向区外企业签发:进口货物报关单付汇证明联; ②向区内企业签发:出口加工区出境货物备案清单收汇证明联
	境内区外运入出口 加工区(入区)步骤: 先区外企业办理出口报关手续, 后区内企业办理进区报关手续	1. 区外企业录入出口报关单,向出口加工区海关办理出口报关。 2. 区内企业填制"出口加工区进境货物备案清单",办理进区报关手续。 3. ①向区外企业签发出口货物报关单收汇证明联和出口退税证明联; ②向区内企业签发出口加工区进境货物备案清单付汇证明联

单元三　办理保税物流货物的报关

保税物流货物,是指经海关批准未办理纳税手续进境,在境内储存后复运出境的货物,也称作保税仓储货物。已办结海关出口手续尚未离境,经海关批准存放在海关

专用监管场所或特殊监管区域的货物,亦带有保税物流货物的性质。

保税物流货物在境内储存后的流向,除出境外,还可以留在境内按照其他海关监管制度办理相应的海关手续,如保税加工、正式进口等。

海关对保税物流货物的监管模式有两大类:一类是非物理围网的监管模式,包括保税仓库、出口监管仓库、保税物流中心(A型);另一类是物理围网的监管模式,包括保税物流中心(B型)、保税物流园区、保税区、保税港区。

保税物流货物的通关制度主要包括两个方面:一个是许可管理;另一个是通关管理。

一、保税物流货物的监管特征

保税物流货物的监管特征可以归纳为如下四个方面。

(一)设立审批

保税物流货物必须存放在经过法定程序审批设立的专用场所或者特殊区域。

保税仓库、出口监管仓库、保税物流中心,要经过海关审批并核发批准证书,凭批准证书设立及存放保税物流货物;保税物流园区、保税区、保税港区要经过国务院审批,凭国务院同意设立的批复设立,并经海关等部门验收合格才能存放保税物流货物。未经法定程序审批同意设立的任何场所或者区域都不得存放保税物流货物。

(二)准入保税

保税物流货物报关,在任何一种监管模式下,都没有备案程序,而是通过准予进入来实现批准保税。这样,准予进入成为海关保税物流货物监管目标之一。这个监管目标只有通过对专用场所或者特殊区域的监管来实现。

(三)监管延伸

对保税物流货物的监管延伸表现为监管地点延伸、监管时间延伸。

监管地点延伸,例如进境货物从进境地海关监管现场,已办结海关出口手续尚未离境的货物从出口申报地海关现场,延伸到专用监管场所或者特殊监管区域。

监管时间延伸,例如,保税仓库存放保税物流货物的时间是1年,可以申请延长,延长的时间最长1年;出口监管仓库存放保税物流货物的时间是6个月,可以申请延长,延长的时间最长6个月;等等。

(四)运离结关

保税物流货物报关有报核程序,有关单位应当定期以电子数据、纸质单证,向海关申报保税物流货物的进、出、存、销等情况。但是实际结关的时间,除外发加工和暂准运离(维修、测试、展览等)需要继续监管以外,运离专用监管场所或者特殊监管区域,都必须根据货物的实际流向办结海关手续。办结海关手续后,该批货物就不再是"运离"的专用监管场所或者特殊监管区域范围的保税物流货物。

二、保税仓库及其所存货物的报关程序

保税仓库是指经海关批准设立的专门存放保税货物及其他未办结海关手续货物的仓库。我国大体上有三种保税仓库:公用型保税仓库、自用型保税仓库、专用型保

税仓库。公用型保税仓库由主营仓储业务的中国境内独立企业法人经营,专门向社会提供保税仓储服务。自用型保税仓库由特定的中国境内独立企业法人经营,仅存储本企业自用的保税货物。专用型保税仓库专门用来存储具有特定用途或特殊种类商品的保税仓库。

(一)保税仓库存放货物的范围

保税仓库应当设立在设有海关机构、便于海关监管的区域。企业申请设立保税仓库的,应向仓库所在地主管海关提交书面申请,提供能够证明具备要求条件的有关文件。

经海关批准可以存入保税仓库的货物有:加工贸易进口货物;转口货物;供应国际航行船舶和航空器的油料、物料和维修用零部件;供维修外国产品所进口寄售的零配件;外商进境暂存货物;未办结海关手续的一般贸易进口货物;经海关批准的其他未办结海关手续的进境货物。

(二)保税仓库货物的报关程序

保税仓库所存货物的储存期限为1年,如因特殊情况需要延长储存期限,应向主管海关申请延期,经海关批准可以延长,延长的期限最长不超过1年。保税仓库所存货物属于海关监管货物,未经海关批准并按规定办理有关手续,任何人不得出售、转让、抵押、质押、留置、移作他用或者进行其他处置。保税仓库经营企业应于每月5日之前,以电子数据和书面形式向主管海关申报上一个月仓库的收、付、存情况,并随附有关的单证,由主管海关核销。保税货物出库批量少、批次频繁的,经海关批准可以办理定期集中报关手续。

保税仓库货物的报关程序有进库报关和出库报关两种情形。

1.进库报关。货物在保税仓库所在地进境时,除国家另有规定的外,免领进口许可证件,由收货人或其代理人办理进口报关手续,海关进境现场放行后存入保税仓库。

货物在保税仓库所在地以外其他口岸入境时,经海关批准,收货人或其代理人可以按照转关运输的报关程序办理手续,也可以直接在口岸海关办理异地传输报关手续。

2.出库报关。保税仓库货物出库可能出现进口报关和出口报关两种情况。保税仓库货物出库根据情况可以逐一报关,也可以集中报关。

(1)保税仓库货物出库用于加工贸易的,由加工贸易企业或其代理人按加工贸易货物的报关程序办理进口报关手续。

(2)保税仓库货物出库用于可以享受特定减免税的特定地区、特定企业各特定用途的,由享受特定减免税的企业或其代理人按特定减免税货物的报关程序办理进口报关手续。

(3)保税仓库货物出库进入国内市场或使用于境内其他方面,由收货人或其代理人按一般进口货物的报关程序办理进口报关手续。

(4)保税仓库货物为转口或退运到境外而出库的,保税仓库经营企业或其代理人按一般出口货物的报关程序办理出口报关手续,但可免缴纳出口关税,免交验出口许可证件。

保税仓库货物的报关可归纳为表9 – 3。

表9 – 3　保税仓库货物的报关

进库报关	进口报关	在保税仓库所在地入境	
		在保税仓库所在地之外口岸入境	按照进口货物转关
出库报关	进口报关	出库用于加工贸易	按照加工贸易报关程序报关
		出库用于特定减免税	按照特定减免税报关程序报关
		出库用于国内市场销售	按照一般进出口报关程序报关
	出口报关	出库出口	按一般出口货物报关程序报关
		退运出口	按一般出口货物报关程序报关

项目情景实例

陈湘是这样完成任务的：

1. 办理维修设备的进出境手续。根据海关规定:租赁货物进口时按照第一期应支付租金或租金总额和按照货物的实际价格分别填制报关单向海关申报,按海关审查确定的第一期支付租金或租金总额的完税价格计算税款数额,缴纳进口关税和进口环节税;分期缴纳税款的,在每次支付租金的15日内,按支付租金额申报、缴税。租期届满之日起30日内,纳税义务人应当申请办结海关手续,将租赁进口货物复运出境或者办理留购、续租的申报纳税手续。

因此,陈湘应按照第一期应支付租金或租金总额和按照维修设备实际价格分别填制报关单申报。租赁期满后退运境外应在租期届满之日起30日内,办理维修设备复出境手续。

2. 办理维修零配件的出仓报关手续。根据海关规定,保税仓库货物出仓运往境内其他地方转为正式进口的,包括保税期外维修的,按一般进口货物的程序办理进口报关手续,进口报关单按实际进口监管方式填报。保税仓库企业如申请以集中报关方式出仓的,仓库主管海关应履行书面批准手续,海关应收取企业集中报关的书面申请,申请中应写明集中报关的商品名称、发货流向、发货频率、合理理由等。维修零配件出仓用于保修期内维修免税出仓的,在报关单"贸易方式"栏填写"无代价抵偿货物",办理进口报关手续。

3. 确定维修零配件储存期限及管理。根据海关规定,保税仓库货物存储期限为1年。确有正当理由的,经海关同意可予以延期;除特殊情况外,延期不得超过1年。

维修零配件未经批准超期储存,应办理退运或进口或放弃等手续。维修零配件未经海关批准并按规定办理有关手续,不得出售、转让、抵押、质押、留置、移作他用或进行其他处置。

4.办理维修零配件在跨关区保税仓库之间调拨的海关手续。根据海关规定,保税仓库与海关特殊监管区域或其他海关保税监管场所往来流转的货物,按转关运输的有关规定办理相关手续;保税仓库与特殊监管区域或其他海关保税监管场所在同一直属关区内的,经直属海关批准,可不按转关运输方式办理;保税仓库货物转往其他保税仓库的,应各自在其仓库主管海关报关,报关时应先办理进口报关,再办理出口报关。

因此,调入与调出维修零配件的保税仓库,陈湘应分别向其主管海关按顺序办理进口与出口报关手续;应按转关方式办理维修零配件在两库间的转运手续。

三、出口监管仓库及其所存货物的报关程序

出口监管仓库,是指经海关批准设立,对已办结海关出口手续的货物进行存储、保税货物配送、提供流通性增值服务的海关专用监管仓库。

出口监管仓库分为出口配送型仓库和国内结转型仓库。出口配送型仓库是指存储以实际离境为目的的出口货物的仓库。国内结转型仓库是指存储用于国内结转的出口货物的仓库。

出口监管仓库的设立,应符合海关规定的条件,经海关受理审批作出行政许可和验收,经直属海关核发《中华人民共和国出口监管仓库注册登记证书》,方可投入运营。其注册登记证书有效期为3年。

(一)出口监管仓库存放货物的范围

经海关批准可以存入出口监管仓库的货物有:一般贸易出口货物;加工贸易出口货物;从其他海关特殊监管区域、场所转入的出口货物;其他已办结海关出口手续的货物。

出口配送型仓库还可以存放为拼装出口货物而进口的货物。

(二)出口监管仓库货物的报关程序

出口监管仓库货物的报关程序见图9-14。

出口监管仓库货物的报关,大体可以分为进仓报关、出仓报关、结转报关和更换报关四类。

1.进仓报关。出口货物存入出口监管仓库时,发货人或其代理人应当向主管海关办理出口报关手续,填制出口货物报关单。按照国家规定应当提交出口许可证件和缴纳出口关税的,必须提交许可证件和缴纳出口关税,提交报关必需单证和仓库经营企业填制的"出口监管仓库货物入仓清单"。

对经批准享受入仓即退税政策的出口监管仓库,海关在货物入仓办结出口报关手续后,予以签发出口货物报关单退税证明联;对不享受入仓即退税政策的出口监管仓库,海关在货物实际离境后签发出口货物报关单退税证明联。

2.出仓报关。出口监管仓库货物出仓可能出现出口报关和进口报关两种情况。

(1)出口报关。出口监管仓库货物出仓出口时,仓库经营企业或其代理人应当向

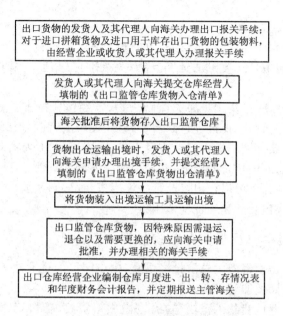

图 9 – 14　出口监管仓库货物报关程序

主管海关申报,提交报关必需的单证,并提交仓库经营企业填制的出口监管仓库货物出仓清单。入仓没有签发出口货物报关单退税证明联的,出仓离境海关按规定签发出口货物报关单退税证明联。

(2)进口报关。出口监管仓库货物转进口的,应当经海关批准,按照进口货物的有关规定办理相关手续。用于加工贸易的,由加工贸易企业或其代理人按加工贸易货物的报关程序办理进口报关手续。用于可以享受特定减免税的特定地区、特定企业和特定用途的,由享受特定减免税的企业或其代理人按特定减免税货物的报关程序办理进口报关手续。进入国内市场或使用于境内其他方面,由收货人或其代理人按一般进口货物的报关程序办理进口报关手续。

3.结转报关。经转入、转出方所在地主管海关批准,并按照转关运输的规定办理相关手续后,出口监管仓库之间,出口监管仓库与保税区、出口加工区、保税物流园区、保税物流中心、保税仓库等特殊监管区域、专用监管场所之间,可以进行货物流转。

4.更换报关。对已存入出口监管仓库因质量等原因要求更换的货物,经仓库所在地主管海关批准,可以更换货物。被更换货物出仓前,更换货物应当先行入仓,并应当与原货物的商品编码、品名、规格型号、数量和价值相同。

(三)出口监管仓库货物的监管

出口监管仓库货物的监管要点如下:

1.出口监管仓库必须专库专用,不得转租、转借给他人经营,不得下设分库。

2.出口监管仓库经营企业应当如实填写有关单证、仓库账册,真实记录并全面反映其业务活动和财务状况,编制仓库月度进、出、转、存情况表和年度财务会计报告,并定期报送主管海关。

3.出口监管仓库所存货物的储存期限为6个月。如因特殊情况需要延长储存期限,应在到期之前向主管海关申请延期,经海关批准可以延长,延长的期限最长不超过6个月。

4.出口监管仓库所存货物是海关监管货物,未经海关批准并按规定办理有关手续,任何人不得出售、转让、抵押、质押、留置、移作他用或者进行其他处置。

5.货物在仓库储存期间发生损毁或者灭失,除不可抗力原因外,保税仓库应当依法向海关缴纳损毁、灭失货物的税款,并承担相应的法律责任。

6.经主管海关同意,可以在出口监管仓库内进行品质检验、分级分类、分拣分装、印刷运输标志、改换包装等流通性增值服务。

四、保税物流中心及其所存货物的报关程序

保税物流中心是指经海关总署批准设立,由中国境内企业法人经营,专门从事保税仓储物流业务的海关监管场所。

保税物流中心存放货物的范围包括:国内出口货物;转口货物和国际中转货物;外商暂存货物;加工贸易进出口货物;供应国际航行船舶和航空器的物料、维修用零部件;供维修外国产品所进口寄售的零配件;未办结关手续的一般贸易进口货物;经海关批准的其他未办结海关手续的货物。

保税物流中心经营企业可以开展以下业务:存储进出口货物及其他未办结海关手续货物;对所存货物开展流通性简单加工和增值服务;全球采购和国际分拨、配送;转口贸易和国际中转业务;经海关批准的其他国际物流业务。

(一)保税物流中心与境外之间进出的货物报关

物流中心与境外之间进出的货物,应当在物流中心主管海关办理相关手续。物流中心与口岸不在同一主管海关的,经主管海关批准,可以在口岸海关办理相关手续。

物流中心与境外之间进出的货物,除实行出口被动配额管理和中华人民共和国参加或者缔结的国际条约及国家另有明确规定的以外,不实行进出口配额、许可证件管理。

从境外进入物流中心内的货物,凡属于规定存放范围内的货物予以保税;属于物流中心企业进口自用的办公用品、交通运输工具、生活消费品等,以及物流中心开展综合物流服务所需进口的机器、装卸设备、管理设备等,按照进口货物的有关规定和税收政策办理相关手续。

(二)保税物流中心与境内之间的进出货物报关

物流中心内货物运往所在关区外,或者跨越关区提取物流中心内货物,可以在物流中心主管海关办理进出中心的报关手续,也可以按照境内监管货物转关运输的方式办理相关手续。企业根据需要,经主管海关批准,可以分批进出货物,月度集中报关,但集中报关不得跨年度办理。

物流中心与境内之间的进出货物报关按下列规定办理：

第一，物流中心货物出中心进入关境内的其他地区视同进口，按照货物进入境内的实际流向和实际状态办理进口报关手续；属于许可证件管理的商品，企业还应当向海关出具有效的许可证件。

第二，货物从境内进入物流中心视同出口，办理出口报关手续。如需缴纳出口关税的，应当按照规定纳税；属于许可证件管理的商品，还应当向海关出具有效的出口许可证件。

五、保税物流园区及其货物的报关

保税物流园区是指经国务院批准，在保税区规划面积或者毗邻保税区的特定港区内设立的、专门发展现代国际物流的海关特殊监管区域。保税物流园区的主要功能是保税物流。海关在园区派驻机构，依照有关法律、行政法规，对进出园区的货物、运输工具、个人携带物品，以及园区内相关场所实行 24 小时监管。

海关对园区企业实行电子账册监管制度和计算机联网管理制度。园区企业建立电子计算机管理系统及终端设备，并与海关进行联网。园区企业须依照法律、行政法规的规定，规范财务管理，设置符合海关监管要求的账簿、报表，记录本企业的财务状况和有关进出园区货物、物品的库存、转让、转移、销售、简单加工、使用等情况，如实填写有关单证、账册，凭合法、有效的凭证记账核算，编制月度货物进、出、转、存情况表和年度财务会计报告，并定期报送园区主管海关。

园区内货物可以自由流转。园区企业转让、转移货物时，应当将货物的具体品名、数量、金额等有关事项向海关进行电子数据备案，并在转让、转移后向海关办理报核手续。未经园区主管海关许可，园区企业不得将所存货物抵押、质押、留置、移作他用或者进行其他处置。

（一）保税物流园区与境外之间进出货物的报关

海关对园区与境外之间进出货物，实行备案制管理。园区与境外之间进出货物应当向园区主管海关申报。园区货物的进出境口岸不在园区主管海关管辖区域的，经主管海关批准，可以在口岸海关办理申报手续。

园区内开展整箱进出、二次拼箱等国际中转业务的，由开展此项业务的企业向海关发送电子舱单数据，园区企业向园区主管海关申请提箱、集运等，提交舱单等单证，办理进出境申报手续。

1. 境外运入园区。境外货物到港后，园区企业及其代理人可以先提交舱单将货物直接运到园区，再提交进境货物备案清单向园区主管海关办理申报手续。除法律、行政法规另有规定外，境外运入园区的货物不实行许可证件管理。

2. 园区运往境外。从园区运往境外的货物，除法律、行政法规另有规定外，免征出口关税，不实行许可证件管理。

进境货物未经流通性简单加工，需原状退运出境的，园区企业可以向园区主管海关申请办理退运手续。

（二）保税物流园区与区外之间进出货物的报关

园区与区外之间进出的货物，由区内企业或者区外的收、发货人或其代理人在园区主管海关办理申报手续。园区企业在区外从事进出口贸易且货物不实际进出园区的，可以在收、发货人所在地的主管海关或者货物实际进出境口岸的海关办理申报手续。

1. 园区货物运往区外。园区货物运往区外，视同进口。园区企业或者区外收货人或其代理人按照进口货物的有关规定向园区主管海关申报，海关按照货物出园区时的实际监管方式的有关规定办理。

2. 区外货物运入园区。区外货物运入园区，视同出口，由区内企业或者区外的发货人或其代理人向园区主管海关办理出口申报手续。属于应当缴纳出口关税的商品，应当照章缴纳；属于许可证管理的商品，应当同时向海关出具有效的许可证件。

六、保税区进出货物的报关

保税区货物报关可分进出境报关和进出区报关。进出境报关采用报关制和备案制相结合的运行机制，即保税区与境外之间进出境货物，属自用的，采取报关制，填写进出口报关单；属非自用的，包括加工出口、转口、仓储和展示，采取备案制，填写进出境备案清单。进出区报关要根据不同的情况按不同的报关程序报关。

（一）保税加工货物进出区

1. 货物进区，要按出口报关，提交《加工贸易手册》或者《加工贸易电子账册》，填写出口报关单，提供有关的许可证件，海关不签发出口货物报关单退税证明联。

2. 货物出区，要按进口报关，按不同的流向填写不同的进口货物报关单：

（1）出区进入国内市场的，按一般进口货物报关，填写进口货物报关单，提供有关的许可证件。

（2）出区用于加工贸易的，按加工贸易货物报关，填写加工贸易进口货物报关单，提供《加工贸易手册》或者《加工贸易电子账册》。

（3）出区用于可以享受特定减免税企业的，按特定减免税货物报关，提供"进出口货物征免税证明"和应当提供的许可证件，免缴进口税。

（二）进出区外发加工

保税区企业货物外发到区外加工，或区外企业货物外发到保税区加工，需经主管海关核准；进区提交外发加工合同向保税区海关备案，加工出区后核销，不填写进出口货物报关单，不缴纳税费；出区外发加工的，须由区外加工企业在加工企业所在地海关办理加工贸易备案手续，需要建立银行保证金台账的应当设立台账，加工期限最长6个月，情况特殊，经海关批准可以延长，延长的最长期限是6个月；备案后按加工贸易货物出区进行报关。

（三）设备进出区

不管是施工还是投资设备，进出区均需向保税区海关备案，设备进区不填写报关单,不缴纳出口税,海关不签发出口货物报关单退税证明联,设备系从国外进口已征进口税的,不退进口税;设备退出区外,也不必填写报关单申报,但要报保税区海关销案。

保税区货物的报关程序可概要总结为表9-4。

表9-4 保税区货物的报关程序

进出境报关	与境外之间进出境货物,属自用的		报关制
	与境外之间进出货物,非自用的,包括加工出口、转口、仓储和展示		备案制
进出区报关	保税进口料件以及用保税进口料件生产的成品、半成品进出区	进区	报出口
		出区	报进口,根据货物不同流向填写不同的报关单
	进出区外发加工	进区加工	凭外发加工合同向保税区海关备案,加工出区后核销
		出区加工	由区外加工企业向所在地海关办理加工贸易备案,加工进区后核销
	设备进出区	进出区	向保税区海关备案

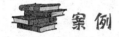 案例

报税物流货物报关

上海KB机械设备有限公司,是上海外高桥保税区内一家从事数控机床制造的有限公司。某年5月,KB机械设备有限公司从日本进口一批数控芯片用于生产加工。当年10月,因少数国外客户临时取消订单,公司决定将区内生产的其中18台机械设备成品转售至国内山西MT公司。作为负责KB机械设备有限公司报关业务的报关员,应当办理哪些报关手续?应如何办理?山西某客户应如何办理报关手续?

【分析】

本案中KB机械设备有限公司应当办理企业生产设备从境外入区报关和货物出区内销报关手续。山西MT公司应办理一般进口货物报关手续。

(1)企业生产设备从境外入区报关。从境外入区的区内企业生产所需的机器设备,采用的是备案制,海关免征进口关税和进口环节海关代征税,免交进口许可证件。报关的主要步骤如下:

①货物到港后,报关员办理进境货物备案清单预录入手续,将预录入数据向海关发送申报,待接到接受申报回执后,打印进境货物备案清单。

②在备案清单上签署报关员名字,并加盖报关章,随附提单、相关商业单证、运输单证及其他海关认为必要时需交验的有关单证和资料,到海关书面交单,办理申报手续。

③海关接单后,经审核符合申报条件、手续齐全有效的,予以放行,并在有关单证上加盖放行章,将单证返还报关员办理提货手续。

④货物须由海关监管车辆从码头(机场等)承运至保税区内。

(2)货物出区内销报关。保税区加工贸易成品转为内销的,按照一般进口货物办理进口手续,海关按照内销时的实际状态或者该批货物折算的料件进口时的状态征收进口关税,按货物进口时实际状态征收增值税和进口环节代征税,并交验许可证件。报关的主要步骤如下:

①报关员办理进口报关单预录入手续,将预录入数据向海关发送,待接到接受申报回执后,打印进口报关单。

②在报送单上签署报关员名字,加盖报关章,随附相关商业单证、运输单证、审批单证、许可证件及其他海关认为必要时需交验的有关单证和资料,到海关办理书面交单等申报手续。

③海关接单后,经审核符合申报条件、手续齐全有效的,办理缴纳税费手续,予以放行,并在相关单证上加盖放行章,将盖章单证返还报关员办理提货手续。

④保税区在收到海关确认信息后打印出区凭单,作为货物的出区凭证。货物出区时,在保税区卡口办理验货手续后即可出区。

(3)山西MT公司报关。区外山西MT公司作为机械设备的进口方,需向保税区海关申请报关,填制进口货物报关单,按照一般进口货物办理报关手续。

个案分析与操作演练

1.山东某纺织品进出口公司从韩国进口尼龙面料,制成滑雪裤出口到美国。问题:该公司的行为属于何种贸易方式,在进口尼龙面料时国家对其有何种政策?

2.某医药进出口公司与外商签订一份血液透析机来件装配合同,该合同已于4月20日执行完毕,装配成品已全部出口。问题:该企业办理该合同的海关和银行保证金台账核销手续的时间是哪一天?

3.某服装加工厂与外商签订了一份加工服装出口合同,该厂报关员到海关办理该批合同的备案手续时,应向海关提交哪些单证资料?

4.保证金台账制度的实施与加工贸易项目(商品)的类别及加工贸易企业的类别有密切的联系,按照现行规定,下列哪一项情况应采用保证金台账空转方式运作:(1)按加工贸易企业分类标准已被评定为一般认证企业,加工限制类商品;(2)按加工贸易企业分类标准已被评定为失信企业,加工允许类商品;(3)一般认证企业从事飞机、船舶等特殊行业加工贸易的企业经营的加工贸易项目。

5.北京加工贸易企业A进口料件生产半成品后转给南京加工贸易企业B继续深加工,最终产品由B企业出口。问题:(1)哪个企业需要向海关提交加工贸易保税深加工结转申请表?(2)先由哪个企业办理计划备案?(3)如何办理结转报关手续?

6.某公司与美国客商签订进口5 000台分体空调成套散件进料加工合同,欲在国内组装成成品后出口。此批散件进口时海关按95%予以保税,5%不能出口部分予以征税。企业为减少资金占用,先把海关征税部分组装成成品内销,这样做是否符合规定?

7.郑州某企业使用进口料件加工的成品,在郑州海关办妥出口手续,经天津海关复核放行后装船运往美国。此项加工成品复出口业务,除按规定需办理的出口手续外,同时还要办理什么手续?

8.大连海燕毛纺织进出口公司(中外合营企业)为生产需要,在其投资额内,于某年1月21自行从境外购进羊毛整理机8台,由大连联合报关有限公司代为申报进口。在海关查验时,由于开箱工人不慎,将其中一台机器的导毛轨损坏。后该公司又于1月27从同一供货商处购进羊毛条20吨,向海关申报。进口后该企业对此批货物将进行以下处理:其中12吨用于加工内销毛纱,5吨用于加工毛纱后直接返销日本,其余3吨用于加工毛纱后,结转给上海纺织进出口公司继续加工成混纺面料,全部返销日本(上述两项加工已在海关办理了进料加工合同登记备案手续)。由于企业生产结构调整,该企业在完成上述全部加工后,将羊毛整理机8台卖给了浙江某内资企业。

请回答以下单项或多项选择题。

(1)羊毛整理机进口申报时应(　　)。

A.提前办理减免税手续,凭《进出口货物征免税证明》及其他有关单证向海关申报,监管方式填报为"合资合作设备",免税进口

B.监管方式填报为"加工贸易设备",征税进口

C.提前办理加工贸易合同备案手续,凭《加工贸易手册》及其他有关单证向海关申报,监管方式填报为"进料加工",保税进口

D.监管方式填报为"不作价设备",免税进口

(2)羊毛条进口申报时应(　　)。

A.监管方式填报为"进料加工",同时免税进口

B.分别申报。其中12吨羊毛条,监管方式填报为"一般贸易";另外8吨羊毛条,监管方式填报为"进料加工"

C.分别申报。其中12吨羊毛条,监管方式填报为"一般贸易";5吨羊毛条,监管方式填报为"进料加工";另外3吨羊毛条,监管方式填报为"进料非对口"

D.分别申报。其中5吨羊毛条,监管方式填报为"一般贸易";另外5吨羊毛条,监管方式填报为"进料加工"

(3)将3吨羊毛条加工成毛纱后,结转给上海纺织进出口公司继续加工成混纺面料,之后全部返销日本的做法,在海关监管中被称为(　　)。

A.跨关区异地加工　　　　　　　B.跨关区深加工结转

C.跨关区委托加工　　　　　　　D.跨关区进料加工结转

(4)该企业在完成上述全部加工后,将梳毛机8台卖给辽宁某内资企业时,应当(　　)。

A.事先向原审批进口的商务主管部门申请

B.向海关折旧补税

C. 补交许可证件

D. 向海关申请获得解除监管证明书

(5)损坏导毛轨的混毛机,应按以下( )处理。

A. 由海关赔偿直接经济损失

B. 海关与收货人平均分担责任

C. 海关监管仓库经理人与收货人协商解决赔偿办法

D. 属于不可抗力原因所致,不予赔偿

9. 烟台 KM 服装公司是一家有进出口经营权的服装公司,该公司与香港某公司签订了为期3年的来料加工协议。在协议中注明由港方不作价提供工业缝纫机(属机电产品进口许可证管理、法定检验)20台作为加工生产专用。在首期加工合同中订明由我方为港方来料加工2 000套纯棉男式外套(属加工贸易限制类商品),由港商提供纯棉面料以及加工辅料。合同签订后,该服装加工厂到海关办理了备案手续。请回答下列问题:

(1)外商提供的纯棉面料进口时,海关准予保税的额度可以是( )。

A. 全额保税

B. 95% 保税,5% 征税

C. 85% 保税,15% 征税

D. 不予保税

(2)对于港方不作价提供的工业缝纫机说法正确的有( )。

A. 该企业可以对不作价设备自行处置

B. 征税进口,监管期6年,到期退运;不退运的办理相应手续

C. 该企业必须有独立的专门从事加工贸易的工厂或车间,并且不作价设备只能在该工厂或车间使用

D. 免税进口,监管期5年,到期退运;不退运的办理相应手续

(3)该合同中的进口料件的保税期限是( )。

A. 保税期限为半年,没有延长期

B. 保税期限为半年,可以申请延长,延长的最长期限为半年

C. 保税期限1年,可以申请延长,延长的最长期限原则上为1年

D. 保税期限1年,可以两次申请延长,每次延长的最长期限为1年

(4)该合同执行完毕后,该企业可以( )向主管海关申请核销并要求结案。

A. 在最后一批成品出口后1个月内

B. 在最后一批成品出口后6个月内

C. 合同到期后1个月内

D. 合同到期后6个月内

10. 某电子企业向海关申请联网监管,企业部分归并前的料号级料件如表9-5所示,企业应怎样进行归并?

表 9 – 5　归并前的料号级料件

序号	品名	规格	商品编码	料号	单位
1	显示屏盖下	10×20	85299020	6104463R01	个
2	显示屏盖上	10×20	85299020	61 04463R02	个
3	垫片	$\psi 26$	40169310	0587986K01	个
4	电阻	0.25Ω	85332900	0609591M49	个
5	电阻	0.6Ω	85332900	0609591M50	千个
6	电阻	1.2Ω	85332900	0609591M51	千个
7	电阻	2.8Ω	85332900	0609591M52	千个
8	电阻	1.25Ω	85332900	0609591M53	千个
9	电阻	0.30Ω	85332900	0609591M54	千个
10	电阻	3Ω	85332900	0609591M55	千个
11	电阻	1Ω	85332900	0609591M56	千个

复习思考题

一、名词解释:保税货物、保税储存、保税加工、保税加工货物、加工贸易、来料加工、进料加工、物理围网监管、联网监管、加工贸易合同报核、跨关区异地加工、外发加工、加工贸易跨关区深加工结转、保税仓库、出口监管仓库、保税物流中心、保税物流园区。

二、简答题

1. 简述保税货物的范围。

2. 简述保税货物的基本特征。

3. 简述海关对保税货物的监管规则。

4. 简述保税货物的通关程序。

5. 简述海关对加工贸易货物的监管方式。

6. 简述加工贸易货物电子账册的设立。

7. 简述异地加工业务的办理程序。

8. 简述跨关区深加工业务的办理程序。

9. 简述保税仓库储存货物的范围。

10. 简述保税仓库进出货物的通关程序。

11. 简述保税区与境外之间进出货物的通关规则。

12. 简述保税物流园区与境外之间进出货物的通关规则。

13. 简述保税物流园区与(境内)区外之间进出货物的通关规则。

项目任务十　办理其他进出口货物的报关

项 目 要 求

- 了解特定减免税的含义、特定减免税货物通关的特征、特定减免税的范围
- 掌握海关对特定减免税货物的规定及报关程序
- 了解暂准进出口货物的范围和通关特点
- 掌握 ATA 单证册制度和报关程序、非 ATA 单证册项下暂时进口货物通关制度和报关程序等
- 掌握过境、通运、转运货物,进出境快件运输货物,退运和退关货物的监管与报关要点

项目情景

陈湘目前有两项业务工作需要办理:

一是北京工业大学拟委托北京龙口工贸公司从国外购进如下商品:①从日本购进用于新建大礼堂的音像设备;②从美国购进教学用的幻灯片;③从英国购进用于电教中心的 200 台计算机;④从德国进口 6 辆用于校车队的大客车。

二是北京市商务局举办机电产品博览会。德国 A 公司委托北京龙口工贸货运公司办理有关展览事宜的一切手续。德国 A 公司在北京展出期间,把整流器和变压器无偿赠送给北京龙口工贸公司,其余货品在展览结束后退回德国。

陈湘面临着以下任务:

任务 1:分析北京工业大学拟从国外购进的商品哪些能够享受特定减免税优惠待遇。

任务 2:办理德国 A 公司在北京的展出手续。

任务 3:办理德国 A 公司的赠送手续。

任务 4:办理展览品的复运出境手续。

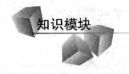
知识模块

单元一　办理特定减免税货物的报关

特定减免税货物进口的通关,即从特定减免税的申请到海关核销后解除海关监管,其通关的时限长于传统的通关时间范围。

特定减免税是指依照国务院规定的范围和办法,对于进口货物给予的关税优惠。特定减免税制度是我国在改革开放初期为吸引外商投资而实施的一项政策性减免关税及其他进口环节税的制度,主要是对特定地区、特定企业和特定用途的进口货物予以减免关税和其他进口税。

一、特定减免税进口货物的适用范围

特定减免税货物是海关根据国家政策准予减免税进口的适用于特定地区、特定企业、特定用途的货物。这些货物进口享受减免税的优惠待遇,在海关规定的监管期限内只能在规定范围内使用,在海关规定的期间内经海关批准,出售、转让或移作他用应按照规定折旧补缴进口关税和进口环节国内税。

特定减免税货物与保税货物一样,在进口时均不缴纳税款,但海关对这两类货物有不同的办理程序和管理方法。特定减免税货物与保税货物的异同见表 10 - 1。

表 10 - 1　特定减免税货物与保税货物的异同

项　　目	异同点	特定减免税	保　　税
特定的条件	异	单边进口的"三特"货物	进境后将复运出境的货物
	同	改变货物用途的,必须按一般进口货物报关纳税,不再保税和免税	
进口前手续	异	进口前办理减免税证明	合同备案登记,申领登记手册或账册
管理	异	时效管理,期限届满解除监管	海关对保税货物实行核销管理,根据去向不同分别办理相应的手续
	同	均为海关监管货物	

特定减免税进口货物的适用范围主要包括以下三类。

(一)特定地区的进出口货物

特定地区是指我国关境内由行政法规规定的某一特别限定区域,享受减免税优惠的货物只能在这一专门规定的区域内使用。例如,对保税区、出口加工区进口区内生产性的基础设施建设项目所需的机器、设备和其他基建物资等自用物资予以免税等。

根据世界贸易组织的国民待遇原则,我国从 20 世纪 90 年代中期开始逐步取消对特定地区进口货物的减免税,目前只对保税区和出口加工区的某些进口货物予以免税,其他地区一般不再有减免关税的规定了。

具体来说,特定地区的进出口货物的范围主要有:

1. 保税区进口用于基础设施建设的物资;

2. 出口加工区进口用于其他设施建设的物资,出口加工区行政管理机构进口自用合理数量的管理设备和办公用品,以及出口加工区内企业,进口的生产设备和其他企业自用物资;

3. 边民互市贸易中规定的金额或数量范围内进口的商品。

(二)特定企业的进出口货物

特定企业是指由海关法特别规定的企业。特定企业的进出口货物主要包括以下三类:

1. 依法批准的外商投资企业在投资总额内进口的符合《外商投资产业指导目录》鼓励类项目的设备(《外商投资企业不予免税的进口商品目录》所列商品除外)。

2. 内资企业进口的符合《当前国家鼓励发展项目指导目录》的设备(《国内企业不予免税的商品目录》所列商品除外)。

3. 利用外国政府和国际金融组织及亚洲开发银行贷款进口的设备。

(三)特定用途的进出口货物

特定用途的进出口货物主要包括:国家重点项目和利用外资项目的货物;科学研究机构和学校按照国家减免税政策进口直接用于科研或教学的货物;加工贸易中外商免费提供的机器设备;根据国家减免税政策进口的残疾人专用品和专用设备,民政部和残疾人组织所属企业进口的专用仪器、机器设备,以及残疾人企业生产的出口产品。

项目情景实例

情景案例中北京工业大学拟委托北京龙口工贸公司从国外购进的(2)(3)项货物,即从美国购进教学用的幻灯片、从英国购进用于电教中心的200台计算机能够享受特定减免税优惠待遇。其他项货物并不直接用于科研或教学这一特定用途,因此,不能享受特定减免税优惠待遇。

二、特定减免税进口货物通关的管理特点

特定减免税进口货物通关的管理特点主要有以下五个方面。

(一)在特定条件或规定范围内使用可减免进口关税和增值税

特定减免税是我国海关关税优惠政策的重要组成部分,是国家无偿向符合条件的进口货物使用企业提供的关税优惠,其目的是优先发展特定地区的经济,鼓励外商在我国直接投资,促进国有大中型企业和科学、教育、文化、卫生事业的发展。因此,这种优惠具有鲜明的特定性,只能在国家行政法规规定的特定条件

下使用。

（二）不豁免进口许可证

特定减免税货物是实际进口货物，按照国家有关进出境管理的法律、法规，凡属于进口需要交验许可证件的货物，除另有规定外，进口收货人或其代理人都应在进口申报时间内向海关提交进口许可证件。但是对外资企业和中国香港、澳门及中国台湾地区及华侨的投资企业进口本企业自用的机器设备可以豁免进口许可证；外商投资企业在投资总额内进口涉及机电产品自动进口许可证的也可以豁免进口许可证。

（三）有特定的海关监管期限

海关放行特定减免税进口货物，该货物进入关境后应有条件地在境内使用。进口货物享有特定减免税的条件之一就是在规定的期限内，只能在规定的地区、企业内和规定的用途范围内使用，并接受海关的监管。特定减免税进口设备可以在两个享受特定减免税优惠的企业之间结转。

各类特定减免税货物的海关监管期限见表 10-2。

表 10-2　特定减免税货物海关监管的期限

特定减免税货物种类	海关监管期限
船舶、飞机、建筑材料（包括钢材、木材、胶合板、人造板、玻璃等）	8 年
机动车辆（特种车辆）、家用电器	6 年
机器设备，其他设备、材料	5 年

上述监管期限到期时，特定减免税进口货物的进口收货人或其代理人应向海关申请解除对特定减免税货物的监管。

（四）超过特定适用范围应补税

特定减免税进口货物在海关监管期限内，将货物移至特定范围以外的，进口货物的收货人应事先向海关申请，经海关批准，按货物使用年限折旧后补缴原减征或免征的税款。

（五）擅自出售牟利属于走私行为

特定减免税货物进口后，在海关监管期限内，未经海关许可，未补缴原减征或免征的税款，擅自在境内出售牟利的，属于走私行为。

三、特定减免税货物报关程序

海关对特定减免税货物实行备案、审批、税款担保及后续管理等相关手续。货物进口前，由减免税申请人①或其代理人办理。特定减免税货物报关程序如图 10-1 所示。

---

① 减免税申请人是指按照国家相关规定，可以享受进口减免税税收优惠，并向海关申请办理减免税手续的，具有境内独立法人资格的企事业单位、社会团体、国家机关；符合规定的非法人分支机构；经海关总署审查确认的其他组织。

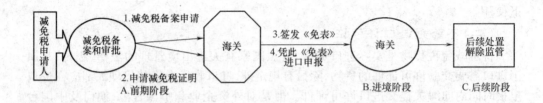

图 10-1 特定减免税货物报关程序

（一）前期阶段

特定减免税货物的纳税人或其代理人应在货物进口前,向海关提出减免税申请,由海关审核货物的性状、用途、申请人的资格等。对符合规定、具备条件的,海关核发相应的《进出口货物征免税证明》(简称《免表》),特定减免税货物的纳税人取得合法享受减免税进口优惠的资格。

1.备案。减免税申请人到企业所在地主管海关申请减免税备案。海关确认其减免税资格,审核并确定项目的减免税额度。

2.减免税审批。申领《免表》需提交下列材料:①《进出口货物征免税申请表》;②企业营业执照或事业单位法人证书、国家机关设立文件、社团登记证书、民办非企业单位登记证书、基金会登记证书等证明材料;③ 进出口合同、发票以及相关货物的产品情况资料;④ 相关政策规定的享受进出口税收优惠政策资格的证明材料(如外商鼓励项目确认书);⑤ 海关要求提供的其他材料。

《免表》的有效期为 6 个月,可申请延期 6 个月。海关对其实行"一批一证"、"一证一关"管理,即:一份《免表》只能验放一批货物,一份《免表》只能在一个口岸一次性进口。对于需分批或分两个以上口岸进口的,需要分别向海关申领《免表》。

（二）进口报关阶段

特定减免税货物运抵口岸后,收货人或其代理人向入境地海关办理进口手续,填写进口货物报关单,交验相关单证,包括《进出口货物征免税证明》。海关按一般通关程序经有选择的查验无误后,免税放行,由货物收货人或其代理人提货。

特定减免税货物报关由申报、查验、缴纳税费和提取货物 4 个作业环节构成,这可参见一般进出口货物报关程序。

链接

特定减免税货物报关与一般进出口货物报关的不同之处

第一,特定减免税货物进口报关时,进口货物收货人或其代理人除了向海关提交报关单等普通需要的单据以外,还应向海关提交《进出口货物征免税证明》。海关在审单时从计算机调阅征免税证明的电子数据,核对纸质的《进出口货物征免税证明》。

第二,特定减免税货物一般应提交进口许可证件,但对某些外商投资和某些许可证件种类,国家规定有特殊优惠政策,可以豁免进口许可证。

第三,特定减免税货物享受减税或免税优惠,但一般要缴纳海关监管手续费,而对某些货物根据规定也可以免予征收。

第四,填制特定减免税货物进口报关单时,报关员要特别注意报关单上"备案号"栏目的填写。"备案号"栏内填写《进出口货物征免税证明》上的 Z +11 位编码,若将 12 位编码写错,则不能通过计算机逻辑审核,或在提交纸质报关单时无法顺利通过海关审单。

（三）后续阶段

特定减免税货物进境自海关放行之日起,减免税申请人应在海关监管年限内,每年第 1 季度向主管海关递交《减免税货物使用状况报告书》,报告减免税货物的使用状况。在海关监管年限及其后 3 年内,海关可以对减免税申请人进口和使用减免税货物的情况实施稽查。

特定减免税货物报关的后续阶段主要包括使用期间接受监督和核查以及期限届满后解除监管,核销结关。

1. 后续处置:

（1）减免税货物使用地点的变更。减免税货物进境后,应在企业主管海关核准的地点使用。如果需要变更使用地点,必须先申请,并经主管海关核准后,方可移出该海关管辖地,同时申请办理异地监管手续。

（2）减免税货物的结转。减免税申请人将进口减免税货物转让给进口同一货物、享受同等减免税待遇的其他单位时,应按照下列规定办理减免税货物结转手续:

①减免税货物的转出申请人向转出地主管海关提出申请,其主管海关审核同意后,通知转入地主管海关。签发《减免税进口货物结转联系函》编号"RZ……",并将联系函的编码填在出口报关单备案号栏内。

②减免税货物的转入申请人向转入地主管海关申请办理减免税审批手续。其主管海关审核无误后签发《免表》。转入企业将《免表》的编号填在进口报关单备案号栏内。

③转出、转入减免税货物的申请人,分别向各自的主管海关办理该票减免税货物的出口、进口报关手续。转出地主管海关办理转出减免税货物的解除监管手续,结转到转入申请人的减免税货物监管年限应连续计算。转入地主管海关在剩余监管年限内对结转的减免税货物继续进行后续监管。

（3）减免税货物的转让。减免税申请人将进口减免税货物转让给不享受进口税收优惠政策或者进口同一货物不享受同等减免税优惠待遇的其他单位时,应事先向其主管海关申请办理减免税货物补缴税款和解除监管手续。

（4）减免税货物移作他用①。除海关另有规定外，减免税申请人将减免税货物移作他用的，必须按移作他用的时间补缴相应税款；移作他用时间不能确定的，应提交相应的税款担保，税款担保不得低于剩余监管年限应补缴税款总额。

（5）减免税货物变更、终止。减免税申请人发生分离、合并、股东变更或改制时，权利义务承受人应自营业执照颁发之日起 30 日内向原减免税申请人主管海关报告资格改变情况，需补交税款的则补税。若继续享受减免税待遇则按照规定变更备案或办理结转手续。

监管年限内若申请人发生破产、改制等情况申请终止的，自清算之日起 30 日内向海关办理补税和解除监管手续。

（6）退运、出口。减免税申请人先向其主管海关申请签发《减免税进口货物退运证明》，并将退运证明的编码填在出口报关单备案号栏内，然后持已办结退运出境或出口的报关单，向主管海关办理解除海关监管手续。

（7）减免税货物的贷款抵押。监管年限内，减免税货物的申请人要求以其拥有的减免税货物作为抵押向境内金融机构办理贷款的，需事先向企业所在地主管海关提出书面申请，并向海关提交担保；向境外金融机构抵押，提交与货物应缴税款等值的保证金或境内金融机构提供的相当于货物应缴税款的保函；不得以减免税货物向金融机构以外的公民、法人或其他组织办理贷款抵押。

2. 解除监管。特定减免税货物解除监管，是指海关按规定对超出海关监管年限的特定减免税货物、未超出海关监管年限但已按规定补缴关税和进口环节税的特定减免税货物，以及已发生违法行为，海关有关部门已依法进行了处理，且符合解除监管条件的特定减免税货物解除海关监管的一种手续。

特定减免税货物的监管年限一旦到期，如货物由原使用单位或企业继续使用，通常即可自行结关。但对期满后需出售、转让的，则应在办理解除海关监管的手续后结关。特定减免税进口货物由原使用企业使用的年限届满，又不作出售、转让处理的，可作自行结关，海关不再予以监管。原使用企业如要出售、转让特定减免税进口货物，应向主管海关报核，由海关核销后解除海关监管，使货物可自由流通。

（1）自动解除。减免税货物监管年限届满后，申请人不必申领《减免税进口货物解除监管证明》，其所拥有的减免税货物自动解除监管，企业可自行处理。

（2）申请解除。

① 监管年限届满，但企业需要《减免税进口货物解除监管证明》的，可以自监管年限届满之日起 1 年内，向海关申领。

② 监管年限内申请解除：原《免表》的申请人，需先办结减免税货物的补税结关手续，再向《免表》的原签发海关提出申请解除监管。海关审核无误后，给予签发《减免税进口货物解除监管证明》。

---

① 减免税货物移作他用，如：①交给减免税申请人以外的其他单位使用；②不按原定用途或地区使用减免税货物；③不按特定地区、特定企业或特定用途使用减免税货物的其他情形。

单元二 办理暂准进出口货物的报关

按照海关法的一般原则,货物进口,不论其原产地是外国还是本国,都应征收关税和其他税费。但货物暂准进出口制度是这种一般原则的例外,它通过有条件地准予免纳关税和其他税收来体现海关法所给予的便利和优惠,从而形成了一项单独的海关业务制度。暂准进出口货物①是指为了特定的目的暂时进口或暂时出口,有条件免纳进出口税并豁免进出口许可证,在特定的期限内除因使用中正常的损耗外,按原状复运出口或进口的货物。

一、暂准进出口货物通关制度的适用范围

根据我国现行的暂准进出口货物通关制度的规定,允许适用该制度办理通关手续的货物包括下列两类:一是可以有条件地全部免纳进出口各税的货物(非商业目的);二是可以有条件地部分免征进口税的货物(商业目的)。所谓有条件地全部免纳进出口各税,是指对非商业目的的暂准进出口货物,向海关提供担保,进口后按照规定的用途使用,在规定期限原状复运出口(或进口)的货物,在暂准(时)进口或出口时全额暂予免税。对申请延长期限的暂准进口货物在延长期限内,仍可免税。暂准进出口货物的具体分类见图 10 - 2。

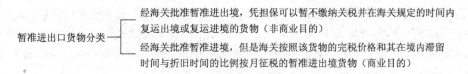

暂准进出口货物分类 —— 经海关批准暂准进出境,凭担保可以暂不缴纳关税并在海关规定的时间内复运出境或复运进境的货物(非商业目的)

经海关批准暂准进出境,但是海关按照该货物的完税价格和其在境内滞留时间与折旧时间的比例按月征税的暂准进出境货物(商业目的)

图 10 - 2　暂准进出口货物的分类

第一类暂准进出口货物的范围包括:进口或出口的展览会、交易会、会议及类似活动中展示或者使用的货物;文化、体育交流活动中使用的表演、比赛用品;进行新闻报道或者摄制电影、电视节目使用的仪器、设备及用品;开展科研、教学、医疗活动使用的仪器、设备及用品;上述所列活动中使用的交通工具及特种车辆;货样;慈善活动使用的仪器、设备及用品;供安装、调试、检测设备时使用的仪器及工具;盛装货物的容器(集装箱除外);旅游用自家交通工具及其用品;工程施工中使用的设备、仪器及用品;海关批准的其他暂时进出境货物。

第二类暂准进出口货物是指以上 12 项货物以外的其他暂准进出口货物。如用于商业目的的施工机械、工程车辆等,自进境之日起按月征收税款,每月征收全部关税的 1/60。对超过担保期限(包括经批准延长期限)的上述暂准进口货物,自担保期

---

① 暂准进出口货物与暂时进出口货物仅为分类方便而写,本质上并无区别。只是暂时进出口货物不包括有关展览品、集装箱、旅游者个人用品等暂时进出口货物,此类货物海关另有规定,要求向海关提供担保,金额为应缴纳的进口税费,不收监管手续费。

满的次日起至复运出口之日止按月征收全部关税的1/60。对于此类货物实际上是对在境内消耗的部分征税,当然,如果该项货物由境内企业留购,不复运出境,则应征全部进口税。

本单元主要阐述第一类暂准进出口货物的报关。

二、暂准进出口货物通关管理的特点

货物按照暂准进出口通关制度办理进出口手续,其海关监管的过程和货物在经海关放行后投入使用的受制约状态,反映了该项通关制度的以下管理特征:

第一,在提供担保的条件下暂时免纳进(出)口税。提供担保是货物暂准进(出)口并免纳各税所必须遵守的条件之一,这也是海关确保货物将来能按规定复出口或复进口的保全措施。我国现行的担保形式主要是信誉(保函)或经济(保证金)担保,其中展览品的暂准进出口已适用 ATA 单证册制度,实行国际联保。

对非商业目的的暂准进(出)口货物,在海关规定的时限内复运出(进)境的,原则上可暂予免除全部进出口各税,但对租赁、租借方式暂时进出口用于生产、建筑或运输等用途的,给予的是部分暂予免税。

对非商业目的以外的暂准进口货物,如施工机械、工程车辆等,则按照海关规定,自进境之日起按月征收进口关税和海关在进口环节代征的国内税。

第二,原则上免予交验进出口许可证件。暂准进出口货物使用后还须在规定的时限内复出口或复进口,因而并不属于实际进出口货物。因此,国家的贸易管制,特别是许可证管理,原则上不适用该项通关制度下的货物(租赁方式进口,列明的化学品除外)。但是,涉及国家其他进出境管制的货物,涉及公共道德、公共卫生、公共安全的暂准进出口货物(主要是卫生检疫、动植物检疫、食品卫生检疫、无线电管理、印刷品管理等),不论其是否实际进出口,仍需在进出口前,先向有关主管部门申请批准,海关凭主管部门签发的通关单验放。

第三,为特定的使用目的进口或出口,在规定的期限内(包括经批准延长期限),按照原状复出口或复进口。这是货物暂准(时)进出口并免纳进出口各税或按月征税的前提条件,每一种暂准(时)进出口货物都有其特定的使用目的,不得移作他用。同时,又必须在规定的时间内保持原有状态(不能加工、不能拆解、不能调换),按照原状复出口或复进口。超出规定期限未能复出口或复进口,则须按规定办理报关纳税手续。如擅自改变了原有形态或出售、转让、移作他用,则将由海关视情节按规定处理。

第四,海关进出口通关现场放行后,货物并未结关。暂准进出口货物经向海关提供担保—向海关进行电子申报—海关审核—向海关交验单证—海关查验放行等手续后,当事人可提取(或装运)货物,但货物在使用期间仍继续受海关监管,直至货物按实际去向办理海关手续并予以核销(结关)。

第五,按货物使用后的实际去向办理海关手续。暂准进出口货物原则上必须原状复运出口或复运进口,但实际上因经济或其他方面的因素,货物还可能转为在境内(或境外)销售或出现消耗掉的情况。无论其去向如何,均应按规定办理相应的海关手续,并以此作为解除暂准进口或出口时提供担保的基础。

第六,核销后结案。暂准进出口货物一旦有了实际去向,并按照规定办理相应的海关手续,最后应完成核销手续,以证明已履行了其担保应履行的义务。通过办理核销手续,证明其履行义务的凭证交回担保地海关,经海关核实即可撤销担保或退回担保时交付的保证金。至此通关手续全部完结。

三、暂准进出口货物的基本报关程序

暂准进出口货物的报关程序可归纳为五个环节:进(出)口前的备案—进(出)口时凭担保报关—使用期内接受海关监管和核查—复出(进)口时报关—核销结案。

(一)进(出)口前的备案

进(出)口前备案是主要针对进出口展览品的特殊监管措施。对其他暂准进出口货物,可根据具体情况,经海关批准,在进出口前办理担保申请(即向海关提交担保函或保证金,并保证在海关规定的时限内原状复运出、进境),进、出口时海关验凭有关单据通关。

(二)进出口时凭担保报关

在货物进出口时,收、发货人或其代理人持担保和其他有关单证向海关报关,海关查验复核后放行货物。

(三)使用期内接受海关监管、核查

暂准进出口货物应该用于事先确定的特定目的,货物放行后,货物的使用者应随时接受海关对货物的使用状况进行监管核查。同时,对在货物的使用期间因故需对货物作出其他方式处理的,应经海关批准并办理相应的海关手续。

(四)复出(进)口时报关

暂准进出口货物在境内外使用,均有规定的期限。除期满另有安排外,均应复出口或复进口。收、发货人或其代理人应向海关办理复出口或复进口手续。对境内外留购的,则应按实际进出口(按一般进出口货物或减免税进出口货物)办理海关手续。

(五)核销结案

暂准进出口货物经使用,并按照实际去向办理了相应手续后,货物的收、发货人或其代理人应凭有关凭证到备案地或原进出境地海关办理核销手续,经海关审查无误后,撤销担保。

四、不同监管方式下的暂准进出口货物的报关程序

暂准进出口货物按海关监管方式的不同,可以归纳为以下四种:使用 ATA 单证册报关的暂准进出境货物;不使用 ATA 单证册报关的展览品;集装箱箱体;暂时进出境货物。

(一)使用 ATA 单证册报关的暂准进出境货物

ATA 是由法文 Admission Temporaire 和英文 Temporary Admission 两词的首字母

复合而成的,译为"暂时允许进入"。ATA 单证册是世界海关组织《货物暂准进口公约》和《关于货物暂准进口的 ATA 单证册海关公约》中规定的专用于代替各缔约国海关暂准进出口货物报关单和税费担保的国际通关文件。它通过提供国际担保的形式,简化海关手续,便利暂准进出口货物的通关,被各缔约国广泛采用。ATA 单证册由各国的国际商会组织作为国家担保机构共同组成国际联保,所以,ATA 单证册既是一份各国通用的暂准进口报关单,又是一份具有国际效力的担保书。

持 ATA 单证册报关的基本流程如图 10-3 所示。

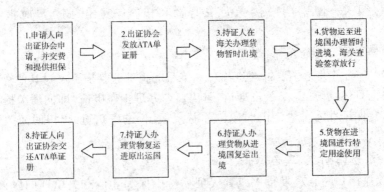

图 10-3 ATA 单证册报关的基本流程

在我国,使用 ATA 单证册的范围仅限用于展览会、交易会、会议及类似活动项下的货物。对超出该范围的 ATA 单证册,我国海关不予接受。单证册有效期 6 个月,超期需直属海关批准;如超过 2 年的,需经海关总署批准。中国国际商会是我国 ATA 单证册的担保协会和出证协会。

我国对 ATA 单证册管理的主要内容见表 10-3。

表 10-3 我国对 ATA 单证册的管理

管理类别	管理方式
出证担保机构	中国国际商会是我国 ATA 单证册的出证担保机构,负责签发 ATA 单证册,向海关报送签发电子文本、协助海关辨别真伪、承担持证人违反规定而产生的相关税费、罚款
管理机构	ATA 核销中心负责对 ATA 单证册的进出境凭证进行核销、统计和追索,并根据成员方担保人的要求出具相关证明,对全国 ATA 单证册的核销业务进行协调和管理
延期审批	ATA 单证册有效期限为自货物进出境之日起 6 个月,若需超过 6 个月的,应向海关提前申请延期,延期最多不超过 3 次,每次延长期限不得超过 6 个月。参加展期在 24 个月以上展览会的展览品,在 18 个月延长期满后仍需延期的,由主管地直属海关报海关总署审批
追索	ATA 单证册项下暂时进境货物未能按照规定复运出境或者过境的 ATA,核销中心向中国国际商会提出追索。自提出追索之日起 9 个月内,中国国际商会向海关提供货物已在规定期限内出境或已办理进口手续证明的,核销中心可撤销追索,否则中国国际商会应向海关缴纳税款和罚款

通过货运渠道凭 ATA 单证册进出口的货物应由经海关批准的具有报关资格的单位向海关办理有关报关手续;在 ATA 单证册项下随身携带的进出境的货物由 ATA 单证册的持证人向海关办理有关报关手续。我国海关只接受中文或英文填写的 ATA 单证册的申报。

1. 使用 ATA 单证册的暂准进出境货物的申报。ATA 单证册项下进出口的暂时进出口货物,持证人应在货物申报前向主管海关提交有效的 ATA 单证册、货物清单、发票、装箱单、合同协议等,由主管海关审查签注备案,在货物报关时向进出境地海关提交经主管海关签注的 ATA 单证册、展览品清单及其他报关单证(发票、装箱单、合同协议等),向进出境地海关办理报关手续。进出口的暂时进出口货物,如有除许可证外的其他进口限制,如检验、检疫等,报关单位应当按照规定办理检验检疫或批准手续。

(1)进境申报。进境货物收货人或其代理人持 ATA 单证册向海关申报进境展览品时,先在海关核准的出证协会即中国国际商会以及其他商会,将 ATA 单证册上的内容预录入海关与商会联网的 ATA 单证册电子核销系统,然后向展览会主管海关提交纸质 ATA 单证册、提货单等单证。

海关在白色进口单证上签注,并留存白色进口单证(正联),退还其存根联和 ATA 单证册其他各联给货物收货人或其代理人。

(2)出境申报。出境货物发货人或其代理人持 ATA 单证册向海关申报出境展览品时,向出境地海关提交国家主管部门的批准文件、纸质 ATA 单证册、装货单等单证。

海关在绿色封面单证和黄色出口单证上签注,并留存黄色出口单证(正联),退还其存根联和 ATA 单证册其他各联给出境货物发货人或其代理人。

(3)过境申报。过境货物承运人或其代理人持 ATA 单证册向海关申报将货物通过我国转运至第三国参加展览会的,不必填制过境货物报关单。海关在两份蓝色过境单证上分别签注后,留存蓝色过境单证正联,退还其存根联和 ATA 单证册其他各联给运输工具承运人或其代理人。

(4)担保和许可证件。持 ATA 单证册向海关申报进出境展览品,不需向海关提交进出口许可证件,也不需另外再提供担保。但如果进出境展览品及相关货物受公共道德、公共安全、公共卫生、动植物检疫、濒危野生动植物保护、知识产权保护等限制的,展览品收、发货人或其代理人应当向海关提交进出口许可证件。

(5)异地复运出境、进境申报。使用 ATA 单证册进出境的货物异地复运出境、进境申报,ATA 单证册持证人应当持主管地海关签章的海关单证向复运出境、进境地海关办理手续。货物复运出境、进境后,主管地海关凭复运出境、进境地海关签章的海关单证办理核销结案手续。

2. 使用 ATA 单证册报关的暂准进出境货物的结关。持证人在规定期限内将进境展览品、出境展览品复运出境、复运进境,海关在白色复出口单证和黄色复进口单证上分别签注,留存单证(正联),退还其存根联和 ATA 单证册其他各联给持证人,正式核销结案。

持证人不能按规定期限将展览品复运进出境的,北京海关ATA核销中心向担保协会即中国国际商会提出追索。

(二)不使用ATA单证册的展览品报关

进出境展览品包括进境展览品和出境展览品。

进境展览品包括在展览会中展示或示范用的货物、物品,为示范展出的机器或器具所需用的物品,设置临时展台的建筑材料及装饰材料,供展览品做示范宣传用的电影片、幻灯片、录像带、录音带、说明书、广告等。

出境展览品包括国内单位赴境外举办展览会或参加境外博览会、展览会而运出的展览品,以及与展览活动有关的宣传品、布置品、招待品及其他公用物品。与展览活动有关的小卖品、展卖品,可以按"展览品"报关出境,不按规定期限复运进境的办理一般出口手续,交验出口许可证件,缴纳出口关税。

进、出境展览品的报关流程分别如图10-4、图10-5所示。

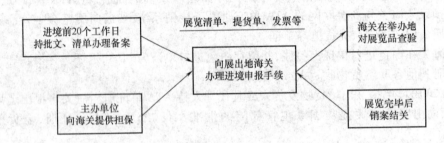

图10-4 进境展览品的报关流程

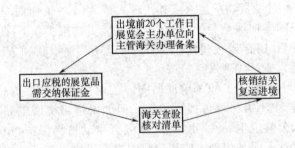

图10-5 出境展览品的报关流程

1. 展览品的暂准进出境期限。展览品暂准进出境期限为6个月,经向主管海关申请批准后可延期,延期最多不超过3次,每次不超过6个月;展览期在24个月以上的展览品,18个月延长期满后还需延期的,由直属海关报海关总署审批。

2. 展览品的进出境申报。对非ATA单证册项下的暂时进出境货物,报关单位在进出口前应向主管海关提交《货物暂时进/出境申请书》、货物清单、发票、合同或者协议及其他相关单据并提交担保,向主管海关申请批准备案。在货物进出境向进出境地海关办理报关手续时,应向海关提交:进出口货物报关单;暂时进出境货物清单;担保证明;《中华人民共和国海关货物暂时进/出境申请批准决定书》;发票、装箱单;合同;其他相关单证。

(1)进境申报。展览品进境20个工作日前,展览会主办单位应当将举办展览会的批准文件连同展览品清单一起送展出地海关,办理登记备案手续。

展览品进境申报手续可以在展出地海关办理。从非展出地海关进口的,可以申请在进境地海关办理转关运输手续,将展览品在海关监管下从进境口岸转运至展览会举办地主管海关办理申报手续。

展览会主办单位或其代理人应当向海关提交报关单、展览品清单、提货单、发票、装箱单等。展览品中涉及检验检疫等管制的,还应当向海关提交有关许可证件。展览会主办单位或其代理人应当向海关提供担保。海关一般在展览会举办地对展览品开箱查验。

(2)出境申报。展览品出境申报手续应当在出境地海关办理。在境外举办展览会或参加国外展览会的企业应当向海关提交国家主管部门的批准文件、报关单、展览品清单一式两份等单证。

展览品属于应当缴纳出口关税的,向海关缴纳相当于税款的保证金;属于核用品、核两用品及相关技术的出口管制商品的,应当提交出口许可证。

海关对展览品开箱查验,核对展览品清单。查验完毕,海关留存一份清单,另一份封入关封交还给出口货物发货人或其代理人,凭以办理展览品复运进境申报手续。

3.进出境展览品的核销结关。

(1)复运进出境。进境展览品按规定期限复运出境,出境展览品按规定期限复运进境后,海关分别签发报关单证明联,展览品所有人或其代理人凭以向主管海关办理核销结关手续。

展览品未能按规定期限复运进出境的,展览会主办单位或出国举办展览会的单位应当向主管海关申请延期,在延长期内办理复运进出境手续。

(2)转为正式进出口。进境展览品在展览期间被人购买的,由展览会主办单位或其代理人向海关办理进口申报、纳税手续,其中属于许可证件管理的,还应当提交进口许可证件。

出口展览品在境外参加展览会后被销售的,由海关核对展览品清单后要求企业补办有关正式出口手续。

(3)展览品放弃或赠送。展览会结束后,进口展览品的所有人决定将展览品放弃交由海关处理的,由海关变卖后将款项上缴国库。有单位接受放弃展览品的,应当向海关办理进口申报、纳税手续。

展览品的所有人决定将展览品赠送的,受赠人应当向海关办理进口手续,海关根据进口礼品或经贸往来赠送品的规定办理。

(4)展览品毁坏、丢失、被窃。展览品因毁坏、丢失、被窃等原因,而不能复运出境的,展览会主办单位或其代理人应当向海关报告。对于毁坏的展览品,海关根据毁坏程度估价征税;对于丢失或被窃的展览品,海关按照进口同类货物征收进口税。

展览品因不可抗力遭受损毁或灭失的,海关根据受损情况,减征或免征进口税。

项目情景实例

北京市商务局举办机电产品博览会。德国 A 公司委托北京龙口工贸货运公司办理有关展览事宜的一切手续。德国 A 公司在北京展出期间,把整流器和变压器无偿赠送给北京龙口工贸公司,其余货品在展览结束后退回德国。陈湘是这样办理展览品报关手续的:

1. 展出手续:

(1)进境展览由境内展出单位的上级主管部门审批,举办展览单位是北京市商务局,应由商务部或北京市政府审批。所有参展的展品均属于暂准进口货物。

(2)持商务部或北京市政府的批件、展品清单及其他展出资料到北京海关展览物品主管部门备案。

(3)物品到后,填写进口货物报关单并录入电脑申报,电子通关。

(4)向展览物品主管部门提交进口货物报关单、发票、提货单等有关单证。

(5)缴纳与该批货物应交税款等额的保证金或提供担保函。

(6)取得海关签章的提货单,凭此提货。

2. 赠送手续:

(1)属于经贸往来的无偿赠送的物品,要由商务部或北京市政府审批,办理有关机电产品进口的批件,应照章纳税。

(2)凭上述批件办理海关手续,填写进口货物报关单并预录入,按一般贸易方式以进口 CIF 作为完税价格缴纳进口关税及增值税。

3. 展览品复运出境手续:

(1)凭原进口货物报关单向北京海关办理展品离境的出口报关手续。

(2)凭已办结海关手续的有关单证及担保收据向北京海关办理撤销担保手续,如数退还已缴的保证金。

(三)集装箱箱体的报关

这里所说的集装箱箱体,是指作为运输设备而非货物的暂时进出境集装箱箱体。暂准进出境集装箱箱体的报关有两种情况:

1. 境内生产的集装箱及我国营运人购买进口的集装箱,在投入国际运输前,营运人应当向其所在地海关办理登记手续。

海关准予登记并符合规定的集装箱箱体,无论是否装载货物,海关准予暂时进境和异地出境,营运人或者其代理人无须对箱体单独向海关办理报关手续,进出境时也不受规定的期限限制。

2. 境外集装箱箱体暂准进境,无论是否装载货物,承运人或者其代理人都应当对箱体单独向海关申报,并应当于入境之日起 6 个月内复运出境。如因特殊情况不能按期复运出境的,营运人应当向"暂准进境地海关"提出延期申请,经海关核准后可以延期,但延长期最长不得超过 3 个月,逾期应按规定向海关办理进口及纳税手续。

（四）暂时进出口货物的报关

可以暂不缴纳税款的12项暂准进出境货物除使用ATA单证册报关的货物、不使用ATA单证册报关的展览品、集装箱箱体按各自的监管方式由海关进行监管外，其余的均按《中华人民共和国海关对暂时进出口货物监管办法》进行监管，因此均属于暂时进出口货物的范围。

暂时进出口货物应当自进境或出境之日起6个月内复运出境或者复运进境。如果因特殊情况不能在规定期限内复运出境或者复运进境的，应当向海关申请延期，经批准可以适当延期，延期最多不超过3次，每次不超过6个月。

暂时进出口货物进出境要经过海关的核准。暂时进出口货物进出境核准属于海关行政许可范围，应当按照海关行政许可的程序办理。暂时进出境货物的主管地海关为境内举办展览会、交易会、会议及类似活动所在地海关或者货物进出境地海关。通过转关运输方式进出境的暂时进出境货物，主管地海关为转关指运地或启运地海关。收、发货人或其代理人提出货物暂时进出境申请时，应向主管地海关提供以下材料：①《货物暂时进/出境申请书》；②《暂时进出境货物清单》；③发票、合同或者协议以及其他相关单据；④相关批准文件或者证明文件的正本及复印件；⑤海关认为必要的其他材料。举办展览会的，主管地海关还要求办展人、参展人在展览品进境或者出境20日前办理展览会备案手续，并提供展览会邀请函、展位确认书等相关材料。海关受理货物暂时进出境申请后20日内作出是否核准的决定。海关决定批准或者不予批准货物暂时进出境申请，制发《货物暂时进/出境申请批准决定书》或者《货物暂时进/出境申请不予批准决定书》。

1. 暂时进口货物进境申报。暂时进口货物进境时，收货人或其代理人应当向海关提交主管部门允许货物为特定目的而暂时进境的批准文件、进口货物报关单、商业及货运单据等，向海关办理暂时进境申报手续。

暂时进口货物不必提交进口货物许可证件，但对国家规定需要实施检验检疫的，或者为公共安全、公共卫生实施管制措施的，仍应当提交有关的许可证件。

暂时进口货物在进境时，进口货物的收货人或其代理人免予缴纳进口税，但必须向海关提供担保。

2. 暂时出口货物出境申报。暂时出口货物出境，发货人或其代理人应当向海关提交主管部门允许货物为特定目的而暂时出境的批准文件、出口货物报关单、货运和商业单据等，向海关办理暂时出境申报手续。

暂时出口货物除易制毒化学品，监控化学品，消耗臭氧层物质，有关核出口、核两用品及相关技术的出口管制条例管制的商品以及其他国际公约管制的商品按正常出口提交有关许可证件外，不需交验许可证件。

3. 暂时进出口货物核销结关。暂时进口货物复运出境，暂时出口货物复运进境，进出口货物收、发货人或其代理人必须留存由海关签章的复运进出境的报关单，准备报核。

暂时进口货物因特殊情况，改变特定的暂时进口目的转为正式进口，进口货物收货人或其代理人应当向海关提出申请，提交有关许可证件，办理货物正式进口的报关纳税手续。

暂时进口货物在境内完成暂时进口的特定目的后,如货物所有人不准备将货物复运出境的,可以向海关声明将货物放弃,海关按放弃货物的有关规定处理。

暂时进口货物复运出境,或者转为正式进口,或者放弃后,以及暂时出口货物复运进境,或者转为正式出口后,收、发货人向海关提交经海关签注的进出口货物报关单,或者处理放弃货物的有关单据以及其他有关单证,申请报核。海关经审核,情况正常的,退还保证金或办理其他担保销案手续,予以结关。

单元三 办理其他进出口货物的报关

除已阐述的一些进出口货物通关外,海关还有其他各类进出口货物的通关制度,如过境、通运、转运货物的通关制度,进出境快件运输货物、租赁进口货物、无代价抵偿进口货物以及进出境修理货物、出料加工货物、溢卸、误卸、放弃和超期未报货物、退运和退关货物的通关制度。这些货物的报关内容是作为报关员都应当掌握的,在学习时,应注意各种进出口货物的概念,只有熟悉了这些概念才能掌握其报关程序及报关要点。本单元主要选择过境、通运、转运货物,进出境快件运输货物,退运和退关货物,阐述其监管与报关要点。

一、过境、转运、通运货物的报关

过境、转运和通运货物的共同性质都是从境外启运,通过我国境内继续运往境外的货物。这类货物,仅通过我国境内运输或短暂停留,不在境内销售、加工、使用以及贸易性贮存。按照《中华人民共和国海关法》第三十六条的规定:"过境、转运和通运货物,运输工具负责人应当向进境地海关如实申报,并应当在规定期限内运输出境。"从这个意义上说,这类货物也具有暂时进境的性质,但我国海关规定这三类货物不属于暂时进出口通关制度的适用范围。

(一)过境、转运、通运货物的含义

过境货物,是指从境外启运,在我国境内不论是否换装运输工具,通过我国境内陆路运输,继续运往境外的货物。例如,从连云港海关进境,通过铁路运输至新疆阿拉山口海关,运输出境,运往哈萨克斯坦的货物。

转运货物,是指从境外启运,通过境内设立海关的地点换装运输工具,而不通过境内陆路运输,继续运往境外的货物。例如,某国际航行船舶运载的货物在上海卸下,然后装入另一艘船舶运输出境,即为转运货物。

通运货物(即通过货物),是指从境外启运,由船舶、航空器载运进境,并由原运输工具载运出境的货物。例如,某国际航行船舶从日本载运货物运往德国汉堡,该船舶经过上海港,该货物并不卸下,继续运往汉堡。

过境、转运、通运货物的异同见表10-4。

表 10－4 过境、转运、通运货物的异同

	运输形式	是否在我国境内环状运输工具	启运地	目的地
过境货物	通过我国境内陆路运输	不论是否换装运输工具		
转运货物	不通过我国境内陆路运输	换装运输工具	我国境外	我国境外
通运货物	随原航空器、船舶进出境	不换装运输工具		

（二）过境货物的报关

海关对过境货物的监管目的是为了防止过境货物在我国境内运输过程中滞留在国内，或将我国货物混入过境货物随运出境，防止我国禁止的过境货物从我国过境。

过境货物经营人应当持主管部门的批准文件和工商行政管理部门颁发的营业执照，向海关主管部门申请办理注册登记手续。装载过境货物的运输工具，应当具有海关认可的加封条件或装置。海关认为有必要时，可以对过境货物及其装载装置进行加封；任何人不得擅自开启或损毁海关封志。过境货物自进境起到出境止，属海关监管货物，应当接受海关监管。未经海关许可，任何单位和个人不得开拆、提取、交付、发运、调换、改装、抵押、转让或者更换标记。

过境货物进境时，经营人应当向进境地海关如实申报，递交《中华人民共和国海关过境货物入境报关单》及过境货物运输单据（如货物装载清单、国际铁路联运货物运单等），办理进境手续。进境地海关核实后在运单上加盖"海关监管货物"戳记一份留存，并将另一份过境货物报关单和过境货物清单制作关封后，加盖"海关监管货物"专用章，连同上述运单一并交给经营人。经营人或承运人应当负责将进境地海关签发的关封，完整及时地带交出境地海关。

过境货物出境时，经营人应当向出境地海关申报，并递交进境地海关签发的关封和海关需要的其他单证（过境货物出境报关单、过境货物运输单据等）。经出境地海关审核有关单证、关封和货物无误后由海关在运单上加盖放行章，在海关监管下出境。然后海关将一份《过境货物出境报关单》寄送进境地海关核销。

图 10－6 描述了过境货物的通关流程。

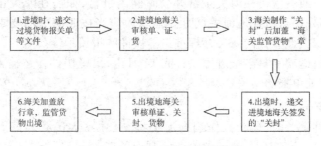

图 10－6 过境货物的通关流程

（三）转运货物的报关

海关对转运货物实施监管的目的，是为了防止货物在口岸换装过程中混装进口

或混装出口或留在境内。为此,转运货物承运人的责任就是确保其继续运往境外。

外国转运货物在中国口岸存放期间,不得开拆、换包装或进行加工;转运货物必须在 3 个月之内办理海关有关手续并转运出境,超出规定期限 3 个月仍未转运出境或办理其他海关手续的,海关将提取依法变卖处理;海关对转运货物有权进行查验。

载有转运货物的运输工具进境后,承运人应当在进口载货清单上列明转运货物的名称、数量、起运地和到达地,并向主管海关申报进境;申报经海关同意后,在海关指定的地点换装运输工具;在规定时间内运送出境。

(四)通运货物的报关

通运货物通常是由于运输工具的原因而进行中途停靠或降落的。海关对通运货物的监管主要是防止通运货物与其他货物混卸或误卸,保证通运货物继续运往境外。

通运货物的运输工具进境时,运输工具的负责人应凭注明通运货物名称和数量的船舶进口报告书或国际民航机使用的“进口载货舱单”,向进境地海关申报。进境地海关在接受申报后,在运输工具抵、离境时对申报的货物予以核查,并监管货物实际离境。运输工具因装卸货物需搬运或倒装货物时,应向海关申请并在海关的监管下进行。

二、进出境快件的报关

进出境快件是指进出境快件运营人以向客户承诺的快速商业运作方式承揽、承运的进出境货物、物品。进出境快件分为文件类、个人物品类和货物类三类。

进出境快件运营人(以下简称运营人)是指在中华人民共和国境内依法注册,在海关登记备案的从事进出境快件运营业务的国际货物运输代理企业。运营人申请办理进出境快件代理报关业务的,应当按照海关对国际货物运输代理企业的注册管理规定,在所在地海关办理登记手续。

(一)进出境快件的监管

进出境快件通关应当在经海关批准的专门监管场所内进行,如因特殊情况需要在专门监管场所以外进行的,需事先征得所在地海关同意。运营人应当在海关对进出境快件的专门监管场所内设有符合海关监管要求的专用场地、仓库和设备。

进出境快件通关应当在海关正常办公时间内进行,如需在海关正常办公时间以外进行的,需事先征得所在地海关同意。运营人应当按照海关的要求采用纸质文件方式或电子数据交换方式向海关办理进出境快件的报关手续。

进境快件自运输工具申报进境之日起 14 日内,出境快件在运输工具离境 3 小时之前,应当向海关申报。

(二)快件的报关

文件类快件报关时,运营人应当向海关提交《中华人民共和国海关进出境快件 KJ1 报关单》、总运单(副本)和海关需要的其他单证。

个人物品类进出境快件报关时,运营人应当向海关提交《中华人民共和国海关进出境快件个人物品申报单》、每一进出境快件的分运单、进境快件收件人或出境快件发件人身份证件影印件和海关需要的其他单证。

货物类进境快件报关时,运营人应当按下列情形分别向海关提交报关单证:①对关税税额在《中华人民共和国进出口关税条例》规定的关税起征数额以下(人民币50元)的货物和海关规定准予免税的货样、广告品,应提交《中华人民共和国海关进出境快件 KJ2 报关单》(见表 10 – 5)、每一进境快件的分运单、发票和海关需要的其他单证。②对应予征税的货样、广告品(法律、法规规定实行许可证件管理的、需进口付汇的除外),应提交《中华人民共和国海关进出境快件 KJ3 报关单》(见表 10 – 6)、每一进境快件的分运单、发票和海关需要的其他单证。③其他进出境的货物类快件一律按进口货物的报关程序报关。

表 10 – 5   中华人民共和国海关进出境快件 KJ2 报关单

报关单编号:

运营人名称:		进/出口岸:		运输工具航次:		进/出境日期:		总运单号码:
序号	分运单号码	货物名称	价值 (RMB)	重量 (KG)	件数	收/发件人名称		验放代码

本运营人保证: 年 月 日向   海关申报的上述货物为《中华人民共和国海关对进出境快件监管办法》中的关税税额在关税起征数额以下的进境货物和海关规定准予免税的进境货样、广告品或出境货样、广告品,并就申报的真实性和合法性向你关负法律责任。

(运营人报关专用章)   报关员: 申报日期:

以 下 由 海 关 填 写				
海关签章:	经办关员:	日期:	查验关员:	日期:

表 10 – 6   中华人民共和国海关进出境快件 KJ3 报关单

报关单编号:

运营人名称:			进/出口岸:			运输工具航次:			进/出境日期:			总运单号码:
序号	分运单号码	货物名称	价值(RMB)	重量(KG)	件数	商品编号HS	关税税率	关税税额	增值税税率	增值税税额	消费税税率	消费税税额	收/发件人名称	验放代码

本运营人保证: 年 月 日向   海关申报的上述货物为《中华人民共和国海关对进出境快件监管办法》中的应予征税的进境货样、广告品,并就申报的真实性和合法性向海关负法律责任。

(运营人报关专用章)   报关员: 申报日期:

以 下 由 海 关 填 写				
海关签章:	经办关员:	日期:	查验关员:	日期:

货物类出境快件报关时,运营人应按下列情形分别向海关提交报关单证:①对货样、广告品(法律、法规规定实行许可证件管理的、应征出口关税的、需出口收汇的、需出口退税的除外),应提交《中华人民共和国海关进出境快件 KJ2 报关单》、每一出境快件的分运单、发票和海关需要的其他单证。②对上述以外的其他货物,按照海关对出口货物通关的规定办理。该类货物包括:进口需付汇的、需进口许可证件管理的进境快件和出口应征出口税的、实行出口许可证件管理的、需出口收汇的、需出口退税的出境快件。

三、退运货物的报关

退运进出口货物是指货物因品质不良或交货时间延误等原因,被买方拒收退运或因错发、错运造成的溢装、漏卸而退运的货物。

（一）直接退运货物的报关

直接退运货物是指进口货物收、发货人、原运输工具负责人或者其代理人(以下统称当事人)在有关货物进境后海关放行前,由于各种原因依法向海关申请将全部或者部分货物直接退运境外,或者海关根据国家有关规定责令直接退运的货物。

进口货物申请办理直接退运,属于海关行政许可,因此,申请办理直接退运手续的货物,一般应在运载该批货物的运输工具申报进境之日起或自运输工具卸货之日起 3 个月内,由货物的所有人或其代理人向海关提出书面申请,填写《直接退运货物审批表》,并向海关提交境外发货人错发错运的业务函电、境外发货人同意退运的业务函电等资料申请海关批准。

经海关批准同意直接退运的货物,因为尚未向海关申报进口或中止进口报关手续,而向海关申请批准直接退运境外,所以在办理退运手续时,凭海关的一式两份审批单,同时向现场海关申报出口和申报进口,贸易方式都填"直接退运",称为"先申报出口,再申报进口"。

经海关审批同意直接退运的货物,出口货物报关单在相关栏目内填报进口报关单编号;进口货物报关单在相关栏目内填报出口货物报关单编号。属于承运人的责任造成错发错运、误卸准予退运的,可免填报关单。

经海关审批同意直接退运的货物,在办理直接退运的出口和进口申报时,不需验凭进出口许可证件,也不需缴纳税费及滞报金。

（二）进口货物海关放行后,因故退运出口的报关要点

进口货物海关放行后,因故退运出口报关时,原收货人或其代理人填写出口货物报关单申报出境,并提供原进境时的进口货物报关单,以及商品检验证书、保险公司、承运人溢装、漏卸证明、与国外发货人索赔的业务函电等有关资料,经海关核实无误后,验放有关货物出境。

因品质或者规格原因,进口货物自进口之日起 1 年内原状复运出境的,不征收出口关税;已征进口关税的货物,因品质或者规格原因,原状退货复运出境的,纳税义务人自缴纳税款之日起 1 年内,可以向海关书面申请并提供原缴税款凭证及相关资料

办理退税。

（三）出口货物因故退运进口的报关要点

出口货物因故自出口之日起一年内，被境外退运进口，若该批出口货物已收汇、核销，原出口货物的发货人向海关申报进口时，应提供原出口货物报关单，并提供加盖已核销专用章的外汇核销单出口退税专用联正本或国税局"出口商品退运已补税证明"，保险公司证明或境外收货人退运的业务函电、承运人溢装、漏卸的证明等资料，办理退运报关手续，同时海关签发进口货物报关单，经海关核查属实，验放货物进境。对出口货物退运进口，海关可免征进口税，对已经征收出口关税的货物，原状退运进境，并已重新缴纳因出口而退还的国内税的，纳税义务人自缴纳税款之日起 1 年内可以向海关申请退还已缴纳的出口税。

已收汇、核销的原出口货物退运进口，报关时须提交如下单证：进口货物报关单；原出口货物报关单；加盖已核销专用章的外汇核销单出口退税专用联正本；国税局出具的"出口商品退税已补税证明"；境外收货人退运的业务函电；出口税缴款书；海关需要的其他单证。

原出口货物退运进口，若该批货物未收汇，原出口货物的发货人或其代理人在向海关办理退运进口报关手续时，应向海关提供原出口货物报关单、外汇核销单、报关单退税联、境外收货人退运的函电等资料，经海关核实，签发进口货物报关单，验放货物进境。

未收汇、核销的原出口货物退运进口，报关时提交如下单证：进口货物报关单；原出口货物报关单；原出口外汇核销单；原出口退税专用出口货物报关单；出口税缴款书；海关需要的其他单证。

原出口货物因品质规格原因退运进境，自出口之日起 1 年内原状退运进境的，经海关核实，不予征收进口税，原出口时已征出口税的，只要重新缴纳因出口而退还的国内税，自缴纳出口税款之日起 1 年内准予退还。

个案分析与操作演练

1. 上海 A 公司属于中外合资经营企业（属于国家鼓励发展产业类），为生产内销产品，在其投资总额内，某年 3 月从境外购进生产设备若干台。4 月，该企业又从同一供货商处购进生产原料一批，其中 40% 加工产品内销，60% 加工产品直接返销境外。料件进口前，该企业已向海关办妥加工贸易合同登记备案手续，料件同批进口。内外销生产任务完成后，该企业为调整产品结构，将进口的加工设备出售给某内资企业。问题：

（1）料件进口时应以哪种方式办理进口申报手续？

（2）如该加工设备未列入《外商投资项目不予免税的进口商品目录》，进口时怎么办？

（3）进口的加工设备若出售给境内其他不享受同等税收优惠待遇的企业，应符合哪些规定？

2.北京举办国际汽车展览会,德国大众公司参展产品有最新款汽车、概念车模型等,另准备了供展览宣传用的光盘、广告和免费分送给观众的纪念品钥匙链等,展览品及其他相关用品从天津新港海关进境后转关运至北京。请回答如下问题:

(1)参展产品及相关用品进境前,须办理的相关手续是(　　)。

A.如系 ATA 单证册下,则应向北京海关提出暂时进境申请,取得海关在 ATA 单证册的签注

B.如非 ATA 单证册下,则应向北京海关提出暂时进境申请,取得《中华人民共和国海关货物暂时进/出境申请批准决定书》

C.如系 ATA 单证册下,则应向天津海关提出暂时进境申请,取得海关在 ATA 单证册的签注

D.如非 ATA 单证册下,则应向天津海关提出暂时进境申请,取得《中华人民共和国海关货物暂时进/出境申请批准决定书》

(2)关于 ATA 单证册下参展产品进境手续的表述,正确的是(　　)。

A.进境货物收货人或其代理人在向海关申报前,应先将 ATA 单证册下的内容预录入海关与商会联网的 ATA 单证册电子核销系统

B.向主管海关提供担保

C.向主管海关提交纸质 ATA 单证册、提货单等单证

D.向主管海关提交自动进口许可证

(3)展览时免费分送给观众的纪念品,下列说法正确的是(　　)。

A.属展览用品范畴,由海关核定,在合理范围内,进口时免征进口关税和进口环节税;属许可证件管理范畴的商品,应当交验许可证件

B.属展览品范畴,进口时免征进口关税和进口环节关税,免于交验许可证件

C.属于一般进口货物,进口时应当缴纳进口关税和进口环节税,但免于交验许可证件

D.属于一般进口货物,进口时应当缴纳进口关税和进口环节税,属许可证件管理的商品,应当交验许可证件

(4)参展产品及相关用品暂时准进境期限为(　　)。

A.6 个月,不准展期

B.6 个月,经申请可以延期 3 个月

C.3 个月,经申请可以延期 3 个月

D.6 个月,超过 6 个月,可以向海关申请延期,延期最多不超过 3 次,每次延长期限不超过 6 个月

(5)展览品在展出结束后,下列说法正确的是(　　)。

A.可复运出境后核销结关

B.可转为正式进口,由展览会主办单位或其代理人向海关办理进口申报、纳税手续,属许可证管理的,提交进口许可证件

C.可放弃交由海关处理,由海关依法变卖后将款项上缴国库

D.可赠送给境内企业或个人,受赠人应当向海关办理进口手续

3. 上海公安局邀请境外一无线电设备生产厂商到上海展览馆展出其价值 100 万美元的无线电设备,并委托上海 C 展览报关公司办理一切手续。该批无线电设备得到了上海市无线电管理委员会的审批。上海展出后又决定把其中价值 40 万美元的设备运到杭州展出。设备从杭州返回后,上海公安局决定购买其中的 20 万美元设备。境外厂商为了感谢上海公安局,赠送了 5 万美元的设备给上海公安部门,其余设备退出境外。问题:

(1)作为 C 公司的报关员应当如何办理上海展出手续? 描述其整个流程。

(2)作为 C 公司的报关员应当如何办理杭州展出手续?

(3)展品闭馆出境前如何办理仓储手续?

(4)作为 C 公司的报关员应当如何办理上海公安局购买的 20 万美元设备的手续?

(5)5 万美元的赠送展品是否需要纳税?

4. 某大学邀请境外一学术代表团来华进行学术交流。通过货运渠道从北京国际机场口岸运进一批教学必需的设备,其中有一个先进的智能机器人是国内所没有的。货物进口时,该大学作为收货人委托北京某报关企业在机场海关办理该批设备的进口手续。交流结束后,该大学同外国代表团协商决定留购该机器人以备研究,并以科教用品的名义办妥减免税手续。其余测试设备在规定期限内经北京国际机场复运出口。请回答下列问题:

(1)该批设备进口时应填报( )。

A. 一般进口货物 B. 保税进口货物

C. 特定减免税进口货物 D. 暂准进口货物

(2)该批设备进口时,其税费手续可按( )处理。

A. 暂予免缴进口税,但须提供担保

B. 免税,但须在进口前办妥减免税申请手续

C. 保税,但须在进口前办妥登记备案手续

D. 按实际支付的租金额征税,其余货值保税

(3)该机器人留购申报时,应按( )向海关申报。

A. 一般进口货物 B. 保税进口货物

C. 暂准进口货物 D. 减免税进口货物

(4)该批设备在境内使用期间,应遵守的海关监管规则是( )。

A. 按特定目的使用,并在规定期限内按原状复运出境

B. 若货物留购,须报经海关批准,并按一般进口货物(在办妥减免税申请手续的情形下,可按减免税进口)办理海关手续

C. 货物应在规定的 5 年时限内,接受海关监管

D. 超出特定使用目的,应按实际使用年限,折旧补税

(5)对留购的智能机器人,应按下列规定办理( )。

A. 应按特定减免税货物重新办理进口手续

B. 直接留购,不需办手续

C. 若涉及贸易管制,应办妥审批手续,并向海关交验管制证件

D. 应按已使用年限,折旧补税后,再按特定减免税货物重新办理进口手续

复习思考题

一、名词解释:特定减免税货物、暂准进出口货物、ATA 单证册、过境货物、转运货物、通运货物、进出境快件、直接退运货物。

二、简答题

1. 特定减免税进口货物的适用范围主要包括哪几类?

2. 简述特定减免税货物与保税货物的异同点。

3. 简述特定减免税进口货物通关管理的特点。

4. 如何办理特定减免税货物进口前减免税申请?

5. 简述特定减免税货物报关与一般进出口货物报关的不同之处。

6. 适用暂准进出口货物通关制度的货物可以分为哪几大类?

7. 简述暂准进出口货物通关管理的特点。

8. 简述暂准进出口货物的基本报关程序。

9. 简述使用 ATA 单证册的暂准进出境货物的申报。

10. 使用 ATA 单证册报关的暂准进出境货物如何结关?

11. 展览品的暂准进出境期限是如何规定的?

12. 简述不使用 ATA 单证册的展览品的进出境申报。

13. 简述暂时进出口货物的申报。

14. 简述暂时进出口货物的核销结关。

15. 简述过境、转运、通运货物的海关管理规则。

16. 简述进出境快件的通关规则。

17. 退运、退关货物如何办理海关手续?

项目任务十一　填报报关单

项目要求

- 了解报关单的分类和填报报关单的责任
- 掌握报关单的内容及填报要求
- 能够规范填报报关单
- 熟记一些主要的报关单填报代码

项目情景

北京达华模具有限公司(BEIJING DA HUA MOLD CO. LTD.)(91220223569××××××)委托北京龙口工贸公司(91110113678××××××)从日本万能达工业公司(WAN NENG DA ENTERPRISE CORP.)进口原产于我国台湾的放电加工机设备一批,用于企业自用。于 2017 年 2 月 14 日进口,次日由北京龙口货运公司(91110113670××××××)向北京口岸海关代理报关。陈湘报检后获得该货物的检验检疫入境货物通关单(A:110130104001804),办理的减免税证明号为:Z51841A00422。日本万能达工业公司开出的发票和装箱单如下:

WAN NENG DA ENTERPRISE CORP.

INVOICE

No. DF – 0212　　　　　　　　　　　　　　　　　Date:Feb. 12,2017

L/C No:　　　　　　　　　　　　　　　　　Contract No:BW11 – 38

For account and risk of Messrs:BEIJING DA HUA MOLD CO. LTD.

北京达华模具有限公司 PINGSHAN VILLAGE,NEW CITY, BEIJING CHINA.

Ship by WAN NENG DA LIMITED per _____

Sailing on or about _____ From TOKYO JAPAN Via HONGKONG to TIANJIN,CHINA

　　　　　　　　　　　　　　　　　　　　　　　B/L No:HH010182

Marks & No.	Description of Goods	Quantity	Unit Price	Amount
		SET	USD	USD CFR:BEIJING
C. C. F.	放电加工机 DM – 350	2	1 107.12	2 214.24
HONG KONG	放电加工机 DM – 488	2	10 156.25	20 312.50
P/NO.1 – 5	放电加工机 CNC – 520	1	13 281.25	13 281.25
MADE	HS CODE:84563090			
IN TAIBEI	法定计量单位:台			
	INSURANCE:0.3%			

续表

	TOTAL	5 SETS		USD 35 807.99
	SAY TOTAL US. THIRTY – FIVE THOUSAND EIGHT HUNDRED SEVEN AND CENTS NINE – NINE ONLY.			

WAN NENG DA ENTERPRISE CORP. JAPAN

WAN NENG DA ENTERPRISE CORP.
PACKING LIST

No. BW – 0308   Date：Feb. 12，2017

For account and risk of Messrs：BEIJING DA HUA MOLD CO. LTD.

                                       PINGSHAN VILLAGE，NEW CITY，BEIJING CHINA.

Ship by WAN NENG DA LIMITED per _____

Sailing on or about _____ From TOKYO JAPAN Via HONGKONG to TIANJIN，CHINA Vessel

DAHEA Voyage No. 048

                                             B/L No：HH010182

Marks &Nos	Description of Goods	Quantity	Net weight	Weight
		SET	KGS	KGS
C. C. F.	放电加工机 DM – 350	2	6 600	7 000
HONG KONG	放电加工机 DM – 488	2	3 610	4 050
P/NO. 1 – 5	放电加工机 CNC – 520	1	4 210	4 530
MADE IN TAIBEI				
2 CONTAINER(40')				
CONTAINER				
NO：YMLU 8899222				
YMLU 8899223				
	TOTAL	5 SET	14 420KGS	15 580KGS

WAN NENG DA ENTERPRISE CORP. JAPAN

陈湘需要为这批货物填报进口货物报关单。

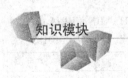
知识模块

单元一　掌握报关单的分类与内容

    进出境货物的收、发货人或其代理人向海关申报时，必须填写并向海关递交进口或出口货物报关单。进出口货物报关单是指进出口货物的收、发货人或其代理人按照海关规定的格式，对进出口货物实际情况作出书面申明，以此要求海关对其货物按适用的海关制度办理通关手续的法律文书。报关单的定义说明报关单是办理通关手续的法律文书,明确了报关单的用途和法律地位,表明了报关单要按照海关规定的格式填写。申报人在填报报关单时,必须做到真实、准确、齐全、清楚。

一、报关单的分类

根据不同的标准可将报关单进行以下分类:

第一,按进出口状态分,报关单可分为中华人民共和国海关进口货物报关单和中华人民共和国海关出口货物报关单。

第二,按表现形式分,报关单可分为纸质报关单和电子报关单。纸质进口货物报关单一式四联:海关作业联、企业留存联、海关核销联和进口付汇证明联;纸质出口货物报关单一式五联:海关作业联、企业留存联、海关核销联、出口收汇证明联和出口退税证明联。

第三,按海关监管方式分,报关单可分为:进料加工进/出口货物专用报关单(粉红色);来料加工及补偿贸易进/出口货物报关单(浅绿色);一般贸易、外商投资企业及其他贸易方式进/出口货物报关单(蓝色);出口加工区进/出境货物备案清单;保税区进/出境货物备案清单;综合保税区进/出境货物备案清单;过境货物报关单;进出境快件 KJ1,KJ2,KJ3 报关单;ATA 暂准进口单证册;海关进出口货物集中申报清单。

第四,按用途分,报关单可分为报关单录入凭单、预录入报关单、EDI 报关单、报关单证明联。报关单录入凭单是指申报单位按海关规定的格式填写的凭单,用作报关单预录入的依据;预录入报关单是指预录入单位录入、打印,由申报单位向海关申报的报关单;EDI 报关单即采用电子数据报关时所使用的报关单;报关单证明联是指海关在核实货物实际入、出境后按报关单格式提供的证明,用作企业向税务、外汇管理部门办结有关手续的证明文件。

在报关单上体现的名称只有两种,分别是《中华人民共和国进口货物报关单》和《中华人民共和国出口货物报关单》。报关单是以不同的底纹颜色和代码来区分在不同监管方式下的使用情况。在实际操作中,多数企业都采用通过计算机系统先提交电子数据报关单,再打印纸质报关单提交给海关的形式申报。

二、报关单的内容

报关单(见表 8-1、表 8-2)的内容主要是根据海关监管、征税及统计等工作需要而设置的,由①预录入编号;②海关编号 ;③收发货人;④进口口岸/出口口岸;⑤进口日期/出口日期;⑥申报日期;⑦消费使用单位/生产销售单位;⑧运输方式;⑨运输工具名称;⑩航次号;⑪提运单号;⑫申报单位;⑬监管方式;⑭征免性质;⑮备案号;⑯贸易国(地区);⑰启运国(地区)/运抵国(地区);⑱装货港/指运港;⑲境内目的地/境内货源地 ;⑳许可证号;㉑成交方式;㉒运费;㉓保费;㉔杂费;㉕合同协议号;㉖件数 ;㉗包装种类;㉘毛重(千克);㉙净重(千克);㉚集装箱号;㉛随附单证;㉜标记唛码及备注;㉝项号;㉞商品编号;㉟数量及单位;㊱原产国(地区);㊲最终目的国(地区);㊳单价;㊴总价;㊵币制 ;㊶征免;㊷特殊关系确认;㊸价格影响确认;

㊹支付特许权使用费确认;㊺录入员;㊻录入单位;㊼报关人员;㊽申报单位;㊾海关批注等栏目数据项组成。

单元二 填制报关单各项目

报关单填报不正确,一是影响通关速度;二是影响企业的配额和税率的计征;三是影响企业的出口退税和收结汇核销。因此,保证按照海关规定和要求正确填报报关单是海关对报关企业和报关员的基本要求,也是报关员必须履行的义务。

一、填报报关单的基本要求

填报报关单要遵循填报的基本要求,即真实、准确、齐全、清楚。进出境货物的收、发货人或其代理人向海关申报时,必须填写并向海关递交进出口货物报关单。申报人在填制报关单时,应当依法如实向海关申报,对申报内容的真实性、准确性、完整性和规范性承担相应的法律责任。

第一,报关员必须按照《海关法》、《货物申报管理规定》和《报关单填制规范》的有关规定和要求,向海关如实申报。

第二,报关单填报必须真实,做到"两个相符":①单、证相符,即所填报关单各栏目的内容必须与合同、发票、装箱单、提单以及批文等随附单据相符;②单、货相符,即所填报关单各栏目的内容必须与实际进出口货物情况相符。

第三,报关单的填报要准确、齐全、完整、清楚。报关单各栏目内容要逐项详细准确填报(打印),字迹清楚、整洁、端正,不得用铅笔或红色复写纸填写;若有更正,必须在更正项目上加盖校对章。

第四,不同的批文或合同的货物、同一批货物中不同贸易方式的货物、不同备案号的货物、不同提运单的货物、不同的运输方式或相同的运输方式但不同航次的货物,均应该分单填报。还有以下情况也需要注意:一份原产地证书只能对应一份报关单;同一份报关单上的商品不能够同时享受协定税率和减免税;在一批货物中,对于实行原产地证书联网管理的,如涉及多份原产地证书或含有非原产地证书商品,亦应分单填报。

第五,在反映进出口商品情况的项目中,商品编号不同(也即商品编码不同)的,商品名称不同的,原产国(地区)/最终目的国(地区)不同的,也需分项填报。

第六,已向海关申报的进出口货物报关单,如原填报内容与实际进出口货物不一致而又有正当理由的,申报人应向海关递交书面更正申请,经海关核准后,对原填报的内容进行更改或撤销。

二、报关单各项目的填报

下面根据《中华人民共和国海关进出口货物报关单填制规范》(海关总署公告2017年第13号)阐述报关单主要项目的填制要求。

（一）预录入编号

本栏目填报预录入报关单的编号，预录入编号规则由接受申报的海关决定。

（二）海关编号

本栏目填报海关接受申报时给予报关单的编号，一份报关单对应一个海关编号。

报关单海关编号为18位，其中第1～4位为接受申报海关的编号（海关规定的《关区代码表》中相应的海关代码），第5～8位为海关接受申报的公历年份，第9位为进出口标志（"1"为进口，"0"为出口；集中申报清单"I"为进口，"E"为出口），后9位为顺序编号。

（三）收发货人

本栏目填报在海关注册的对外签订并执行进出口贸易合同的中国境内法人、其他组织或个人的名称及编码。编码可选填18位法人和其他组织统一社会信用代码或10位海关注册编码任一项。例如，浙江××皮革有限公司331392×××。

特殊情况下填制要求如下：

1. 进出口货物合同的签订者和执行者非同一企业的，填报执行合同的企业。

2. 外商投资企业委托进出口企业进口投资设备、物品的，填报外商投资企业，并在标记唛码及备注栏注明"委托某进出口企业进口"，同时注明被委托企业的18位法人和其他组织统一社会信用代码。

3. 有代理报关资格的报关企业代理其他进出口企业办理进出口报关手续时，填报委托的进出口企业。

4. 使用海关核发的《中华人民共和国海关加工贸易手册》、电子账册及其分册（以下统称《加工贸易手册》）管理的货物，收发货人应与《加工贸易手册》的"经营企业"一致。

（四）进口口岸/出口口岸

本栏目应根据货物实际进出境的口岸海关，填报海关规定的《关区代码表》中相应口岸海关的名称及代码。特殊情况填报要求如下：

1. 进口转关运输货物应填报货物进境地海关名称及代码，出口转关运输货物应填报货物出境地海关名称及代码。按转关运输方式监管的跨关区深加工结转货物，出口报关单填报转出地海关名称及代码，进口报关单填报转入地海关名称及代码。

2. 在不同海关特殊监管区域或保税监管场所之间调拨、转让的货物，填报对方特殊监管区域或保税监管场所所在的海关名称及代码。

3. 其他无实际进出境的货物，填报接受申报的海关名称及代码。

【例11-1】北京平谷某服装进出口公司经海关批准，将原从日本海运至天津新港的加工贸易服装面料转为内销。其在北京平谷海关（关区代码0110）办理补税时的进口货物报关单上的"进口口岸"应填报为：平谷海关及关区代码0110。这是因为，除跨关区深加工结转及不同出口加工区之间转让的以外，其他无实际进出境的货物，"进口口岸"应填报接受申报的海关名称及代码，而本题所及货物，是在北京平谷海关办理内销补税手续的。因此，进口口岸应填报为：平谷海关及关区代码0110。

在填写口岸海关的名称时要注意：

第一，填写的是口岸海关的名称而不是口岸的名称，一定要加"海关"两字。例如，一批"电视机"6月16日抵达九州港，报关员向海关填报该批"电视机"的进口口岸应该是"九州海关"，而不是"九州港"。

第二，关区代码由四位数字组成，前两位采用海关统计的直属海关关别代码，后两位为隶属海关代码。直属海关和隶属海关的代码特征是：直属海关关别代码后两位为"00"，隶属海关代码的后两位不是"00"。例如，"广州海关"为直属海关（5100），"广州新风海关"为隶属海关（5101）。

第三，代码表中只有直属海关关别和代码的，填报直属海关名称和代码，如在西宁海关办理货物进出口报关手续，填报"西宁海关（9700）"；在有隶属海关关别和代码时，必须填报隶属海关名称和代码，如在珠海九州海关办理货物进出口报关手续，不得填报"拱北海关（5700）"，必须填报"九州海关（5750）"。

第四，进口货物应填货物进境的第一个口岸海关名称，出口货物应填货物出境的最后一个口岸海关名称。

第五，无法确定进出口口岸以及无实际进出口的报关单，如保税结转和后续补税报关单，填报接受申报的海关名称或代码。

【例11-2】广州某进口公司从香港地区用汽车运载一批货物到深圳皇岗海关，后再转关运往广州内港海关，并在内港海关办理报关手续，报关员小张在报关单的进口口岸栏目填报"广州内港海关"，小张填得正确吗？

【分析】

小张填得不正确。进/出口口岸是指货物实际进/出我国关境口岸海关的名称。根据填报规范，进口转关运输货物应填报货物进境地海关名称及代码，出口转关运输货物应填报货物出境地海关名称及代码。由于本案例中货物的进境地海关为深圳皇岗海关，因此，应填"深圳皇岗海关"，而非申报地"广州内港海关"。

（五）进口日期/出口日期

进口日期填报运载进口货物的运输工具申报进境的日期。

出口日期指运载出口货物的运输工具办结出境手续的日期，在申报时免予填报。

无实际进出境的报关单填报海关接受申报的日期。

本栏目为8位数字，顺序为年（4位）、月（2位）、日（2位）。

（六）申报日期

申报日期指海关接受进出口货物收发货人、受委托的报关企业申报数据的日期。以电子数据报关单方式申报的，申报日期为海关计算机系统接受申报数据时记录的日期。以纸质报关单方式申报的，申报日期为海关接受纸质报关单并对报关单进行登记处理的日期。

申报日期为8位数字，顺序为年（4位）、月（2位）、日（2位）。本栏目在申报时免予填报。

（七）消费使用单位/生产销售单位

1.消费使用单位填报已知的进口货物在境内的最终消费、使用单位的名称，包括:①自行进口货物的单位;②委托进出口企业进口货物的单位。

2.生产销售单位填报出口货物在境内的生产或销售单位的名称,包括:①自行出口货物的单位;②委托进出口企业出口货物的单位。

本栏目可选填18位法人和其他组织统一社会信用代码或10位海关注册编码或9位组织机构代码任一项。没有代码的应填报"NO"。

3.有10位海关注册编码或18位法人和其他组织统一社会信用代码或加工企业编码的消费使用单位/生产销售单位,本栏目应填报其中文名称及编码;没有编码的应填报其中文名称。

使用《加工贸易手册》管理的货物,消费使用单位/生产销售单位应与《加工贸易手册》的"加工企业"一致;减免税货物报关单的消费使用单位/生产销售单位应与《中华人民共和国海关进出口货物征免税证明》(以下简称《征免税证明》)的"减免税申请人"一致;保税监管场所与境外之间的进出境货物,本栏目填报保税监管场所的名称,其中保税物流中心B型填报企业名称。

(八)运输方式

运输方式包括实际运输方式和海关规定的特殊运输方式,前者指货物实际进出境的运输方式,按进出境所使用的运输工具分类;后者指货物无实际进出境的运输方式,按货物在境内的流向分类。海关规定的实际运输方式专指用于载运货物实际进出关境的运输方式。主要的运输工具有船舶、火车、飞机、汽车、驮畜等。与运输工具相对应,海关为其定义规定了如下的运输方式并对应相应的代码:水路运输(2)、铁路运输(3)、公路运输(4)、航空运输(5)、邮件运输(6)、其他运输(9)。

本栏目应根据货物实际进出境的运输方式或货物在境内流向的类别,按照海关规定的《运输方式代码表》选择填报相应的运输方式。

【例11-3】广东省某水产进出口公司进口一批鱼苗,该鱼苗由美国公司用飞机运至广州机场,在机场海关申报时其运输方式栏目填为"航空运输",后通过汽车转关运输至三水海关。该公司在向三水海关申报办理海关手续时,其报关单运输方式栏仍填报为"航空运输"。这样填报正确吗?

【分析】进出口货物报关单所列的运输方式专指载运货物进出关境所使用的运输工具的分类,包括实际运输方式和海关规定的特殊运输方式。其中,实际运输方式用于载运实际进出关境的货物,主要有船舶、火车、飞机、汽车、驮畜等。进境货物的运输方式按货物抵达我国关境第一口岸时的运输方式填报;出境货物的运输方式按货物运离我国关境最后一个口岸时的运输方式填报。本例货物由于进入关境时所使用的运输工具是飞机,因此,报关单运输方式栏仍应填"航空运输"。

1.特殊情况填报要求如下:

(1)非邮件方式进出境的快递货物,按实际运输方式填报。

(2)进出境旅客随身携带的货物,按旅客实际进出境方式所对应的运输方式填报。

(3)进口转关运输货物,按载运货物抵达进境地的运输工具填报;出口转关运输货物,按载运货物驶离出境地的运输工具填报。

（4）不复运出（入）境而留在境内（外）销售的进出境展览品、留赠转卖物品等，填报"其他运输"（代码9）。

2.无实际进出境货物在境内流转时填报要求如下：

（1）境内非保税区运入保税区货物和保税区退区货物，填报"非保税区"（代码0）；

（2）保税区运往境内非保税区货物，填报"保税区"（代码7）；

【例11-4】某企业经海关批准，把一批货物用汽车从保税区运往非保税区，向海关申报时，其报关单运输方式栏目不应填"汽车运输"，而应填"保税区"。因为该货物属于从保税区运往非保税区货物，属于虚拟运输方式，因此，按海关规定应填"保税区"。

（3）境内存入出口监管仓库和出口监管仓库退仓货物，填报"监管仓库"（代码1）；

（4）保税仓库转内销货物，填报"保税仓库"（代码8）；

（5）从境内保税物流中心外运入中心或从中心内运往境内中心外的货物，填报"物流中心"（代码W）；

（6）从境内保税物流园区外运入园区或从园区内运往境内园区外的货物，填报"物流园区"（代码X）；

（7）保税港区、综合保税区、出口加工区、珠澳跨境工业区（珠海园区）、中哈霍尔果斯边境合作区（中方配套区）等特殊区域与境内（区外）（非特殊区域、保税监管场所）之间进出的货物，区内、区外企业应根据实际运输方式分别填报"保税港区/综合保税区"（代码Y）或"出口加工区"（代码Z）。

（8）境内运入深港西部通道港方口岸区的货物，填报"边境特殊海关作业区"（代码H）；

（9）经横琴新区和平潭综合实验区（以下简称综合试验区）二线指定申报通道运往境内区外或从境内经二线指定申报通道进入综合试验区的货物，以及综合试验区内按选择性征收关税申报的货物，填报"综合试验区"（代码T）。

（10）其他境内流转货物，填报"其他运输"（代码9），包括特殊监管区域内货物之间的流转、调拨货物，特殊监管区域、保税监管场所之间相互流转货物，特殊监管区域外的加工贸易余料结转、深加工结转、内销等货物。

（九）运输工具名称

本栏目填报载运货物进出境的运输工具名称或编号。填报内容应与运输部门向海关申报的舱单（载货清单）所列相应内容一致。具体填报要求如下：

1.直接在进出境地或采用区域通关一体化通关模式办理报关手续的报关单填报要求如下：

（1）水路运输：填报船舶编号（来往港澳小型船舶为监管簿编号）或者船舶英文名称。

（2）公路运输：启用公路舱单前，填报该跨境运输车辆的国内行驶车牌号，深圳提前报关模式的报关单填报国内行驶车牌号＋"/"＋"提前报关"。启用公路舱单后，免予填报。

（3）铁路运输：填报车厢编号或交接单号。

（4）航空运输：填报航班号。

（5）邮件运输：填报邮政包裹单号。

（6）其他运输：填报具体运输方式名称,例如:管道、驮畜等。

2.转关运输货物的报关单填报要求如下:

（1）进口:

水路运输:直转、提前报关填报"@"+16位转关申报单预录入号(或13位载货清单号);中转填报进境英文船名。

铁路运输:直转、提前报关填报"@"+16位转关申报单预录入号;中转填报车厢编号。

航空运输:直转、提前报关填报"@"+16位转关申报单预录入号(或13位载货清单号);中转填报"@"。

公路及其他运输:填报"@"+16位转关申报单预录入号(或13位载货清单号)。

以上各种运输方式使用广东地区载货清单转关的提前报关货物填报"@"+13位载货清单号。

（2）出口:

水路运输:非中转填报"@"+16位转关申报单预录入号(或13位载货清单号)。如多张报关单需要通过一张转关单转关的,运输工具名称字段填报"@"。

中转货物,境内水路运输填报驳船船名;境内铁路运输填报车名(主管海关4位关区代码+"TRAIN");境内公路运输填报车名(主管海关4位关区代码+"TRUCK")。

铁路运输:填报"@"+16位转关申报单预录入号(或13位载货清单号),如多张报关单需要通过一张转关单转关的,填报"@"。

航空运输:填报"@"+16位转关申报单预录入号(或13位载货清单号),如多张报关单需要通过一张转关单转关的,填报"@"。

其他运输方式:填报"@"+16位转关申报单预录入号(或13位载货清单号)。

3.采用"集中申报"通关方式办理报关手续的,报关单本栏目填报"集中申报"。

4.无实际进出境的报关单,本栏目免予填报。

（十）航次号

本栏目填报载运货物进出境的运输工具的航次编号。具体填报要求如下:

1.直接在进出境地或采用通关一体化通关模式办理报关手续的报关单:

水路运输:填报船舶的航次号。

公路运输:启用公路舱单前,填报运输车辆的8位进出境日期〔顺序为年(4位)、月(2位)、日(2位),下同〕。启用公路舱单后,填报货物运输批次号。

铁路运输:填报列车的进出境日期。

航空运输:免予填报。

邮件运输:填报运输工具的进出境日期。

其他运输方式:免予填报。

2.转关运输货物的报关单：

（1）进口。

水路运输：中转转关方式填报"＠"＋进境干线船舶航次。直转、提前报关免予填报。

公路运输：免予填报。

铁路运输："＠"＋8位进境日期。

航空运输：免予填报。

其他运输方式：免予填报。

（2）出口。

水路运输：非中转货物免予填报。中转货物：境内水路运输填报驳船航次号；境内铁路、公路运输填报6位启运日期〔顺序为年（2位）、月（2位）、日（2位）〕。

铁路拼车拼箱捆绑出口：免予填报。

航空运输：免予填报。

其他运输方式：免予填报。

3.无实际进出境的报关单，本栏目免予填报。

（十一）提运单号

本栏目填报进出口货物提单或运单的编号。

一份报关单只允许填报一个提单或运单号，一票货物对应多个提单或运单时，应分单填报。

具体填报要求如下：

1.直接在进出境地或采用通关一体化通关模式办理报关手续的：

水路运输：填报进出口提单号。如有分提单的，填报进出口提单号＋"＊"＋分提单号。

公路运输：启用公路舱单前，免予填报；启用公路舱单后，填报进出口总运单号。

铁路运输：填报运单号。

航空运输：填报总运单号＋"_"＋分运单号，无分运单的填报总运单号。

邮件运输：填报邮运包裹单号。

【例11-5】进口一票货物，提单号 B/L NO. DLK2014，分单号为 KKL09。"提运单号"栏应填报为" DLK2014 ＊ KKL09 "。空运进口一票货物，总单号：MAWB NO. 999-21653249，分单号：HAWB NO. 56344985。"提运单号"栏应填报为"99921653249_56344985 "。

2.转关运输货物的报关单：

（1）进口。

水路运输：直转、中转填报提单号。提前报关免予填报。

铁路运输：直转、中转填报铁路运单号。提前报关免予填报。

航空运输：直转、中转货物填报总运单号＋"_"＋分运单号。提前报关免予填报。

其他运输方式：免予填报。

以上运输方式进境货物，在广东省内用公路运输转关的，填报车牌号。

（2）出口。

水路运输：中转货物填报提单号；非中转货物免予填报；广东省内汽车运输提前报关的转关货物，填报承运车辆的车牌号。

其他运输方式：免予填报。广东省内汽车运输提前报关的转关货物，填报承运车辆的车牌号。

3. 采用"集中申报"通关方式办理报关手续的，报关单填报归并的集中申报清单的进出口起止日期〔按年（4 位）月（2 位）日（2 位）年（4 位）月（2 位）日（2 位）〕。

【例 11 - 6】广西北海某采取集中报关的企业，2017 年 3 月 3 日至 2017 年 5 月 2 日的集中申报，"提运单号"栏应填报为"2017030320170502"，共计 16 位数。

4. 无实际进出境的，本栏目免予填报。

（十二）申报单位

自理报关的，本栏目填报进出口企业的名称及编码；委托代理报关的，本栏目填报报关企业名称及编码。

本栏目可选填 18 位法人和其他组织统一社会信用代码或 10 位海关注册编码任一项。

本栏目还包括报关单左下方用于填报申报单位有关情况的相关栏目，包括报关人员、申报单位签章。

（十三）监管方式

监管方式是以国际贸易中进出口货物的交易方式为基础，结合海关对进出口货物的征税、统计及监管条件综合设定的海关对进出口货物的管理方式。其代码由 4 位数字构成，前两位是按照海关监管要求和计算机管理需要划分的分类代码，后两位是参照国际标准编制的贸易方式代码。

本栏目应根据实际对外贸易情况按海关规定的《监管方式代码表》选择填报相应的监管方式简称及代码。一份报关单只允许填报一种监管方式。如果一票货物中一部分货物适用一种贸易方式，另一部分适用另外的贸易方式，则应该分别填制报关单申报。

【例 11 - 7】某合资公司进口布料 10 000 米，其中 6 000 米用于加工服装出口（持有手册 C×××××××××××），另外 4 000 米用于加工服装在国内销售。显然 6 000 米符合进料加工范围，贸易方式应该填"进料对口 0615"，而另外 4 000 米是属于一般贸易的货物，应该另外填写报关单，贸易方式栏应填"一般贸易（0110）"。

特殊情况下加工贸易货物监管方式填报要求如下：

1. 进口少量低值辅料（即 5 000 美元以下，78 种以内的低值辅料）按规定不使用《加工贸易手册》的，填报"低值辅料"。使用《加工贸易手册》的，按《加工贸易手册》上的监管方式填报。

2. 外商投资企业为加工内销产品而进口的料件，属非保税加工的，填报"一般贸易"。外商投资企业全部使用国内料件加工的出口成品，填报"一般贸易"。

3. 加工贸易料件结转或深加工结转货物，按批准的监管方式填报。

4. 加工贸易料件转内销货物以及按料件办理进口手续的转内销制成品、残次品、未完成品,应填制进口报关单,填报"来料料件内销"或"进料料件内销";加工贸易成品凭《征免税证明》转为减免税进口货物的,应分别填制进、出口报关单,出口报关单本栏目填报"来料成品减免"或"进料成品减免",进口报关单本栏目按照实际监管方式填报。

5. 加工贸易出口成品因故退运进口及复运出口的,填报"来料成品退换"或"进料成品退换";加工贸易进口料件因换料退运出口及复运进口的,填报"来料料件退换"或"进料料件退换";加工贸易过程中产生的剩余料件、边角料退运出口,以及进口料件因品质、规格等原因退运出口且不再更换同类货物进口的,分别填报"来料料件复出"、"来料边角料复出"、"进料料件复出"及"进料边角料复出"。

6. 备料《加工贸易手册》中的料件结转转入加工出口《加工贸易手册》的,填报"来料加工"或"进料加工"。

7. 保税工厂的加工贸易进出口货物,根据《加工贸易手册》填报"来料加工"或"进料加工"。

8. 加工贸易边角料内销和副产品内销,应填制进口报关单,填报"来料边角料内销"或"进料边角料内销"。

9. 企业销毁处置加工贸易货物未获得收入,销毁处置货物为料件、残次品的,填报"料件销毁";销毁处置货物为边角料、副产品的,填报"边角料销毁"。

企业销毁处置加工贸易货物获得收入的,填报为"进料边角料内销"或"来料边角料内销"。

（十四）征免性质

本栏目应根据实际情况按海关规定的《征免性质代码表》选择填报相应的征免性质简称及代码,持有海关核发的《征免税证明》的,应按照《征免税证明》中批注的征免性质填报。一份报关单只允许填报一种征免性质。

加工贸易货物报关单应按照海关核发的《加工贸易手册》中批注的征免性质简称及代码填报。特殊情况填报要求如下:

1. 保税工厂经营的加工贸易,根据《加工贸易手册》填报"进料加工"或"来料加工"。

2. 外商投资企业为加工内销产品而进口的料件,属非保税加工的,填报"一般征税"或其他相应征免性质。

3. 加工贸易转内销货物,按实际情况填报(如一般征税、科教用品、其他法定等)。

4. 料件退运出口、成品退运进口货物填报"其他法定"(代码0299)。

5. 加工贸易结转货物,本栏目免予填报。

（十五）备案号

本栏目填报进出口货物收发货人、消费使用单位、生产销售单位在海关办理加工贸易合同备案或征、减、免税备案审批等手续时,海关核发的《加工贸易手册》、《征免税证明》或其他备案审批文件的编号。

一份报关单只允许填报一个备案号。具体填报要求如下：

1. 加工贸易项下货物,除少量低值辅料按规定不使用《加工贸易手册》及以后续补税监管方式办理内销征税的外,填报《加工贸易手册》编号。

使用异地直接报关分册和异地深加工结转出口分册在异地口岸报关的,本栏目应填报分册号;本地直接报关分册和本地深加工结转分册限制在本地报关,本栏目应填报总册号。

加工贸易成品凭《征免税证明》转为减免税进口货物的,进口报关单填报《征免税证明》编号,出口报关单填报《加工贸易手册》编号。

对加工贸易设备之间的结转,转入和转出企业分别填制进、出口报关单,在报关单"备案号"栏目填报《加工贸易手册》编号。

2. 涉及征、减、免税备案审批的报关单,填报《征免税证明》编号。

3. 涉及优惠贸易协定项下实行原产地证书联网管理(如香港 CEPA、澳门 CEPA)的报关单,填报原产地证书代码"Y"和原产地证书编号。

4. 减免税货物退运出口,填报《中华人民共和国海关进口减免税货物准予退运证明》的编号;减免税货物补税进口,填报《减免税货物补税通知书》的编号;减免税货物进口或结转进口(转入),填报《征免税证明》的编号;相应的结转出口(转出),填报《中华人民共和国海关进口减免税货物结转联系函》的编号。

（十六）贸易国（地区）

本栏目填报对外贸易中与境内企业签订贸易合同的外方所属的国家(地区)。进口填报购自国,出口填报售予国。未发生商业性交易的填报货物所有权拥有者所属的国家(地区)。

本栏目应按海关规定的《国别(地区)代码表》选择填报相应的贸易国(地区)或贸易国(地区)中文名称及代码。

无实际进出境的,填报"中国"(代码142)。

（十七）启运国（地区）/运抵国（地区）

启运国(地区)填报进口货物起始发出直接运抵我国或者在运输中转国(地)未发生任何商业性交易的情况下运抵我国的国家(地区)。

运抵国(地区)填报出口货物离开我国关境直接运抵或者在运输中转国(地区)未发生任何商业性交易的情况下最后运抵的国家(地区)。

不经过第三国(地区)转运的直接运输进出口货物,以进口货物的装货港所在国(地区)为启运国(地区),以出口货物的指运港所在国(地区)为运抵国(地区)。

经过第三国(地区)转运的进出口货物,如在中转国(地区)发生商业性交易,则以中转国(地区)作为启运/运抵国(地区)。

本栏目应按海关规定的《国别(地区)代码表》选择填报相应的启运国(地区)或运抵国(地区)中文名称及代码。无实际进出境的,填报"中国"(代码142)。

对发生运输中转的货物,如在中转地未发生任何商业性交易,则起、抵地不变;如在中转地发生商业性交易,则以中转地作为起运/运抵国(地区)填报。

【例11-8】上海某纺织品进出口公司从英国进口针织机,若该产品直接运往中国,则起运地为英国;若该产品经中国香港地区转运至中国内地,但在中国香港地区未发生买卖行为,起运地仍为英国,如果在中国香港地区发生了买卖行为,则起运地为中国香港地区。

若不能确定货物的最终目的国,则应以尽可能预知的最后运往国作为最终目的国填报。填报时可参照以下原则确定:

第一,运往国与售予国一致,而且转运的可能性很小的,一般即以运往国为最终目的国。

第二,经甲国运往乙国的,以乙国为最终目的国。如果运往国为中途转运国,以最后运往国为最终目的国。成交条款订为选择港的,以第一选择港所在地为最终目的国。

第三,援助物资应以受援国为最终目的国。

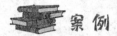 案例

上海某进出口公司进口经香港地区中转、从韩国釜山起运的美国产IBM电脑,在填制报关单时,该报关单的"起运国"栏目、"原产国"栏目应如何填报?

【分析】

起运国是指进口货物直接运抵或者在运输中转(地)未发生任何商业性交易的情况下运抵我国的起始发出的国家。对发生运输中转的货物,如在中转地未发生任何商业性交易,则起、抵地不变;如在中转地发生商业性交易,则以中转地作为起运/运抵国填报。由于本案例中进口货物只是中转,未发生商业性交易,因此,起运国应填报"韩国",而非"香港地区"。原产国是指进口货物的生产、开采或加工制造国家。对经过几个国家加工制造的进口货物,以最后一个对货物进行经济上可以视为实质性加工的国家作为该货物的原产国。本例中该批货物虽经过几个国家,但由于未对其进行实质性加工,因此,原产国应填报"美国"。

(十八)装货港/指运港

装货港,填报进口货物在运抵我国关境前的最后一个境外装运港。

指运港,填报出口货物运往境外的最终目的港;最终目的港不可预知的,按尽可能预知的目的港填报。

本栏目应根据实际情况按海关规定的《港口代码表》选择填报相应的港口中文名称及代码。装货港/指运港在《港口代码表》中无港口中文名称及代码的,可选择填报相应的国家中文名称或代码。

无实际进出境的,本栏目填报"中国境内"(代码142)。

(十九)境内目的地/境内货源地

境内目的地填报已知的进口货物在国内的消费、使用地或最终运抵地,其中最终运抵地为最终使用单位所在的地区。最终使用单位难以确定的,填报货物进口时预知的最终收货单位所在地。

境内货源地填报出口货物在国内的产地或原始发货地。出口货物产地难以确定的,填报最早发运该出口货物的单位所在地。海关特殊监管区域、保税物流中心(B型)与境外之间的进出境货物,本栏目填报海关特殊监管区域、保税物流中心(B型)所对应的国内地区名称及代码。

本栏目按海关规定的《国内地区代码表》选择填报相应的国内地区名称及代码。国内地区代码由5位数字构成,第1~4位数为行政区划代码,其中第1、第2位数表示省(自治区、直辖市),第3、第4位数表示省辖市(地区、省直辖行政单位)、计划单列市、沿海开放城市;第5位数为省辖市内经济区划性质代码("1"表示经济特区;"2"表示经济技术开发区和上海浦东新区、海南洋浦经济开发区;"3"表示高新技术产业开发区等;"4"表示保税区;"5"表示出口加工区;"9"表示其他)。

(二十) 许可证号

本栏目填报以下许可证的编号:进(出)口许可证、两用物项和技术进(出)口许可证、两用物项和技术出口许可证(定向)、纺织品临时出口许可证、出口许可证(加工贸易)、出口许可证(边境小额贸易)。

一份报关单只允许填报一个许可证号。

(二十一) 成交方式

本栏目应根据进出口货物实际成交价格条款,按海关规定的《成交方式代码表》选择填报相应的成交方式代码。

无实际进出境的报关单,进口填报 CIF,出口填报 FOB。

链接

成交方式填报技巧

我国规定进口货物按 CIF 价统计,出口货物按 FOB 价统计。因此,凡进口成交价不是 CIF 价的,都必须按规定填写运费、保费或杂费,以便转换成 CIF 价格统计;凡出口成交价不是 FOB 价的,都必须按照规定填写运费、保费或杂费,以便转换成 FOB 价格统计。

进口成交方式下,FOB 价按公式"CIF＝FOB＋I＋F"转换成 CIF 价,在运费栏填写运费率或单价或总价,在保费栏填写保费率或总价;CFR 价按公式"CIF＝CFR＋I"转换成 CIF 价,在保费栏填写保费率或总价。

出口成交方式下,CIF 价按公式"FOB＝CIF－I－F"转换成 FOB 价,在运费栏填写运费率或单价或总价,在保费栏填写保费率或总价;CFR 价按公式"FOB＝CFR－F"转换成 FOB 价,在运费栏填写运费率或单价或总价。

当实际成交使用的贸易术语不是列在海关的成交方式代码表中的,申报人应根据本表对应的关系选择适用报关单填写的成交方式填制报关单。实际报关单填制时需注意本栏目与运费、保费的对应关系。

（二十二）运费

运费是指进出口货物从始发地至目的地的国际运输所需要的各种费用。该栏目填写的运费就是为了海关计算完税价格时扣除或者计入之用。

本栏目填报进口货物运抵我国境内输入地点起卸前的运输费用，出口货物运至我国境内输出地点装载后的运输费用。

运费可按运费单价、总价或运费率三种方式之一填报，注明运费标记（运费标记"1"表示运费率，"2"表示每吨货物的运费单价，"3"表示运费总价），并按海关规定的《货币代码表》选择填报相应的币种代码。

运保费合并计算的，运保费填报在本栏目。运费标记"1"表示运费率，"2"表示每吨货物的运费单价，"3"表示运费总价。

1. 运费率：直接填报运费率的数值，例如，5%的运费率填报为"5"。

2. 运费单价：填报运费币制代码＋"/"＋运费单价的数值＋"/"＋运费单价标记。例如，24美元的运费单价填报为"502/24/2"。其中各数字的含义分别是：币制代码（"502"为美元的代码）/运费的单价（24美元每吨）/运费标记（"2"表示运费以单价计算）。

3. 运费总价：填报运费币制代码＋"/"＋运费总价的数值＋"/"＋运费总价标记。例如，7 000美元的运费总价填报为"502/7 000/3"。

需要注意的是：如果成交方式栏填写的是FOB，则运费栏一定要填写运费，而其他成交方式下运费栏不填写。成交方式栏填写FOB时，实际的成交方式可能是"EXW"、"FCA"、"FAS"和"FOB"。

（二十三）保费

保费，指被保险人向保险人（保险公司）支付的进出口货物在国际运输过程中的保险费。国际贸易中习惯做法是以CIF或CIP价为基础计算保险费。通常，保险费＝投保金额×保险费率。在报关的过程中，报关人通常提供保险费率或保险费的总金额来报关。报关单中填写保险费的目的和运费一样，也是为了海关确定计算完税价格之用。

本栏目填报进口货物运抵我国境内输入地点起卸前的保险费用，出口货物运至我国境内输出地点装载后的保险费用。

保费可按保险费总价或保险费率两种方式之一填报，注明保险费标记（保险费标记"1"表示保险费率，"3"表示保险费总价），并按海关规定的《货币代码表》选择填报相应的币种代码。

1. 保费率：直接填报保费率的数值。例如：3‰的保险费率填报为"0.3"。

2. 保险费总价：填报保费币制代码＋"/"＋保费总价的数值＋"/"＋保费总价标记。例如，10 000港元保险费总价填报为"110/10000/3"。

（二十四）杂费

杂费指成交价格以外的，应计入完税价格的费用，或计算完税价格时应扣除的费用。本栏填报成交方式总价以外的、应计入完税价格的费用，如佣金、经济费、回扣、包装费、特许权使用费等；或填报成交方式总价以内的，计算完税价格时应该扣除的费用,如回扣、折扣、安装费等。

本栏目填报成交价格以外的、按照《中华人民共和国进出口关税条例》相关规定应计入完税价格或应从完税价格中扣除的费用。可按杂费总价或杂费率两种方式之一填报,注明杂费标记(杂费标记"1"表示杂费率,"3"表示杂费总价),并按海关规定的《货币代码表》选择填报相应的币种代码。无杂费时,本栏目免填。

应计入完税价格的杂费填报为正值或正率,应从完税价格中扣除的杂费填报为负值或负率。

1. 杂费率:直接填报杂费率的数值。例如,应计入完税价格的 1.5% 的杂费率填报为"1.5";应从完税价格中扣除的 1% 的回扣率填报为"−1"。

2. 杂费总价:填报杂费币值代码+"/"+杂费总价的数值+"/"+杂费总价标记。例如,应计入完税价格的 500 英镑杂费总价填报为"303/500/3"。又如,应从完税价格中扣除的总价为 10 000 港币的折扣,填报为"110/−10 000/3"(负号填在金额前)。

运费、保费、杂费、总价的填报举例见表 11−1。

表 11−1 运费、保费、杂费、总价的填报举例

费用标记	率(1)	单价(2)	总价(3)
运费	60%→6/1	USD30/T→502/302	CHF7000→331/7000/3
保费	3‰→0.3/1	无	EUR600→300/600/3
应计杂费	2%→2/1	无	GBP8500→303/8500/3
应扣杂费	2%→−2	无	JPY4000→116/4000/3

(二十五)合同协议号

本栏目填报进出口货物合同(包括协议或订单)编号。未发生商业性交易的免予填报。

(二十六)件数

本栏目填报有外包装的进出口货物的实际件数。特殊情况填报要求如下:

1. 舱单件数为集装箱的,填报集装箱个数。

2. 舱单件数为托盘的,填报托盘数。

本栏目不得填报为零,裸装货物填报为"1"。

需要注意的是,此栏目的件数指按包装种类计数的货物的数量。这里的数量不同于买卖双方成交的数量,而是指货物运输包装下的数量。

【例 11−9】某公司以每双 10 美元的价格出口皮鞋 640 双,每双鞋都装入一个纸盒中,而每 16 双鞋装入一个大纸箱中,共计装有 40 个纸箱,然后装入集装箱发运。则 640 双是买卖双方成交的数量,"双"为计算成交数量和价格的单位。大纸箱是为了运输方便而使用的包装,它的数量是 40 个纸箱,那么,40 就是件数。

(二十七)包装种类

包装种类是指运输过程中货物外表所呈现的状态,也就是货物运输外包装的种

类。如：裸装（Nude）、散装（Bulk）、件货等。

本栏目应根据进出口货物的实际外包装种类，按海关规定的《包装种类代码表》选择填报相应的包装种类代码。

（二十八）毛重（千克）

毛重（Gross Weight）是指货物及其包装材料的重量之和。本栏目填报进出口货物及其包装材料的重量之和，计量单位为千克，不足1千克的填报为"1"。

（二十九）净重（千克）

净重（Net Weight）是指货物的毛重减去外包装材料后的重量，即商品本身的实际重量。本栏目填报进出口货物的毛重减去外包装材料后的重量，即货物本身的实际重量，计量单位为千克，不足1千克的填报为"1"。

（三十）集装箱号

集装箱号是在每个集装箱箱体两侧标示的全球唯一的编号，通常前4位是字母，后跟一串数字。其组成规则是：箱主代号（3位字母）+设备识别号"U"+顺序号（6位数字）+校验码（1位数字）。例如，EASU9809490。

本栏目填报装载进出口货物（包括拼箱货物）集装箱的箱体信息。非集装箱货物填报为"0"。

一个集装箱填一条记录，分别填报集装箱号、规格和自重。填报格式为：集装箱号+"/"+规格+"/"+自重。例如，提单显示："TEXU3605231/TARE. 2275kg1×20"。报关单集中箱号栏应填：TEXU3605231/20/2275，表示1个20英尺的标准集装箱，箱号为TEXU3605231，自重2 275公斤。

多个集装箱的，第一个集装箱号等信息填报在"集装箱号"栏，其他依次按相同的格式填在"标记唛码及备注"栏中。

（三十一）随附单证

本栏目根据海关规定的《监管证件代码表》选择填报除许可证件以外的其他进出口许可证件或监管证件代码及编号。

本栏目分为随附单证代码和随附单证编号两栏，其中代码栏应按海关规定的《监管证件代码表》选择填报相应证件代码；编号栏应填报证件编号。

加工贸易内销征税报关单，随附单证代码栏填写"c"，随附单证编号栏填写海关审核通过的内销征税联系单号。

优惠贸易协定项下进出口货物：①实行原产地证书联网管理的，随附单证代码栏填写"Y"，随附单证编号栏的"＜＞"内填写优惠贸易协定代码。例如香港CEPA项下进口商品，应填报为："Y"和"＜03＞"。一票进口货物中如涉及多份原产地证书或含有非原产地证书商品，应分单填报。②未实行原产地证书联网管理的，随附单证代码栏填写"Y"，随附单证编号栏"＜＞"内填写优惠贸易协定代码+"："+需证商品序号。优惠贸易协定项下的报关单填制要求详见《关于优惠贸易协定项下进出口货物报关单填制规范的公告》（海关总署公告2016年第51号）。

【例11－10】《亚太贸易协定》项下进口报关单中第1到第3项和第5项为优惠

贸易协定项下商品,应填报为:"<01:1-3,5>"。

(三十二)标记唛码及备注

标记唛码通常由一个简单的几何图形和一些字母、数字及简单的文字组成,包括四项:收货人代号;合同号、发票号等;目的地名称,包括最终目的国或原产国、目的港或中转港;件数号码。要求将以上四项分列4行。如下面形式:

Marks & No.(唛头)

HUMBURG(中转港:汉堡)

IN TRANSTRIT TO ZURICH(目的港:苏黎世)

SWITZERLAND(目的国:瑞士)

C/NO.1-1 533(件数:1 533 件)

MADE IN CHINA(原产国:中国)

备注,指报关单其他栏目不能填写完全以及需要额外说明的内容,或其他需要备注、说明的事项。

本栏目填报要求如下:

1. 标记唛码中除图形以外的文字、数字。

2. 受外商投资企业委托代理其进口投资设备、物品的进出口企业名称。

3. 与本报关单有关联关系的,同时在业务管理规范方面又要求填报的备案号,填报在电子数据报关单中"关联备案"栏。

加工贸易结转货物及凭《征免税证明》转内销货物,其对应的备案号应填报在"关联备案"栏。

减免税货物结转进口(转入),报关单"关联备案"栏应填写本次减免税货物结转所申请的《中华人民共和国海关进口减免税货物结转联系函》的编号。

减免税货物结转出口(转出),报关单"关联备案"栏应填写与其相对应的进口(转入)报关单"备案号"栏中《征免税证明》的编号。

4. 与本报关单有关联关系的,同时在业务管理规范方面又要求填报的报关单号,填报在电子数据报关单中"关联报关单"栏。

加工贸易结转类的报关单,应先办理进口报关,并将进口报关单号填入出口报关单的"关联报关单"栏。

办理进口货物直接退运手续的,除另有规定外,应当先填写出口报关单,再填写进口报关单,并将出口报关单号填入进口报关单的"关联报关单"栏。

减免税货物结转出口(转出),应先办理进口报关,并将进口(转入)报关单号填入出口(转出)报关单的"关联报关单"栏。

5. 办理进口货物直接退运手续的,本栏目填报"<ZT"+"海关审核联系单号或者《海关责令进口货物直接退运通知书》编号"+">"。

6. 保税监管场所进出货物,在"保税/监管场所"栏填写本保税监管场所编码,其中涉及货物在保税监管场所间流转的,在本栏填写对方保税监管场所代码。

7. 涉及加工贸易货物销毁处置的,填报海关加工贸易货物销毁处置申报表编号。

8. 当监管方式为"暂时进出货物"(2600)和"展览品"(2700)时,如果为复运进出境货物,在进出口货物报关单的本栏内分别填报"复运进境"和 复运出境"。

9. 跨境电子商务进出口货物,在本栏目内填报"跨境电子商务"。

10. 加工贸易副产品内销,在本栏内填报"加工贸易副产品内销"。

11. 服务外包货物进口,填报"国际服务外包进口货物"。

12. 公式定价进口货物应在报关单备注栏内填写公式定价备案号,格式为:"公式定价"+备案编号+"@"。对于同一报关单下有多项商品的,如需要指明某项或某几项商品为公式定价备案的,则备注栏内填写应为:"公式定价"+备案编号+"#"+商品序号+"@"。

13. 获得《预审价决定书》的进出口货物,应在报关单备注栏内填报《预审价决定书》编号,格式为预审价(P+2位商品项号+决定书编号),若报关单中有多项商品为预审价,需依次写入括号中,如:预审价(P01VD511500018P02VD511500019)。

14. 含预归类商品报关单,应在报关单备注栏内填写预归类 R－3－关区代码－年份－顺序编号,其中关区代码、年份、顺序编号均为 4 位数字,例如 R－3－0100－2017－0001。

15. 含归类裁定报关单,应在报关单备注栏内填写归类裁定编号,格式为"c"+四位数字编号,例如 c0001。

16. 申报时其他必须说明的事项填报在本栏目。

(三十三)项号

项号,是指同一票货物在报关单中的商品排列序号和在备案文件上的商品序号。海关要求在货物申报时名称不同的、编码不同的、原产国(地区)不同的、最终目的国(地区)不同的、征免方式不同的商品都应该分开填报,并按顺序排列,所排列的顺序号即为项号。

本栏目分两行填报及打印。第一行填报报关单中的商品顺序编号;第二行专用于加工贸易、减免税等已备案、审批的货物,填报和打印该项货物在《加工贸易手册》或《征免税证明》等备案、审批单证中的顺序编号。

加工贸易项下进出口货物的报关单,第一行填报报关单中的商品顺序编号,第二行填报该项商品在《加工贸易手册》中的商品项号,用于核销对应项号下的料件或成品数量。

【例 11－11】某公司加工贸易合同项下的登记手册号为 B51012300300,进口猪皮革和羊皮革料件一批,该料件分别列登记手册的第 4、第 10 项。那么填写格式为:

项号	商品编码	商品名称、规格型号
01(第一行填:商品序号) 04(第二行填:该料件在手册中的商品序号)	××××××××	猪皮革
02(第一行填:商品序号) 10(第二行填:该料件在手册中的商品序号)	××××××××	羊皮革

其中第二行特殊情况填报要求如下：

1. 深加工结转货物,分别按照《加工贸易手册》中的进口料件项号和出口成品项号填报。

2. 料件结转货物(包括料件、制成品和未完成品折料),出口报关单按照转出《加工贸易手册》中进口料件的项号填报;进口报关单按照转进《加工贸易手册》中进口料件的项号填报。

3. 料件复出货物(包括料件、边角料),出口报关单按照《加工贸易手册》中进口料件的项号填报;如边角料对应一个以上料件项号时,填报主要料件项号。料件退换货物(包括料件、不包括未完成品),进出口报关单按照《加工贸易手册》中进口料件的项号填报。

4. 成品退换货物,退运进境报关单和复运出境报关单按照《加工贸易手册》原出口成品的项号填报。

5. 加工贸易料件转内销货物(以及按料件办理进口手续的转内销制成品、残次品、未完成品)应填制进口报关单,填报《加工贸易手册》进口料件的项号;加工贸易边角料、副产品内销,填报《加工贸易手册》中对应的进口料件项号。如边角料或副产品对应一个以上料件项号时,填报主要料件项号。

6. 加工贸易成品凭《征免税证明》转为减免税货物进口的,应先办理进口报关手续。进口报关单填报《征免税证明》中的项号,出口报关单填报《加工贸易手册》原出口成品项号,进、出口报关单货物数量应一致。

7. 加工贸易货物销毁,本栏目应填报《加工贸易手册》中相应的进口料件项号。

8. 加工贸易副产品退运出口、结转出口,本栏目应填报《加工贸易手册》中新增的变更副产品的出口项号。

9. 经海关批准实行加工贸易联网监管的企业,按海关联网监管要求,企业需申报报关清单的,应在向海关申报进出口(包括形式进出口)报关单前,向海关申报"清单"。一份报关清单对应一份报关单,报关单上的商品由报关清单归并而得。加工贸易电子账册报关单中项号、品名、规格等栏目的填制规范比照《加工贸易手册》。

（三十四）商品编号

商品编号,是指按商品分类编码规则确定的进出口货物的商品编号。本栏目填报的商品编号由 10 位数字组成。前 8 位为《中华人民共和国进出口税则》确定的进出口货物的税则号列,同时也是《中华人民共和国海关统计商品目录》确定的商品编码,后 2 位为符合海关监管要求的附加编号。

（三十五）商品名称、规格型号

商品名称就是所申报的进出口商品的规范的中文名称。规格型号是指反映商品性能、品质和规格的一系列指标,如品牌、等级、成分、含量、纯度、大小等。商品名称、规格型号栏目分两行填报及打印。第 1 行打印进出口货物规范的中文商品名称,第 2 行打印规格型号,必要时可加注原文。

【例 11 – 12】"化纤女背心"100% POLYETER LADIES VEST。那么填写格式为：

项号	商品名称、规格型号
01	化纤女背心(第一行填:商品名称) 100% POLYETER LADIES VEST(第二行填:规格型号 + 原文)

具体填报要求如下:

1. 商品名称及规格型号应据实填报,并与进出口货物收发货人或受委托的报关企业所提交的合同、发票等相关单证相符。

2. 商品名称应当规范,规格型号应当足够详细,以能满足海关归类、审价及许可证件管理要求为准,可参照《中华人民共和国海关进出口商品规范申报目录》中对商品名称、规格型号的要求进行填报。

3. 加工贸易等已备案的货物,填报的内容必须与备案登记中同项号下货物的商品名称一致。

4. 对需要海关签发《货物进口证明书》的车辆,商品名称栏应填报"车辆品牌 + 排气量(注明 cc) + 车型(如越野车、小轿车等)"。进口汽车底盘不填报排气量。车辆品牌应按照《进口机动车辆制造厂名称和车辆品牌中英文对照表》中"签注名称"一栏的要求填报。规格型号栏可填报"汽油型"等。

5. 由同一运输工具同时运抵同一口岸并且属于同一收货人、使用同一提单的多种进口货物,按照商品归类规则应当归入同一商品编号的,应当将有关商品一并归入该商品编号。商品名称填报一并归类后的商品名称;规格型号填报一并归类后商品的规格型号。

6. 加工贸易边角料和副产品内销,边角料复出口,本栏目填报其报验状态的名称和规格型号。

7. 进口货物收货人以一般贸易方式申报进口属于《需要详细列名申报的汽车零部件清单》范围内的汽车生产件的,应按以下要求填报:

(1)商品名称填报进口汽车零部件的详细中文商品名称和品牌,中文商品名称与品牌之间用"/"相隔,必要时加注英文商业名称;进口的成套散件或者毛坯件应在品牌后加注"成套散件""毛坯"等字样,并与品牌之间用"/"相隔。

(2)规格型号填报汽车零部件的完整编号。在零部件编号前应当加注"S"字样,并与零部件编号之间用"/"相隔,零部件编号之后应当依次加注该零部件适用的汽车品牌和车型。

汽车零部件属于可以适用于多种汽车车型的通用零部件的,零部件编号后应当加注"TY"字样,并用"/"与零部件编号相隔。

与进口汽车零部件规格型号相关的其他需要申报的要素,或者海关规定的其他需要申报的要素,如"功率""排气量"等,应当在车型或"TY"之后填报,并用"/"与之相隔。

汽车零部件报验状态是成套散件的,应当在"标记唛码及备注"栏内填报该成套散件装配后的最终完整品的零部件编号。

8. 进口货物收货人以一般贸易方式申报进口属于《需要详细列名申报的汽车零部件清单》(海关总署 2006 年第 64 号公告)范围内的汽车维修件的,填报规格型号时,应当在零部件编号前加注"W",并与零部件编号之间用"/"相隔;进口维修件的品牌与该零部件适用的整车厂牌不一致的,应当在零部件编号前加注"WF",并与零部件编号之间用"/"相隔。其余申报要求同上条执行。

(三十六)数量及单位

数量是指进出口商品的实际数量。单位是指针对数量的计量单位。它包括成交计量单位和法定计量单位。数量和单位是相对应的,因此,报关单中的数量既包括成交计量单位的数量,也包括法定计量单位的数量。

成交计量单位是指买卖双方用以成交的计量单位(用以确定成交数量或者价格的单位)。比如,中国的厂商向国外的客户出口地毯,在一定的规格下国外客户通常是买多少张或条(数量),以每条或张的单价来确定最后的成交价格,这个张或条就是成交计量单位。在国际贸易中常用的计量单位有长度单位、面积单位、体积单位、容积单位、个数单位,使用什么样的计量单位需根据具体的商品由买卖双方协商确定。

法定计量单位是按照《计量法》的规定所采用的计量单位,我国采用国际单位制的计量单位,以《海关统计商品目录》中规定的计量单位为准。实际应用中,法定计量单位是指《进出口税则》中标注在每个商品编码后面的计量单位。根据商品的不同,有的有 1 个法定计量单位,有的有两个法定计量单位。两个计量单位用"/"区分,"/"前面的是法定第一计量单位,后面的是法定第二计量单位。如:"个/千克","个"是法定第一计量单位,"千克"是法定第二计量单位。

成交计量单位可能和法定计量单位一致,也可能不一致。一致时只需填写法定计量单位,不一致时除了要填法定计量单位外还需单独填写成交计量单位。

本栏目分三行填报及打印。

1. 第一行应按进出口货物的法定第一计量单位填报数量及单位,法定计量单位以《中华人民共和国海关统计商品目录》中的计量单位为准。

2. 凡列明有法定第二计量单位的,应在第二行按照法定第二计量单位填报数量及单位。无法定第二计量单位的,本栏目第二行为空。

3. 成交计量单位及数量应填报并打印在第三行。

4. 法定计量单位为"千克"的数量填报,特殊情况下填报要求如下:

(1)装入可重复使用的包装容器的货物,应按货物扣除包装容器后的重量填报,如罐装同位素、罐装氧气及类似品等。

(2)使用不可分割包装材料和包装容器的货物,按货物的净重填报(即包括内层直接包装的净重重量),如采用供零售包装的罐头、化妆品、药品及类似品等。

(3)按照商业惯例以公量重计价的商品,应按公量重填报,如未脱脂羊毛、羊毛条等。

(4)采用以毛重作为净重计价的货物,可按毛重填报,如粮食、饲料等大宗散装货物。

(5)采用零售包装的酒类、饮料,按照液体部分的重量填报。

5. 成套设备、减免税货物如需分批进口,货物实际进口时,应按照实际报验状态确定数量。

6. 具有完整品或制成品基本特征的不完整品、未制成品,根据《商品名称及编码协调制度》归类规则应按完整品归类的,按照构成完整品的实际数量填报。

7. 加工贸易等已备案的货物,成交计量单位必须与《加工贸易手册》中同项号下货物的计量单位一致,加工贸易边角料和副产品内销、边角料复出口,本栏目填报其报验状态的计量单位。

8. 优惠贸易协定项下进出口商品的成交计量单位必须与原产地证书上对应商品的计量单位一致。

9. 法定计量单位为立方米的气体货物,应折算成标准状况(即摄氏零度及1个标准大气压)下的体积进行填报。

注意:计量单位为重量的应填写净重,而非毛重;计量单位不能以"一套"及"批"、"箩"、"担"等模糊的或非法定的计量单位填报。本栏目分三行填报及打印,第一行填"法定第一计量单位";第二行填"法定第二计量单位"(没有时可以为空);第三行填"实际成交计量单位"。其中,"实际成交计量单位"与"法定计量单位"不一致时填写第三行。

【例11-13】某公司出口一批"化纤女背心"(100% POLYETER LADIES VEST),海关的法定计量单位为"公斤/件",但合同中实际成交计量单位为"打"。那么填写格式为:

项号	商品编码	商品名称、规格型号	数量及单位
01	××××	化纤女背心 100% POLYETER LADIES VEST	×××公斤(第一行填"法定第一计量单位") ×××件(第二行填"法定第二计量单位") ×××打(第三行填"实际成交计量单位")

(三十七)原产国(地区)

原产国(地区)是指进口货物的生产、开采或加工制造国家(地区)。有多个组件的货物原产地认定标准以最后一个对货物进行经济上实质性加工的国家(地区)为该货物的原产国(地区)。

【例11-14】越南的棉花(税号5203)到我国纺成纱线(税号5025),由于前4位数级税目改变,则原产国为中国;但越南的棉花到我国染色,原产国仍为越南。

原产国(地区)应依据《中华人民共和国进出口货物原产地条例》、《中华人民共和国海关关于执行〈非优惠原产地规则中实质性改变标准〉的规定》以及海关总署关于各项优惠贸易协定原产地管理规章规定的原产地确定标准填报。同一批进出口货物的原产地不同的,应分别填报原产国(地区)。进出口货物原产国(地区)无法确定的,填报"国别不详"(代码701)。

本栏目应按海关规定的《国别(地区)代码表》选择填报相应的国家(地区)名称

及代码。

（三十八）最终目的国（地区）

最终目的国（地区）是指已知的出口货物的最终实际消费、使用或进一步加工制造国家（地区）。

【例11－15】A进出口公司与德国B公司签订了一份出口合同,货从上海装船,途经中国香港运往德国。在签订合同时,A进出口公司得知德国B公司还要将货物从德国运往英国,则该批货物的最终目的国应为英国,而不是德国。

最终目的国（地区）填报已知的进出口货物的最终实际消费、使用或进一步加工制造国家（地区）。不经过第三国（地区）转运的直接运输货物,以运抵国（地区）为最终目的国（地区）;经过第三国（地区）转运的货物,以最后运往国（地区）为最终目的国（地区）。同一批进出口货物的最终目的国（地区）不同的,应分别填报最终目的国（地区）。进出口货物不能确定最终目的国（地区）时,以尽可能预知的最后运往国（地区）为最终目的国（地区）。

本栏目应按海关规定的《国别（地区）代码表》选择填报相应的国家（地区）名称及代码。

（三十九）单价

本栏目填报同一项号下进出口货物实际成交的商品单位价格。无实际成交价格的,本栏目填报单位货值。

单价是一个成交计量单位下的价格,单价和数量单位是对应的关系。单价和其对应数量相乘等于总价。单价要和总价相对应。单价的填报只填报单价的数值,不需要填报计价的单位（计量单位）和计价货币（币制）,因为已有专门填写计量单位和币制的栏目。单价填报到小数点后4位,第5位及其后略去。如单价为"0.485 68"应填报"0.485 6"。

（四十）总价

本栏目填报同一项号下进出口货物实际成交的商品总价格。无实际成交价格的,本栏目填报货值。

（四十一）币制

本栏目应按海关规定的《货币代码表》选择相应的货币名称及代码填报,如《货币代码表》中无实际成交币种,需将实际成交货币按申报日外汇折算率折算成《货币代码表》列明的货币填报。

（四十二）征免

本栏目应按照海关核发的《征免税证明》或有关政策规定,对报关单所列每项商品选择海关规定的《征减免税方式代码表》中相应的征减免税方式填报。

加工贸易货物报关单应根据《加工贸易手册》中备案的征免规定填报;《加工贸易手册》中备案的征免规定为"保金"或"保函"的,应填报"全免"。

（四十三）特殊关系确认

本栏目根据《中华人民共和国海关审定进出口货物完税价格办法》（以下简称

《审价办法》)第十六条,填报确认进出口行为中买卖双方是否存在特殊关系,有下列情形之一的,应当认为买卖双方存在特殊关系,在本栏目应填报"是",反之则填报"否":

　　1.买卖双方为同一家族成员的;

　　2.买卖双方互为商业上的高级职员或者董事的;

　　3.一方直接或者间接地受另一方控制的;

　　4.买卖双方都直接或者间接地受第三方控制的;

　　5.买卖双方共同直接或者间接地控制第三方的;

　　6.一方直接或者间接地拥有、控制或者持有对方5%以上(含5%)公开发行的有表决权的股票或者股份的;

　　7.一方是另一方的雇员、高级职员或者董事的;

　　8.买卖双方是同一合伙的成员的。

　　买卖双方在经营上相互有联系,一方是另一方的独家代理、独家经销或者独家受让人,如果符合前款的规定,也应当视为存在特殊关系。

　　本栏目出口货物免予填报,加工贸易及保税监管货物(内销保税货物除外)免予填报。

　　(四十四)价格影响确认

　　本栏目根据《审价办法》第十七条,填报确认纳税义务人是否可以证明特殊关系未对进口货物的成交价格产生影响,纳税义务人能证明其成交价格与同时或者大约同时发生的下列任何一款价格相近的,应视为特殊关系未对成交价格产生影响,在本栏目应填报"否",反之则填报"是"。

　　1.向境内无特殊关系的买方出售的相同或者类似进出口货物的成交价格;

　　2.按照《审价办法》倒扣价格估价方法的规定所确定的相同或者类似进出口货物的完税价格;

　　3.按照《审价办法》计算价格估价方法的规定所确定的相同或者类似进出口货物的完税价格。

　　本栏目出口货物免予填报,加工贸易及保税监管货物(内销保税货物除外)免予填报。

　　(四十五)支付特许权使用费确认

　　本栏目根据《审价办法》第十一条和第十三条,填报确认买方是否存在向卖方或者有关方直接或者间接支付与进口货物有关的特许权使用费,且未包括在进口货物的实付、应付价格中。

　　买方存在需向卖方或者有关方直接或者间接支付特许权使用费,且未包含在进口货物实付、应付价格中,并且符合《审价办法》第十三条的,在"支付特许权使用费确认"栏目应填报"是"。

　　买方存在需向卖方或者有关方直接或者间接支付特许权使用费,且未包含在进口货物实付、应付价格中,但纳税义务人无法确认是否符合《审价办法》第十三条的,在本栏目应填报"是"。

买方存在需向卖方或者有关方直接或者间接支付特许权使用费且未包含在实付、应付价格中,纳税义务人根据《审价办法》第十三条,可以确认需支付的特许权使用费与进口货物无关的,填报"否"。

买方不存在向卖方或者有关方直接或者间接支付特许权使用费的,或者特许权使用费已经包含在进口货物实付、应付价格中的,填报"否"。

本栏目出口货物免予填报,加工贸易及保税监管货物(内销保税货物除外)免予填报。

项目情景实例

项目情景中陈湘填制的报关单如表11-2所示。

表11-2 中华人民共和国海关进口货物报关单

预录入编号: 海关编号:

收发货人18位统一社会信用代码 北京达华模具有限公司 (91220223569×××××)		进口口岸 北京口岸海关	进口日期 2017.02.14	申报日期 2017.02.15
消费使用单位18位统一社会信用代码 北京达华模具有限公司 (91220223569×××××)		运输方式 水路运输	运输工具名称 DAHEA/048	提运单号 HH010182
申报单位 北京龙口货运公司 (91110113670×××××)		监管方式 外资设备物品	征免性质 外资企业	备案号 Z1841A00422
贸易国(地区) 日本		启运国(地区) 日本	装货港 香港	境内目的地 北京
许可证号	成交方式 CFR	运费	保费 0.3	杂费
合同协议号 BW11-38	件数 5	包装种类 托	毛重(公斤) 15 580	净重(公斤) 14 420
集装箱号 YMLU 8899222*2		随附单证 A		
标记唛码及备注 随附单证号: 　　　　C.C.F　　　　　　　　　A:110130104001804 　　HONGKONG　YLU8899223　　委托北京龙口工贸公司进口 　　　　P/NO.1-5				

项号	商品编号	商品名称	规格型号	数量及单位	原产国（地区）	单价	总价	币制	征免
01	8463090	放电加工机	DM－350	2 台	台湾	9 907.12	2 214.24	USD	全免
02	84563090	放电加工机	DM－488	2 台	台湾	10 156.25	20 312.50	USD	全免
03	84563090	放电加工机	CNC－520	1 台	台湾	13 281.25	13 281.25	USD	全免

特殊关系确认:否　　　　　价格影响确认:否　　　　　支付特许权使用费确认:否

录入员 录入单位	兹申明对以上内容承担如实申报、依法纳税之法律责任	海关批注及签章
报关人员 北京龙口货运公司	申报单位(签章)	

个案分析与操作演练

1. A 公司委托 B 船公司出口近 60 万美元的货物,涉及 60 多万元的出口退税。由于 A 公司采购时是以"盒"为单位采购的,A 公司提供的报关委托单上也注明"606 000 BOXES",工厂的增值税发票所开的单位也是以"606 000 盒"为单位。但 B 船公司在填写报关单时却将"BOXES"漏打,只标明"6 000KGS",因此海关计算机上该产品的数量为"6 000 千克",导致报关单上的内容与发票上的数量和单位不同,A 公司不能正常退税。A 公司要求 B 船公司办理改单(修改报关单据),要求在品名下注明"606 000 BOXES",但是由于 B 船公司一再拖延,导致 A 公司无法办理退税手续。A 公司不断催促该船公司办理改单,考虑到手续麻烦,需要较长时间,于是要求其必须在 3 个月内将改后的单据退还给 A 公司,否则要其承担由于不能正常退税造成的相关经济损失。3 个月后,总算了结此案。问题:此案中有哪些可吸取的教训?

2. 北京平谷某服装加工贸易企业,在北京海关朝阳办事处(关区代码 0118)申报海运转关出口日本服装一批,由天津新港(关区代码 0202)装船出境。该转关运输出口货物的报关单上的"出口口岸"应如何填报?

3. 北京某纺织加工贸易企业将来料加工后的产品,从北京海关车站办事处(关区代码 0111)结转给天津武清某纺织厂,继续深加工后出口。其天津武清某纺织厂在武清海关(关区代码 0210)办理进口手续时的进口报关单上的"进口口岸"应如何填报?

4. 中国矿产钢铁有限责任公司订购进口一批合金无缝钢管(属法定检验检疫、自动进口许可管理商品),委托辽宁抚顺锅炉厂有限责任公司制造出口锅炉。辽宁龙信国际货运公司持经营单位登记手册和相关单证向大连大窑海关申报进口。问题:如何确定报关单中的监管方式?

5. 大连万凯化工贸易公司(210291××××)代理大连万凯化工有限公司(210225××××)对外签约出口三氯硝基甲烷。问题:报关单中经营单位栏目如何填报?

6. 某进出口公司向某国出口 500 吨散装小麦。该小麦分装在一条船的 3 个船舱内。问题:报关单上的件数和包装种类两个项目如何填报?

7. (1)北京吉普汽车有限公司,经日本(国别代码 116)转机,从美国(国别代码502)空运进口汽车零件一批。其进口货物报关单上的"启运国(地区)"应如何填报?(2)日本(国别代码 116)某公司,从美国(国别代码 502)购买仪器 30 套后,又立即卖给中国,该仪器由美国装船运抵我国。其进口货物报关单上的"启运国(地区)"应如何填报? (3)北京某加工贸易企业,经海关批准,将从澳大利亚(国别代码 601)进口的羊毛加工后,结转给上海某加工企业,继续深加工后复出口,其进口货物报关单上的"启运国(地区)"应如何填报?

8. (1)大连某进出口贸易公司海运进口由马来西亚(国别代码 122)组装的大屏幕日本(国别代码 116)东芝牌液晶显示屏彩电一批。该商品的成套散件价格为:300美元/台,工厂交货价格 560 美元/台。其进口货物报关单上的"原产国(地区)"应如何填报? (2)北京某进出口贸易公司,海运进口由日本(国别代码 116)加工的原产于加拿大(国别代码 501)的红松木地板一批。其进口货物报关单上的"原产国(地区)"应如何填报?

9. (1)内蒙古某进出口贸易公司,铁路运输经俄罗斯联邦(国别代码 344),向德国(国别代码 304)出口工具一批。其出口货物报关单上的"运抵国(地区)"应如何填报? (2)北京某进出口贸易公司,出售给日本(国别代码 116)某公司仪器一批。后来得知该公司又将这批仪器转卖给了其他国家(国别代码 701)某公司。其出口货物报关单上的"运抵国(地区)"应如何填报?

10. 以下是上海 KM 有限公司(社会信用代码:911189763109915020)的一份出口资料,请根据该资料的有关内容填写出口货物报关单。

上海 KM 有限公司

SHANGHAI KM CORPORATION

ZHONGSHAN ROAD NO. 1 SHANGHAI 2000127 CHINA

BRANCH: 128. DAQIU ROAD.	B/L No. HJSHB172678
SHANGHAI 200003 CHINA	发票号码
	Invoice Number 17A9087
To:GOLDEN MOUNTAIN TRADING LTD.	
ROOM 611. TOWER B. HUNG HOM COMM CENTRE. 37 – 39	订单或合约号码
MA TAU WAI ROAD HUNG HOM. KOWLOON. HONGKONG	Sales Confirmation No 17A6754
	发票日期
	Date of invoice 17. 06. 10

INVOICE/PACKING LIST

装船口岸 From ············· 上海 SHANGHAI ·············	目的地 To ············· LOS ANGELES ·············	
信用证号数 Letter of Credit No ············· T/T ·············	开征银行 Issued by ·············	
Vessel: HANJIN DALIAN/014E		
唛头号码 Marks & Numbers	数量与货品名称 Quantities and Descriptions	总值 Amount
RNS NO.: 7920 MADE INCHINA PORT: LOS ANGELES C/NO.: 1-117	FOOTWEAR 皮鞋(胶底) ARI. NO. CC10758 – 112 ORDER NO. RNS7920COL: WHITE SZ: 5 – 10 2106 PRS HS CODE 64039900 计量单位: 双 TOTAL G. WT: 1638.000 KGS TOTAL N. WT: 1404.000 KGS TOTAL MEAS: 5.616m³ TOTAL PACKED IN 117 CARTONS ONLY 手册: C22077100502 列手册第 2 页 非对口合同 外汇核销单编号: 28/155451 出口商检证: 17 – 06 – 020E 上海 KM 有限公司(浦东区)发货 该货于 2017 年 6 月 20 日出口, 委托上海 PT 货代 公司于 2017 年 6 月 18 日向吴淞海关申报。	CIF LOS ANGELES @ USD3.15 USD6633.90 USD6633.90 F: USD 800 I: 0.27%

复习思考题

一、名词解释: 报关单、起运国(地区)、运抵国(地区)、境内目的地。

二、简答题

1. 简述报关单的分类。

2. 简述填报报关单的基本要求。

项目任务十二　缴纳进出口税费

项目要求

● 熟悉海关征收进出口税费的种类及其含义,懂得基本的计算公式和计算方法
● 了解常见的关税计征方法,熟悉完税价格的界定
● 了解进出口税费及其征收、减免与退补的有关规定
● 熟悉进出口货物原产地的确定与税率适用原则
● 掌握汇总征税和自报自缴的做法

项目情景

北京龙口工贸公司从日本购进磁带放像机 60 台,其中 30 台成交价为 CIF 天津口岸 1 800 美元/台,另外 30 台成交价为 CIF 天津口岸 2 100 美元/台,当时 1 美元 = 6.5 人民币元。该批货物 4 月 4 日(星期二)进境,4 月 19 日陈湘向海关申报。

任务 1:该批货物进口关税税额应如何计算?

任务 2:陈湘应如何缴纳该批货物的进口税费?

任务 3:该批货物是否应缴纳滞报金?

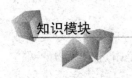

知识模块

单元一　理解进出口货物完税价格的审定与税率的适用

关税(Customs Duties;Tariff)是国家税收的重要组成部分,是由海关代表国家,按照国家制定的关税政策和公布实施的税法及进出口税则,对进出境的货物和物品向纳税义务人征收的一种流转税。关税的种类见表 12 - 1。关税也是世界贸易组织允许各成员方保护其境内经济的一种手段。从这一定义来看,关税的征税主体是国家,由海关代表国家向纳税义务人征收,纳税义务人是纳税的主体;其课税对象是进出境货物和物品。

表 12 - 1   关税的种类

分类方式	内　容
按照征税货物的流向	进口关税、出口关税和过境关税
按计征标准	从价税、从量税、复合税、滑准税
按照是否施惠	普通关税、优惠关税(最惠国待遇关税、协定优惠关税、特定优惠关税、普遍优惠关税)
按是否根据税则征收	正税、附加税(反倾销税、反补贴税、保障措施关税、报复性关税)

进出口货物完税价格是指海关对进出口货物征收从价税时要依法确定进出口货物应缴纳税款的价格,也就是说,进出口货物完税价格是海关对进出口货物征收从价税时审查估定的应税价格,是凭以计征进出口货物关税及进口环节税税额的基础。

审定进出口货物完税价格是贯彻关税政策的重要环节,也是海关依法行政的重要体现。我国绝大多数进出口货物实行的是从价税,因而确定完税价格十分重要。纳税义务人向海关申报的价格并不一定等于完税价格,只有经过海关审核并接受的申报价格才能作为完税价格。对于不真实或不准确的申报价格,海关有权不予接受,并可依照税法规定对有关进出口货物的申报价格进行调整或另行估定完税价格。

一、进口货物完税价格的审定

进口货物完税价格的审定包括一般进口货物和特殊进口货物这两类货物完税价格的审定。

(一)一般进口货物完税价格的审定

进口货物的完税价格,由海关以该货物的成交价格为基础审查确定,并应当包括货物运抵中华人民共和国境内输入地点起卸前的运输及其相关费用[①]、保险费。

1. 一般进口货物完税价格的估价方法。海关依次使用六种估价方法确定进口货物的完税价格:进口货物成交价格法→相同货物成交价格法→类似货物成交价格法→倒扣价格法→计算价格法→合理方法。

(1)成交价格法。成交价格法是第一种估价方法,它建立在进口货物实际发票或合同价格的基础上,在海关估价实践中使用率最高。成交价格是指进口货物的买方为购买该货物,并按相关规定如《中华人民共和国海关审定进出口货物完税价格办法》(以下简称《审价办法》)调整后的实付或应付价格,它已经不完全等同于贸易中实际发生的发票或合同价格。

以成交价格确定完税价格是因为成交价格是完税价格的重要组成部分,完税价格由成交价格和货物运抵境内输入地点起卸前的运输及相关费用、保险费两部分组成。在确定成交价格时,哪些费用应计入总价由买方承担?哪些费用不应该由买方

[①]　运输及其相关费用中的"相关费用"主要是指与运输有关的费用,如装卸费、搬运费等属于广义的运费范畴的费用。

承担,应该扣除? 一般的原则是:①与进口货物有关的,应该由买方承担的,但未计入发票总价的费用,属于计入项目;而虽与进口货物有关,但不应该是买方承担的费用,若已计入发票总价,则属于扣除项目。②与进口货物无关的,属不计入项目。

计入成交价格的项目如图 12 - 1 所示。图中项目计入成交价格必须同时满足 3 个条件:由买方负担;未包括在进口货物的实付或应付价格中;有客观量化的数据资料。

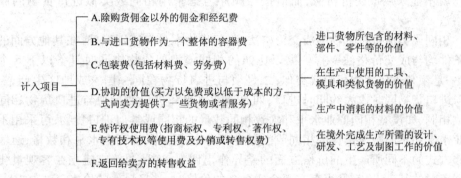

图 12 - 1　计入成交价格的项目

扣减项目如图 12 - 2 所示。图中项目的费用或价值从完税价格中扣减,必须同时满足 3 个条件:不由买方负担;已包括在进口货物的实付或应付价格中;有客观量化的数据资料。

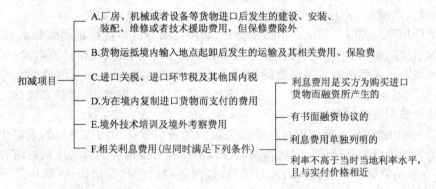

图 12 - 2　从完税价格中扣减的项目

成交价格本身必须满足以下 4 个条件,否则不能适用成交价格方法。

第一,买方对进口货物的处置和使用不受限制,但国内法律、行政法规规定的限制,对货物转售地域的限制,对货物价格无实质影响的限制除外。

第二,货物的价格不应受到导致该货物成交价格无法确定的条件或因素的影响。

第三,卖方不得直接或间接从买方获得因转售、处置或使用进口货物而产生的任何收益,除非上述收益能够被合理确定。

第四，买卖双方之间没有特殊关系。买卖双方有特殊关系这个事实本身并不能构成海关拒绝成交价格的理由，买卖双方之间存在特殊关系，但纳税人能证明其成交价格与同时或者大约同时发生的无特殊关系的进口货物的价格相近的，应视为特殊关系未对进口货物的进口成交价格产生影响。

（2）相同货物成交价格法、类似货物成交价格法。并不是所有的进口货物都能采用成交价格法，如不存在买卖关系的进口货物以及不符合成交价格条件的进口货物就不能采用成交价格法，而应按照顺序考虑采用相同或类似进口货物的成交价格法。

相同或类似进口货物的成交价格法，除了货物本身有区别以外，在其他方面的适用条件均与成交价格法一样。据以比照的相同或类似货物应同时具备以下 5 个要素：一是须与进口货物相同或类似；二是须与进口货物在同一国家或地区生产；三是须与进口货物同时或大约同时进口；四是商业水平和进口数量须与进口货物相同或大致相同，如没有相同商业水平和大致相同数量的相同或类似进口货物，可采用不同商业水平和不同数量销售的相同或类似进口货物，但必须对商业水平和数量、运输距离和方式的不同所产生的价格方面的差异作出调整，这种调整应建立在客观量化的数据资料的基础上；五是当存在两个或更多的价格时，选择最低的价格。

其中，"相同货物"是指与进口货物在同一国家或地区生产的，在物理性质、质量和信誉等所有方面都相同的货物，但表面的微小差异允许存在；"类似货物"是指与进口货物在同一国家或地区生产的，虽然不是在所有方面都相同，但却具有类似的特征、类似的组成材料、同样的功能，并且在商业中可以互换的货物。相同或类似货物的"时间要素"，是指相同或类似货物必须与进口货物同时或大约同时进口，其中的"同时或大约同时"，为进口货物接受申报之日的前后各 45 天以内。

采用相同或类似货物成交价格估价法，必须使用与进口货物相同商业水平、大致相同的数量的相同或类似货物。如果没有相同商业水平和大致相同的数量，可以采用不同商业水平和不同数量销售的相同或类似进口货物，但必须对因商业水平和数量、运输距离和方式的不同所产生的价格方面的差异作出调整，此调整必须建立在客观量化的数据资料的基础上。

（3）倒扣价格法。倒扣价格法是以与被估的进口货物相同或类似的进口货物在境内销售的价格为基础估定完税价格。按以倒扣的价格销售的货物应同时符合以下条件：在被估货物进口时或大约同时销售；按照进口时的状态销售；在境内第一环节销售；合计的货物销售总量最大；向境内无特殊关系方销售。

倒扣价格法应扣除的费用有：该货物的同等级或同种类货物在境内销售时的利润和一般费用及通常支付的佣金；货物运抵境内输入地点之后的运费、保险费、装卸费及其他相关费用；进口关税、进口环节税和其他与进口或销售该货物有关的国内税；加工增值额。加工增值额主要是指如果使用经过加工后在境内转售的价格作为倒扣的基础，必须扣除的这部分价值。

（4）计算价格法。计算价格法与前三种方法有很大的区别，它既不是以成交价格，也不是以在境内的转售价格作为基础，它是以发生在生产国或地区的生产成本作为基础的价格。因此,使用这种方法必须依据境外的生产商提供的成本方面的资料。这种方法也是使用率最低的一种方法。

采用计算价格法的进口货物的完税价格由下列各项目的总和构成:生产该货物所使用的原材料价值和进行装配或其他加工的费用;与向我国境内出口销售同级或同类货物相符的利润和一般费用;货物运抵中华人民共和国境内输入地点起卸前的运输及其相关费用、保险费。

(5)合理方法。合理的估价方法,实际上不是一种具体的估价方法,而是规定了使用方法的范围和原则,即运用合理方法,必须符合《审价办法》的公平、统一、客观的估价原则,必须以境内可以获得的数据资料为基础。合理方法应当是再次按顺序使用相同或类似货物成交价格法、倒扣价格方法、计算价格方法,但采用这些方法时有合理的灵活性。

2.一般进口货物完税价格的审定原则。上述六种估价方法必须依次使用,即只有在不能使用前一种估价方法的情况下,才可以顺延使用其他估价方法。但如果进口货物纳税义务人提出要求,并提供相关资料,经海关同意,可以选择倒扣价格法和计算价格法的适用次序。

在实际工作中,一般进口货物完税价格的审定方法如下:

首先,进口货物以海关审定的正常成交价格为基础的到岸价格作为完税价格。正常成交价格是指成交双方不具有特殊经济关系,且该项货物在公开市场上可以采购到的正常价格。所称的到岸价(CIF),包括货价加上货物运抵中国关境内输入地起卸前的包装、运输、保险和其他劳务等费用。对于卖方付给我方的正常回扣、佣金在合同内订明的,应从成交价格内扣除。在成交价格外,买方另行付给卖方的那部分佣金,应加入成交价格。

进出口货物的收、发货人应当向海关如实申报进出口货物的成交价格,提供包括发票、合同、装箱清单及其他证明申报价格真实、完整的单证、书面资料和电子数据。海关认为必要时,进出口货物的收、发货人还应当向海关补充申报反映买卖双方关系和成交活动的情况以及其他与成交价格有关的资料。

其次,进口货物的成交价格经海关审查未能确定的,应以从该货物的同一出口国(地区)购进的相同或类似货物的正常成交价格为基础的到岸价格作为完税价格。

最后,如按上述规定,完税价格仍未能确定的,应当以相同或类似的进口货物在国内市场的批发价格,减去进口关税、进口环节其他税收以及进口后的正常运输、储存、营业费用及利润,作为完税价格。上述进口后的各项费用及利润经综合计算后定为完税价格的20%。

在实际工作中,常见的进口货物完税价格的计算如下:

(1)以我国口岸到岸价格(CIF)成交的,可直接以此价格作为完税价格,即:

$$进口货物完税价格 = CIF 价$$

(2)以境外口岸 FOB 价成交的,应加上该项货物从境外发货或从交货口岸运到我境内口岸以前所实际支付的运费和保险费作为完税价格,即:

$$进口货物完税价格 = (FOB 价 + 运费)/(1 - 保险费费率)$$

（3）以我国口岸 CFR 价成交的，应当另加保险费作为完税价格，即：

$$进口货物完税价格 = CFR 价/（1 - 保险费费率）$$

（4）参照国内同类货物的正常批发价格的基本计算公式：

$$进口货物完税价格 = 国内批发价格/（1 + 进口优惠税税率 + 20\%）$$

如果该项进口货物在进口环节应予征收增值税，则完税价格的计算公式为：

$$进口货物完税价格 = 国内批发价格/[（1 + 进口优惠税税率）×（1 + 增值税税率）+ 20\%]$$

（二）特殊进口货物完税价格的审定

特殊进口货物完税价格的审定是指一些以特殊的贸易方式或交易方式进口的货物的价格审定规定。这里所讲的"特殊"并不是指货物本身，而是指以特殊的贸易方式或交易方式进口的货物。由于贸易方式或交易方式很多，下面仅列举加工贸易进口料件和制成品的完税价格、加工贸易进口料件和制成品的完税价格的审定，其他一些以特殊的贸易方式或交易方式进口的货物的价格审定规定请参见《审价办法》。

1. 加工贸易进口料件和制成品的完税价格。对加工贸易进口货物估价的核心问题是按制成品征税还是按料件征税，以及征税的环节是在进口环节还是在内销环节。其主要规定有：

（1）运往境外加工的货物，以海关审定的境外加工费和料件费以及该货物复运进境的运费及其相关费用、保险费估定完税价格。

（2）进口时需征税的进料加工进口料件，以该料件申报进口时的价格估定。进口时需征税的进料加工进口料件主要是指需要按比例征税的进料加工进口料件。一般来讲，进料加工进口料件在进口环节都有成交价格，因此，以该料件申报进口时的价格确定。

（3）内销的进料加工进口料件或其制成品（包括残次品、副产品），以料件原进口时的价格估定。制成品因故转为内销时，以制成品所含料件原进口时的价格确定。

（4）内销的来料加工进口料件或其制成品（包括残次品、副产品），以料件申报内销时的价格估定。来料加工的料件原进口时是没有成交价格的，因此，以进口料件申报内销时的价格确定。

（5）出口加工区内的加工企业内销的制成品（包括残次品、副产品），以制成品申报内销时的价格确定。

（6）保税区内的加工企业内销的进口料件或其制成品（包括残次品、副产品），分别以料件或制成品申报内销时的价格估定。如果内销的制成品中含有从境内采购的料件，则以所含从境外购入的料件原进口时的价格确定。

（7）加工贸易在加工过程中产生的边角料，以申报内销时的价格确定。

2. 加工贸易进口料件和制成品的完税价格。从保税区或出口加工区销往区外、从保税仓库出库内销的进口货物（加工贸易进口料件及其制成品除外），以海关审定的从保税区或出口加工区销往区外、从保税仓库出库内销的价格估定完税价格。对经审核销售价格不能确定的，海关按照《审价办法》第 7～11 条的规定确定完税价格。如果销售价格中未包括在保税区、出口加工区或保税仓库中发生的仓储、运输及其他相关费用的，海关按照客观量化的数据资料予以计入。

▶━━ **链接** ━━

六种特殊进口货物的完税价格的确定

1.运往境外修理的货物:

完税价格＝海关审定的境外修理费＋料件费＋复运进境的运费＋其他相关费用＋保险费

2.运往境外加工的货物:

完税价格＝海关审定的境外加工费＋料件费＋复运进境的运费＋其他相关费用＋保险费

3.暂时进境的货物:按一般进口货物估价方法确定。

4.租赁方式进口货物:①以租金方式对外支付的租赁货物,在租赁期间以海关审查确定的租金作为完税价格,利息应当予以计入;②留购的租赁货物,以海关审查确定的留购价格作为完税价格;③纳税义务人申请一次性缴纳税款的,可以选择申请按照本办法第六条列明的方法确定完税价格,或者按照海关审查确定的租金总额作为完税价格。

5.留购的进口货样:以海关审定的留购价格为完税价格。

6.予以补税的减免税货物:减税或者免税进口的货物应当补税时,应当以海关审查确定的该货物原进口时的价格,扣除折旧部分价值作为完税价格,其计算公式如下:

完税价格＝海关审定的该货物原进口时价格×[1－已使用月份/(监管年限×12)]

二、出口货物完税价格的审定

我国海关审定出口货物完税价格的主要原则是:出口货物应以海关审定的货物售予境外的离岸价格(FOB)扣除出口税后,作为完税价格。如离岸价格内包括了向国外支付的佣金,对这部分佣金应先予以扣除,再按规定扣除出口税后计算完税价格。出口货物在离岸价格以外,买方还另行支付货物包装费,应将其计入完税价格。

(一)对出口货物完税价格的审定主要原则的理解

对上述审定出口货物完税价格的主要原则的理解应注意以下几点:

第一,离岸价格应以该项货物运离关境前的最后一个口岸的离岸价格为实际离岸价格。若该项货物从内地起运,则从内地口岸至最后出境口岸所支付的国内段运输费用应予以扣除。

第二,离岸价格须扣除出口税。这是因为出口税作为出口的成本费用,必然会被出口商或生产商作为出口价格的一部分,但在完税价格中不应包括关税。

第三,离岸价格不包括装船以后发生的费用,因此,出口货物成交价格如为境外口岸到岸价格(CIF)或货价加运费价格(CFR)时,应先扣除运费、保险费等越过船舷后的一切费用,包括佣金。

(二)常见的出口货物完税价格

在实际工作中,常见的出口货物完税价格的计算如下:

1. 以我国口岸 FOB 价成交的,其出口货物完税价格的计算公式为:

$$出口货物完税价格 = FOB 价/(1 + 出口税率)$$

2. 以境外口岸 CFR 价成交的,应先扣除离开我国口岸后的运费,再按规定扣除出口税后计算完税价格,即:

$$出口货物完税价格 = (CFR 价 - 运费)/(1 + 出口税率)$$

3. 以境外口岸 CIF 价成交的,应先扣除离开我国口岸后的运费、保险费,再按规定扣除出口税后计算完税价格,即:

$$出口货物完税价格 = (CIF 价 - 保险费 - 运费)/(1 + 出口税率)$$

4. 当成交价格为 CIFC 境外口岸时,其佣金应和运费、保险费同时扣除。这有两种情况:

(1)佣金 C 为给定金额,则出口货物完税价格的公式为:

$$出口货物完税价格 = (CIFC 价 - 保险费 - 运费 - 佣金)/(1 + 出口税率)$$

(2)佣金 C 为百分比,则出口货物完税价格的公式为:

$$出口货物完税价格 = [CIFC 价 \times (1 - C) - 保险费 - 运费]/(1 + 出口税率)$$

从上述一些出口货物完税价格的计算公式来看,对出口货物完税价格的筹划,主要是对运费成本的筹划,尤其是运费在价格中所占比重较大时,这一点就显得更为重要。另外,如果在成交价格外,还支付了国外的与此项业务有关的佣金,则应该在纳税申报表上单独列明,这样该项佣金就可扣除;如果未单独列明,则不予以扣除。

链接

完税价格的审定中进出口货物的收发货人的权利和义务

进出口货物的收发货人的权利,主要有:①要求具保放行货物的权利。②估价方法的选择权,即如果进口货物的收货人提出要求,并提供相关资料,经海关同意,可以选择倒扣价格法和计算价格法的适用次序。③知情权,即进出口货物的收货人可以提出书面申请,了解海关确定其进出口货物的完税价格的依据等。④申诉权,包括向上一级海关申请行政复议和向法院提起诉讼的权利。

进出口货物的收发货人的义务,主要有:①如实申报的义务,即进出口货物的收发货人应当向海关如实申报进出口货物的成交价格,提供包括发票、合同、装箱清单及其他证明申报价格真实、完整的单证、书面资料和电子数据。海关认为必要时,进出口货物的收发货人还应当向海关补充申报反映买卖双方关系和成交活动的情况,以及其他与成交价格有关的资料。②举证的责任,即进出口货物的收发货人要举证证明申报价格的真实性和准确性,或举证证明收货人交易价格没有受到与卖方之间的特殊关系的影响。

三、进出口货物原产地的确定与税率适用

为区分不同国家适用的不同关税税率,就需要确定货物的原产地。此外,为对对

外贸易进行宏观管理,按国别实施某些贸易限制措施和进行经济贸易分析,也需要确定货物的原产地。因此,货物原产地制度构成了关税制度的又一组成部分。我国在税率适用的原则上采用国际通行的原产地规则。

(一)原产地规则

各国政府以本国立法的形式制定出认定货物原产地的标准,这就是原产地规则。WTO《原产地规则协议》对原产地规则的定义为:一国(地区)为确定货物的原产地而实施的普遍适用的法律、法规和行政决定。

1. 原产地认定标准。在认定货物原产地时,会出现以下两种情况:一种是货物完全是在一个国家(地区)获得或生产制造,即只有一个国家(地区)介入;另一种是货物的生产或制造有两个及两个以上国家(地区)介入。

对于完全在一国(地区)获得的产品,如农产品或矿产品,各国的原产地认定标准基本一致,即以产品的种植、开采或生产国为原产国,这一标准通常称为"完全获得标准"(Wholly Obtained Standard);对于经过几个国家(地区)加工、制造的产品,各国多以最后完成实质性加工的国家为原产国,这一标准通常称为"实质性改变标准"(Substantial Transformation Standard)。

"实质性改变标准"包括税则归类改变标准、从价百分比标准(或称增值百分比标准、区域价值成分标准等)、加工工序标准、混合标准等。其中,"税则归类改变"是指在某一国家(地区)对非该国(地区)原产材料进行加工、制造后,所得货物在《协调制度》中的某位数级税目归类发生了变化;"从价百分比"是指在某一国家(地区)对非该国(地区)原产材料进行加工、制造后的增值部分超过了所得货物价值的一定比例;"加工工序"是指在某一国家(地区)进行的赋予制造、加工后所得货物基本特征的主要工序。

2. 原产地规则。从适用目的的角度划分,我国现行的原产地规则有两种:一种是优惠原产地规则;另一种是非优惠原产地规则。

(1)优惠原产地规则。优惠原产地规则是指一国为了实施国别优惠政策而制定的原产地规则,优惠范围以原产地为受惠国的进口产品为限。它是出于某些优惠措施规定的需要,根据受惠国的情况和限定的优惠范围,制定的一些特殊原产地认定标准,而这些标准是给惠国和受惠国之间通过多边或双边协定形式制定的,所以又称为"协定原产地规则"。

我国先后签订了亚太贸易协定、中国—东盟自由贸易区协定、中国—巴基斯坦自由贸易协定、中国—智利自由贸易协定、中国—新西兰自由贸易协定、中国—新加坡自由贸易协定等,以及香港 CEPA、澳门 CEPA、台湾 ECFA。上述协定框架下所达成的优惠贸易协定均适用相应的优惠原产地规则。

优惠原产地认定标准主要有完全获得标准、从价百分比标准。

以下产品视为在一国"完全获得"(完全获得标准):①在该国领土或领海开采的矿产品;②在该国领土或领海收获或采集的植物产品;③在该国领土出生和饲养的活动物及从其所得产品;④在该国领土或领海狩猎或捕捞所得的产品;⑤由该国船只在公海捕捞的水产品和其他海洋产品;⑥该国加工船加工的前述第⑤项所列物品所得

的产品;⑦在该国收集的仅适用于原材料回收的废旧物品;⑧该国加工制造过程中产生的废碎料;⑨该国利用上述①至⑧项所列产品加工所得的产品。

对于非完全在某一受惠国获得或生产的货物,满足以下条件时,应以进行最后加工制造的受惠国视为有关货物的原产国(从价百分比标准):①货物的最后加工制造工序在受惠国完成;②用于加工制造的非原产于受惠国及产地不明的原材料、零部件等,其价值占进口货物离岸价的比例达到一定增值标准。

在不同的协定框架下,原产地标准各有不同,如项目任务一的表1-9所示。

(2)非优惠原产地规则。非优惠原产地规则,是指一国根据实施其海关税则和其他贸易措施的需要,由本国立法自主制定的原产地规则,也称为"自主原产地规则"。也就是说,非优惠原产地规则是为实施最惠国待遇,反倾销和反补贴、保障措施,原产地标记管理,国别数量限制,关税配额等非优惠性贸易措施,以及进行政府采购、贸易统计等活动而认定进出口货物原产地的标准。其实施必须遵守最惠国待遇原则,即必须普遍地、无差别地适用于所有原产地为最惠国的进口货物。

非优惠原产地认定标准主要有完全获得标准和实质性改变标准。

以下产品视为在一国"完全获得":①该国领土或领海内开采的矿产品;②该国领土上收获采集的植物产品;③该国领土上出生或由该国饲养的活动物及从其所得产品;④该国领土上狩猎或捕捞所得的产品;⑤从该国的船只上卸下的海洋捕捞物,以及由该国船只在海上取得的其他产品;⑥该国加工船加工以上第⑤项所列物品所得的产品;⑦在该国收集的只适用于做再加工制造的废碎料和废旧物品;⑧在该国完全使用上述①至⑦项所列产品加工成的制成品。

产品发生以下改变的视为发生"实质性改变",最后一个对货物进行经济上可以视为实质性加工的国家为有关货物的原产国:①在《海关进出口税则》中4位数税号一级的税则归类已经发生了改变的;②加工增值部分所占产品总值的比例已超过30%及其以上的。

(二)税率适用

关税税率是根据课税标准计算关税税额的比率。税率的高低直接体现着国家的关税政策,是关税政策中最重要的内容。我国《关税条例》规定,进出口货物应当按照收、发货人或其代理人申报进出口之日实施的税率征税。在实际运用时存在着各种不同的情况,应注意区分对待。例如:进口货物到达前,经海关核准先行申报的,适用装载该货物的运输工具申报进境之日实施的税率;保税货物经批准不复运出境,需缴纳税款的,适用海关接受该货物不复运出境申报之日实施的税率;等等。

1.进口税率适用原则。我国进口关税税则分设最惠国税率、协定税率、特惠税率、普通税率、关税配额税率等税率。对进口货物在一定期限内可以实行暂定税率。适用最惠国税率、协定税率、特惠税率的进口货物,有暂定税率的,应当适用暂定税率,并应实行从低适用的原则。适用普通税率的进口货物,不适用暂定税率。执行国家有关进出口关税减征政策时,应当在最惠国税率基础上计算有关税目的减征税率,然后根据进口货物的原产地及各种税率形式的适用范围,将这一税率与同一税目的特惠税率、协定税率、进口暂定最惠国税率进行比较,税率从低进行,但不得在暂定最惠国税率基础上再进行减免。

(1)适用最惠国税率的有:原产于共同适用最惠国待遇条款的世界贸易组织成员的进口货物,原产于与中华人民共和国签订含有相互给予最惠国待遇条款的双边贸易协定的国家或者地区的进口货物,以及原产于中华人民共和国境内的进口货物。

(2)适用协定税率的有:原产于与中华人民共和国签订含有关税优惠条款的区域性贸易协定的国家或者地区的进口货物。

(3)适用特惠税率的有:原产于与中华人民共和国签订含有特殊关税优惠条款的贸易协定的国家或者地区的进口货物。

(4)适用普通税率的有:上述之外的国家或者地区的进口货物,以及原产地不明的进口货物。

对于同时适用多种税率的进口货物,在选择适用的税率时,基本的原则是"从低计征",特殊情况除外。

同时有两种及两种以上税率可适用的进口货物最终适用的税率见表12-2。

表12-2 同时有两种及两种以上税率可适用的进口货物最终适用的税率汇总表

进口货物可选用的税率	税率适用的规定
同时适用最惠国税率、进口暂定税率	应当适用暂定税率
同时适用协定税率、特惠税率、进口暂定税率	应当从低适用税率
同时适用国家优惠政策、进口暂定税率	按国家优惠政策进口暂定税率商品时,以优惠政策计算确定的税率与暂定税率,两者取低计征关税,但不得在暂定税率基础上再进行减免
适用关税配额税率、其他税率	关税配额内的,适用关税配额税率;关税配额外的,适用其他税率
同时适用ITA税率、其他税率	适用ITA税率(信息技术产品税率)
反倾销税、反补贴税、保障措施关税、报复性关税	适用反倾销税率、反补贴税税率、保障措施关税税率、报复性关税税率

2.出口税率适用原则。对于出口货物,在计算出口关税时,出口暂定税率优先于出口税率执行。

单元二 关税及其征收、减免与退补

进出口税费是指在进出口环节中由海关依法征收的关税、消费税、增值税、船舶吨税等税费,其主要组成如图12-3所示。

进出口税费征纳的法律依据主要是《中华人民共和国海关法》、《中华人民共和国进出口关税条例》以及其他有关法律、行政法规。对进出口货物征收关税及其他税费是国家运用经济手段来调节进出口货物数量的基本方法。

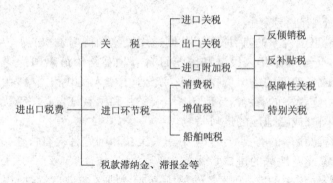

图 12 – 3　进出口税费的组成

海关征收的关税、进口环节税、船舶吨税、滞纳金等一律以人民币计征,完税价格、税额采用四舍五入法计算至分,分以下四舍五入。税款的起征点为人民币 50 元。进出口货物的成交价格及有关费用以外币计价的,计算税款前,海关按照该货物适用税率之日所适用的计征汇率折合为人民币计算完税价格。

关税制度是国家关税政策的具体化、制度化、法律化,它由关税征收制度、减免制度、保税制度、退补制度、缴纳制度、纳税争议复议制度和违法行为处罚制度构成,属海关管理的基本制度之一。调整海关与相对当事人之间有关关税计征、减免、缴纳、追补、退还、保税以及关税缴纳争议及其复议等关税征管关系的法律规范的总和就是关税法律制度。

按照不同的分类标准,关税可以分为很多种类,从报关业务的角度来看,主要应掌握我国现行进口关税、出口关税及其他常见的几种类型。

一、进口关税

进口关税是指一国海关以进境货物和物品为征税对象所征收的关税。进口关税在国际贸易中被各国公认为是一种重要的经济保护手段。

由于各国征收进口税的目的不同,其所起的作用也不同,因此有着各种类型或各种名目的关税。从进口关税的税率栏目来看,可分为最惠国待遇关税、协定关税、特惠关税和普通关税等。从征收进口关税的标准来看,目前我国进口关税可分为从价税、从量税、复合税和滑准税。从征收进口关税的主次程度来看,进口关税有正税与附加税之分。进口关税正税即按税则法定进口税率征收的关税。根据关税课税标准不同,进口关税正税通常有从量税、从价税、复合税、滑准税等。进口附加税是由于一些特定需要,对进口货物除征收关税正税之外另行征收的一种进口税,一般具有临时性。

(一)从量税

从量税(Specific Duties)是指以商品的重量、容量、长度、面积、体积、个数等数量单位为依据,按规定的单位数额为税率来计算税款。我国采用从量税的商品主要有冻鸡、原油、啤酒、胶卷等。

进口商品征收从量关税时,应按规定的计量单位如实申报进口数量,如未按规定计量单位成交,并且在有效单证上也没有按规定计量单位标明数量的,应按《从量关税商品计量单位换算表》换算后再行申报。

从量关税的计算步骤是:

第一步,按照归类原则确定税则归类,将应税货物归入恰当的税目税号;

第二步,根据原产地规则,确定应税货物所适用的税率;

第三步,确定其实际进口量;

第四步,根据完税价格审定办法规定,确定应税货物的完税价格(计征增值税需要);

第五步,根据汇率使用原则,将外币折算成人民币;

第六步,按照计算公式正确计算应征税款。其计算公式为:

$$进口关税税额 = 商品进口数量 × 从量关税税额(单位税额)$$

【例12 - 1】某公司从香港以 CIF 境内某口岸 10 港元/卷的价格购进彩色摄影胶卷(规格 135/36),25 200 卷。计算该公司应征进口关税。

【分析】确定税则归类:该彩色胶卷税目税号为 3702.5410。

查得该胶卷原产地香港适用最惠税率为 22 元/平方米。

确定实际进口量:25 200 卷 × 0.057 75 平方米/卷 = 1 455.3 平方米(以规定单位换算表折算,规格 135/36 的 1 卷胶卷为 0.057 75 平方米)。

则进口关税税额 = 商品进口数量 × 从量关税税额(单位税额) = 1 455.3 平方米 × 22 元/平方米 = 32 016.60 元。

(二)从价税

从价税(Ad Valorem Duties)是指以货物的价格或价值作为征收标准,按一定的比例(税率)征收税款。我国关税的计税标准以从价税为主。从价税的关税保护作用不受商品价格变动的影响。

从价税是按照进出口商品的价格为标准计征的关税。其税率表现为货物价格的百分率,价格和税额成正比例关系。从价税的计算公式是:

$$税额 = 完税价格 × 从价税率$$

式中:

$$正常征收的进口关税税额 = 完税价格 × 法定进口关税税率$$
$$减税征收的进口关税税额 = 完税价格 × 减按进口关税税率$$

从价关税的计算程序是:

第一步,按照归类原则确定税则归类,将应税货物归入恰当的税目税号;

第二步,根据原产地规则,确定应税货物所适用的税率;

第三步,根据完税价格审定办法和规定,确定应税货物的完税价格;

第四步,根据汇率使用原则,将外币折算成人民币;

第五步,按照计算公式正确计算应征税款。

【例12 - 2】上海某远洋渔业企业向德国购进(国内性能不能满足需要)柴油船用发动机 2 台,成交价格为 CIF 境内目的地口岸 700 000 美元。经批准该发动机进口关税税率减按 1% 计征。已知当时的外币折算率为 1 美元 = 6.5 人民币元,要求计算进口关税。

【分析】确定税则归类:该发动机归入税目税号 8408.1000;

原产国德国适用最惠国税率5%;审定完税价格为700 000 美元,将外币价格折算成人民币为 4 550 000 元。则:

减税征收的进口关税税额 = 完税价格 × 减按进口关税税率 = 4 550 000 × 1% = 45 500(元)

(三)复合税

复合税又称混合税(Mixed or Compound Duties),是指在税则的同一税目中规定了从价和从量两种税率,征税时同时使用两种税率计征税款。我国对进口录像机、放像机、摄像机和摄录一体机、部分数字照相机等在滑准税的基础上实行复合税。

复合税的计算步骤是:

第一步,按照归类原则确定税则归类,将应税货物归入恰当的税目税号;

第二步,根据原产地规则,确定应税货物所适用的税率;

第三步,确定其实际进口量;

第四步,根据完税价格审定办法规定,确定应税货物的完税价格;

第五步,根据汇率使用原则,将外币折算成人民币;

第六步,按照计算公式正确计算应征税款。复合税税额计算公式如下:

复合税税额 = 商品进口数量 × 从量关税税率 + 完税价格 × 从价关税税率

项目情景实例

北京龙口工贸公司从日本购进磁带放像机60台,其中30台成交价为 CIF 天津口岸 1 800 美元/台,另外30台成交价为 CIF 天津口岸 2 100 美元/台,已知 1 美元 = 6.5 人民币元。陈湘是这样计算的:

第一,将应税货物归入恰当税目,确定其适用税率。

陈湘根据税则归类,该批磁带放像机税号为 8521.1020。

日本是普惠制给惠国,陈湘查询海关百搜网 http://www.customslawyer.cn/so/,得知税号为 8521.1020 的最惠国税率为 T1,即要查询海关税则附件1:进口商品从量税、复合税税率表。陈湘查询进口商品从量税、复合税税率表,得知:

税号为 8521.1020 的磁带放像机,其适用税率为:每台完税价格不高于 2 000 美元,执行单一从价税率 30%;每台完税价格高于 2 000 美元,每台征收从量税,税额 4 374 元,加3% 的从价税。

第二,确定其实际进口量:1 800 美元/台共计30台;2 100 美元/台,共计30台。

第三,确定货物的 CIF 价格:

30 台 × 1 800 美元/台 = 54 000 美元

30 台 × 2 100 美元/台 = 63 000 美元

第四,将外币折算成人民币:

54 000 × 6.5 = 351 000(元)

63 000 × 6.5 = 409 500(元)

第五,按照公式计算应征收入的税款:

单一从价进口关税税额 = 完税价格 × 进口关税税率 = 351 000 × 30% = 105 300(元)

复合进口关税税额 = 货物数量 × 单位税额 + 完税价格 × 关税税率

$$= 30\ 台 × 4\ 374\ 元/台 + 409\ 500\ 元 × 3\%$$

$$= 131\ 220\ 元 + 12\ 285\ 元 = 143\ 505\ 元$$

合计进口关税税额 = 从价进口关税税额 + 复合进口关税税额

$$= 105\ 300 + 143\ 505$$

$$= 248\ 805(元)$$

(四)滑准税

滑准税是指在海关税则中,预先按产品的价格高低分档制定若干不同的税率,然后根据进口商品价格的变动而增减进口税率的一种关税。当商品价格上涨时采用较低税率,当商品价格下跌时采用较高税率,其目的是使商品的国内市场价格保持稳定。例如,我国 2014 年对关税配额外进口一定数量的棉花实施滑准税,当进口棉花完税价格高于或等于 15.000 元/千克时,暂定从量税率为 0.570 元/千克;当进口棉花完税价格低于 15.000 元/千克时,暂定从价税率按下式计算:

$$R_i = 9.337/P_i + 2.77\% × P_i - 1$$

其中:R_i 为暂定从价税率,不大于 40%。即对上式计算结果四舍五入保留 3 位小数,将 R_i 值换算为暂定关税税率,高于 40% 时取 40%。

P_i 为关税完税价格,单位为元/千克。

【例 12 - 3】山东 A 公司购进配额外未梳棉花 1 000 吨,原产地为加拿大,成交价格为青岛 1 002 美元/吨。经海关审核确认后,征收滑准关税。已知其适用中国银行外汇折算价为 1 美元 = 6.2 元人民币,计算应征进口关税税款。

【分析】确定税则分类,未梳棉花归入税号 5201.0000。

确定关税税率,审定完税价格:1 002 × 6.2/1 000 = 6.212(元/千克)

由于 6.212 元/千克小于 15.000 元/千克,故按暂定关税税率计算:

$$R_i = 9.337/P_i + 2.77\% × P_i - 1$$

$$= 9.337/6.212 + 2.77\% × 6.212 - 1$$

$$= 0.675$$

该滑准关税税率换算后为 67.5%,大于 40%,所以按照 40% 的关税税率计征关税。

应征进口关税税额 = 完税价格 × 暂定关税税率

$$= 6.212 × 1 000 × 1 000 × 40\%$$

$$= 2\ 484\ 800(元)$$

(五)进口附加税

进口附加税目前有 4 种:反倾销税、反补贴税、保障性关税和特别关税(报复性关税)。世界贸易组织不准其成员方在一般情况下随意征收进口附加税,只有符合反倾销、反补贴条例规定的反倾销税、反补贴税等方可征收。

我国目前征收的进口附加税主要是反倾销税。反倾销税是为抵制外国商品倾销进口,保护国内生产而征收的一种进口附加税,即在倾销商品进口时,除征收进口关税外,再征收反倾销税。我国《反倾销和反补贴条例》规定,进口产品以低于其正常价值出口到中国的为倾销。反倾销税由海关负责征收,其税额不得超出倾销差额。其税额计算公式如下:

$$反倾销税税额 = 海关完税价格 × 反倾销税税率$$

为应对他国对我国出口产品实施的歧视性关税或待遇,我国还相应对其产品征收特别关税作为临时保障措施。特别关税是为抵制外国对本国出口产品的歧视,而对原产于该国的进口货物特别征收的一种加重关税。征收特别关税的货物品种、税率和起征、停征时间等,由国务院关税税则委员会决定,并公布施行。其计算公式如下:

$$特别关税税额 = 关税完税价格 × 特别关税税率$$

二、出口关税

出口关税是海关以出境货物和物品为课税对象所征收的关税。征收出口关税的主要目的是限制、调控某些商品的出口,特别是防止本国一些重要自然资源和原材料的出口。我国主要以暂定税率的形式对煤炭、石油、化肥、铁合金等商品征收出口关税。

我国目前征收的出口关税主要是从价税。应征出口关税税额的计算公式为:

$$应征出口关税税额 = 出口货物完税价格 × 出口关税税率$$

式中,通常情况下的出口货物完税价格 = 离岸价格 FOB ÷ (1 + 出口关税税率)。

如果出口货物是以我国口岸离岸价格成交的,应以该价格扣除出口关税后作为完税价格;如果该价格中包括了向国外支付的佣金等,对这部分费用应先予以扣除。

出口关税税额的计算步骤是:

第一步,按照归类原则确定税则归类,将应税货物归入恰当的税目税号;

第二步,根据完税价格审定办法、规定,确定应税货物的完税价格;

第三步,根据汇率使用原则,将外币折算成人民币;

第四步,按照计算公式正确计算应征税款。

【例 12－4】我国某外贸企业出口某货物,成交价为 CIF 纽约 USD1 000(当时 1 美元折合人民币约为 6.5 元),已知运费折合为 1 500 元人民币,保费为 50 元人民币,出口税税率为 15%,求应征关税税额。

【分析】先将 CIF 价转变为 FOB 价为:

$$6\ 500 - (1\ 500 + 50) = 4\ 950(元)$$
$$出口关税税额 = FOB 价 ÷ (1 + 出口关税税率) × 出口关税税率$$
$$= 4\ 950 ÷ (1 + 15\%) × 15\% = 645.65(元)$$

三、关税的征收、减免与退补

(一)海关征收税款的一般作业程序

目前我国进出口关税和其他税费的缴纳方式主要以进出口地纳税为主,也有部分企业经海关批准采取属地纳税方式。

我国关税征收的流程如图 12－4 所示。

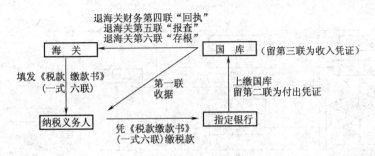

图 12 - 4　我国关税征收的流程

其中,海关征收税款的一般作业程序是:

第一步,审核申报单证,确认单据齐全正确和单货相符;

第二步,确定归类和适用税率;

第三步,确定完税价格并计算关税税款;

第四步,填发税款缴纳证(《税款缴款书》)交纳税义务人,并由其向指定银行缴纳税款。

为简化税费缴纳作业流程,有助于企业缩短通关时间,提高通关效率,降低贸易成本,中国电子口岸已开通网上支付功能。网上支付是中国电子口岸的配套服务项目之一,由海关业务系统、中国电子口岸网上支付系统、银行业务系统三部分组成。网上支付改变了传统的税费支付方式,为用户提供准确、方便、快捷的网上缴纳税费服务。网上支付用户,通过电子口岸查询到税费通知后,即可在网上发布支付指令,银行接到支付指令,从该用户在银行开设的预储账户划转税费,用户到海关直接办理相关通关手续。

企业用户通过中国电子口岸向海关、银行提出用户备案及操作员备案及授权的申请,并经海关、银行审批通过,企业与海关、银行签订《网上支付服务协议》后,就可以办理税费缴纳网上支付业务。

税费缴纳网上支付作业流程如图 12 - 5 所示。

此外,企业也可以"一卡多行"网上支付和网上"异地支付"。

(二)关税的缴纳期限

纳税人应当自海关填发税款缴款书之日起 15 日内缴纳税款,逾期则日征收 1‰ 的滞纳金(不属于海关行政处罚,是强制执行行为)。3 个月内仍未缴纳的,海关将强制其缴纳。

【例 12 - 5】某进出口公司某年 3 月进口一批货物,海关于当月 8 日填发缴款书,该纳税人一直没有纳税。海关从 6 月 9 日起可对其实施强制扣缴措施。

申请缓缴应在货物进口之前或海关办理该货物内销通关申报手续之后的 7 日内提出申请。关税的缓纳期一般为 3 个月,因特殊原因超过 3 个月的,需要向海关总署提出申请。在缓纳期内,从批准缓税后的第 16 日开始到纳税为止,按月征收 10‰ 的利息。

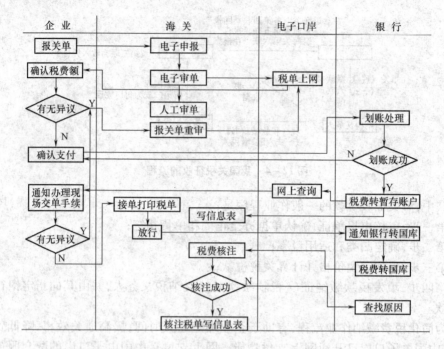

图 12-5 税费缴纳网上支付作业流程

（三）纳税争议的解决

发生纳税争议时，当事人自知道海关行政行为之日起60日内向上一级海关申请复议，上一级海关自接受申请的60日内作出复议。海关不予受理或不予答复，即海关不接受复议，当事人可以自收到不予受理决定书之日起或行政复议期满之日起15日内向法院起诉。

（四）关税减免与退补制度

作为关税政策的一种灵活体现，国家对某些纳税义务人、某些课税对象实施税收优惠。降低适用的关税税率是常用的一种形式，它与对纳税义务人的豁免和对课税对象的豁免等共同构成关税减免制度。此外，我国也有关税退补的相关规定。

1.关税的减免。关税的减免分为法定减免税、特定减免税和临时减免税三大类。

（1）法定减免税。法定减免税是指进出口货物按照《海关法》、《关税条例》和其他法律、法规的规定可以享受的减免关税优惠。

（2）特定减免税。特定减免税是指海关根据国家规定，对特定地区、特定用途和特定企业给予的减免关税的优惠，也称政策性减免税。申请特定减免税的单位或企业，应在货物进出口前向海关提出申请，由海关按照规定的程序进行审理。符合规定的，由海关发给一定形式的减免税证明，受惠单位或企业凭证明申报进口特定减免税货物。由于特定减免税货物有地区、企业和用途的限制，海关需要对其进行后续管理。

（3）临时减免税。临时减免税是指法定减免税和特定减免税以外的其他减免税，是由国务院根据某个单位、某类商品、某个时期或某批货物的特殊情况，按规定给予特别的临时性的减免税优惠。临时性减免税具有集权性、临时性、局限性、特殊性的特点，一般是一案一批。

2.退税。退税是指纳税义务人或其代理人缴纳税款后，由海关依法退还误征、溢征和其他应退还款项的行为。以下情况经海关核准可予以办理退税手续：

（1）因海关误征，致使纳税人多缴税款的；

（2）海关核准免验进口的货物，纳税人按申报内容完税后发现短卸，经海关审查认可的；

（3）已征出口税的货物，因故未装运出口，申请退关，经海关查验属实的；

（4）按特定减免税政策规定可予减免税的进出口货物，因各种原因在货物进出口时已予以征税，从缴纳税款之日起3个月内补缴减免税证明的；

（5）进口货物在完税之后、放行以前发现因境外运输途中或者起卸时遭受损坏、损失的，以及起卸后海关放行前因不可抗力遭受损坏、损失的和海关查验时发现非因保管不慎造成破漏、损坏或腐烂的；

（6）进口货物纳税放行后，奉命特准退税的。

纳税人在缴纳税款后发现有规定的退税情形的，应在缴纳税款之日起1年内，向海关申请退税，并加算银行同期存款利息。逾期海关不予受理。按海关规定，退税必须在原征税海关办理。办理退税时，纳税义务人应填写退税申请表，连同原盖有银行收款章的税款缴纳收据正本及其他必要单证（合同、发票等）送海关审核，海关应自受理退税申请之日起30日内查实并通知纳税义务人办理退还手续，纳税义务人应自收到通知之日起3个月内办理有关退税手续。海关同意后，应按原征税或者补税之日所实施的税率计算退税额。

3.追补税。追补税是指由海关依法追征或补征的纳税人短缴或漏缴税款和海关短征的行政行为。进出口货物完税后，由于海关方面的原因造成少征或者漏征税款，海关应当自缴纳税款或者货物放行之日起1年内，向收、发货人或其代理人补征。因收、发货人或者其代理人违反规定而造成的少征或者漏征，海关在3年内可以追征。

因海关原因造成的少征、漏征税款，由原征税海关补征；对于查获的违规案件中需补征税款的，如果查获海关不是进口地海关，由查获海关补征税款。因发货人或其代理人违反规定而造成的少征或漏征，海关还可以视其错误和具体情节，给予处罚。

海关追征或补征进出口货物关税和进口环节税时，应当向纳税义务人填发"海关专用缴款书"（含关税、进口环节税），纳税义务人凭"海关专用缴款书"向指定银行或开户银行缴纳税款。

单元三　进口环节税

进口货物和物品在办理海关手续放行后，进入国内流通领域，与国内货物同等对待,所以应缴纳应征的国内税。为了简化征税手续,进口货物和物品的一些国内税依法由海关在进口环节征收。目前,由海关征收的国内税主要有增值税、消费税和船舶吨税三种。

一、增值税

增值税(Value Added Tax)是以商品的生产、流通和劳务服务各个环节所创造的新增价值为课税对象的一种流转税。增值税属于价外税。在我国境内销售货物(销售不动产或免征的除外)、进口货物和提供加工、修理修配劳务的单位或个人,都要依法缴纳增值税。其他环节的增值税由税务机关征收,进口环节的增值税由海关征收。进口环节增值税的缴纳期限与关税相同。纳税人出口适用税率为零的货物,向海关办理出口手续后,凭出口报关单等凭证,可以按月向税务机关申报办理该项出口货物的退税手续。出口货物办理退税后,如发生退货或退关的,纳税人应当补缴已退的税款。

我国增值税按照中性、简便、规范的原则,采取了基本税率再加一档低税率的模式。对纳税人销售或者进口低税率和零税率以外货物,提供加工、修理修配劳务的,税率为17%,这就是基本税率。对于纳税人销售或者进口规定的货物,如粮食、食用植物油、自来水、暖气、冷气、热水、煤气、石油液化气、天然气、沼气、居民用煤炭制品、饲料、化肥、农药、金属矿和非金属矿等产品等按低税率11%计征增值税。

进口环节的增值税以组成价格作为计税价格,征税时不得抵扣任何税额。其组成价格由关税完税价格(到岸价格)加上关税组成。对于应征消费税的品种,其组成价格还要加上消费税。现行增值税的组成价格和应纳税额计算公式为:

$$组成价格 = 关税完税价格 + 关税税额 + 消费税税额$$
$$应纳增值税税额 = 组成价格 \times 增值税税率$$

【例 12 – 6】某外贸公司代某手表厂进口瑞士产数控铣床一台,FOB Antwerp SFr223 343,运费人民币 42 240 元,保险费费率为 0.3%,填发海关代征税缴款书之日瑞士法郎对人民币外汇市场买卖中间价为 CHF100 = CNY387.055。试计算数控铣床的增值税。

【分析】(1)求关税完税价格。数控铣床 FOB 价折算成人民币为

$$223\ 343 \times 387.055 \div 100 = 864\ 460.248\ 65(元)$$
$$进口完税价格 = (FOB 价 + 运费)/(1 - 保险费费率)$$
$$= (864\ 460.248\ 65 + 42\ 240)/(1 - 0.3\%)$$
$$= 909\ 428.534\ 252\ 8(元) \approx 909\ 429(元)$$

(2)求应征关税税额。数控铣床应归入税则税号 8459.6100,税率为 15%,则其应征关税税额为:

$$应征关税税额 = 909\ 429 \times 15\% = 136\ 414.35(元)$$

(3)求增值税组成计税价格:

$$组成计税价格 = 关税完税价格 + 关税税额$$
$$= 909\ 429 + 136\ 414.35 = 1\ 045\ 843.35(元)$$

（4）计算增值税税额：

$$应征增值税税额 = 组成计税价格 \times 增值税税率$$
$$= 1\,045\,843 \times 17\% = 177\,793.31（元）$$

二、消费税

消费税（Consumption Duty）是以消费品或消费行为的流转额作为课税对象而征收的一种流转税。我国消费税的征收是在对货物普遍征收增值税的基础上，选择少数消费品再征收的税。我国消费税采用价内税①的计税方法，即计税价格的组成中包括了消费税税额。

进口的应税消费品的消费税由海关征收。进口环节消费税除国务院另有规定者外，一律不得给予减税、免税。进口的应税消费品，由纳税人（进口人或其代理人）向报关地海关申报纳税。进口环节消费税的缴纳期限与关税相同。

我国仅选择少数消费品征收消费税，如烟、酒及酒精、化妆品、护肤护发品、贵重首饰及珠宝玉石、鞭炮及焰火、汽油、柴油、汽车轮胎、摩托车、小汽车等，并新增对高尔夫球及球具、高档手表、游艇、木制一次性筷子、实木地板、石脑油、溶剂油、燃料油等产品征收消费税。

我国消费税实行从价定率、从量定额的方法计算应纳税额。

实行从价定率征收的消费税是按照组成的计税价格计算。其计算公式为：

$$应纳税额 = 组成计税价格 \times 消费税税率$$
$$组成计税价格 = （关税完税价格 + 关税税额）\div （1 - 消费税税率）$$

【例 12-7】某公司进口货物一批，经过海关审核其成交价格为 CIF 境内某口岸 12 800 美元，当时外汇汇率 1 美元 = 6.5 元人民币。已知该批货物的关税税率为 20%，消费税税率为 17%，求消费税税额。

【分析】（1）确定货物的进口关税完税价：

$$进口关税完税价 = 12\,800 \times 6.5 = 83\,200（元）$$

（2）计算货物的进口关税税额：

$$进口关税税额 = 83\,200 \times 20\% = 16\,640（元）$$

（3）按照公式计算消费税组成计税价格：

$$组成计税价格 = （关税完税价 + 关税税额）/（1 - 消费税税率）$$
$$= （83\,200 + 16\,640）/（1 - 17\%） = 120\,289（元）$$

（4）按照公式计算应征消费税税额：

$$消费税税额 = 组成计税价格 \times 消费税税率 = 120\,289 \times 17\% = 20\,449.16（元）$$

实行从量定额征收的消费税的计算公式为：

$$应纳税额 = 应征消费税消费品数量 \times 单位税额$$

---

① 价内税和价外税是国家税收的分类方法之一。其计税价格中包括该种税收本身的，称为价内税，例如消费税，其计税价格（即组成价格）包括消费税本身，其公式中的分母为（1 - 消费税税率），即已经把消费税税额加入计税价格之中。所谓价外税，即计税价格中不包括该种税本身的税额。例如增值税，其计税价格（即组成价格）的公式为关税完税价格、关税税额和消费税税额之和，没有包括增值税税额，所以增值税为价外税。

【例12-8】某进出口公司进口啤酒3 800升(1千克=0.962升),成交价格为CIF大连1 672美元,已知啤酒的进口关税税率为3元/升,消费税税率为240元/吨。当时外汇汇率1美元=6.44元人民币,求应征收的消费税。

【分析】(1)确定货物的实际进口数量:

$$3\ 800/962 = 3.95(吨)$$

(2)按照公式计算应该征收的税款:

消费税税额=应税消费品数量×单位消费税税额=3.950吨×240元/吨=948(元)

实行从量从价定率定额征收的消费税是上述两种征税方法之和。其计算公式为:

应纳税额=应征消费税消费品数量×单位税额+组成计税价格×消费税税率

兼营不同税率的应税消费品,即进口销售两种税率以上的应税消费品时,应当分别核算不同税率应税进口消费品的进口额或销售数量,未能分别核算的,按最高税率征收。

值得注意的是,应税与非应税消费品最好分开报关。应税消费品与非应税消费品未分开报关,以及适用不同税率的应税消费品组成成套消费品报关进口的,应根据组合产品的销售金额按应税消费品的最高税率征税。因此,进口应征消费税的商品时,有税率不同的项目应分别申报,否则按高税率计算征税。例如同时进口护肤护发品,应分别报关,因为化妆品适用30%消费税税率,而护肤护发品适用8%的消费税率,如果不分别报关,则按30%的高税率征税。此外,如果化妆品与护肤护发品作为成套产品进口时,也适用30%的消费税税率,故在进口报关时应尽可能不要按成套产品报送进口。

三、船舶吨税

船舶吨税是对进出我国港口的外国船舶征收的税种。船舶吨税属于使用税,其目的是用于航道设施的建设。船舶吨税的纳税义务人是进出我国港口的外国籍船舶的经营人,期租中国籍船舶进出我国港口的外国经营人,中外合资经营的船舶或外商投资企业租用中、外国籍船舶进出我国港口的经营人以及我国租用外国籍船舶在国际、国内沿海航行进出我国港口的经营人。

船舶吨税缴款期限为自海关填发缴款书之日起15日内(期末如是法定节假日可顺延),逾期按日征收税款额1‰的滞纳金。凡征收了船舶吨税的船舶不再征收车船税;对已经征收车船使用税的船舶,不再征收船舶吨税。

船舶吨税税率还分为一般税率和优惠税率。凡与我国签订互惠协议的国家或地区适用船舶吨税优惠税率,未签订互惠协议的适用船舶吨税普通税率。中国香港、澳门籍船舶适用船舶吨税优惠税率。

船舶吨税起征日应自申报进口之日起征。如过境后驶达锚地的,以船舶抵达锚地之日起计算;进境后直接靠泊的,以靠泊之日起计算。船舶抵港之日,船舶负责人或其代理人应向海关出具船舶停留时仍然有效的《船舶吨税执照》(简称《执照》),若所领《执照》期满后尚未离开中国,则应自期满之次日起续征;如未能出具《执照》者,应按规定向海关申报,缴纳船舶吨税,并领取《执照》。船舶吨税征收方法分为90天

期缴纳和 30 天期缴纳两种,并分别确定税额,缴纳期限由纳税人在申请完税时自行选择。船舶吨税计算公式如下:

$$吨税 = 净吨位① \times 吨税税率(元/净吨)$$
$$净吨位 = 船舶的有效容积 \times 吨/立方米$$

【例 12 - 9】有一英国籍净吨位为 8 800 吨的轮船,停靠在我国境内某港口装卸货物。纳税人自行选择 30 天期缴纳船舶吨税。求应征的船舶吨税。

【分析】先确定税率,然后再计算税款。净吨位 8 800 吨的轮船 30 天期的优惠税税率为 3 元/净吨。

船舶吨税的计算公式为:吨税 = 净吨位 × 吨税税率,则:

$$应征的船舶吨税 = 8\ 800 \times 3 = 26\ 400(元)$$

我国海关已开发了船舶吨税电子支付管理系统。船舶代理企业在开展船舶吨税电子支付业务前需到所在地海关办理船舶吨税电子支付备案。办理备案手续需提交的单证包括:《企业法人营业执照》副本复印件(非法人企业、法人企业的分支机构提交《营业执照》)、《组织机构代码证》副本复印件、《报关单位情况登记表》、企业行政印章和业务印章的印模。备案企业营业执照经营范围应当包括国际船舶代理资质。

单元四 海关征收的其他费用

海关除征收关税和代征进口环节税外,还征收监管手续费、滞纳金、滞报金等其他税费。

一、监管手续费、滞纳金、滞报金的相关规定

(一)海关监管手续费

海关监管手续费是指海关对进口减税、免税和保税货物征收的实施监督、管理的手续费。我国海关征收监管手续费的货物限于减免税、保税货物。

监管手续费的征收标准如下:进口免税货物,按完税价格的 3‰计征;进口减税货物,按实际减除税负部分的货物完税价格的 3‰计征;进口后保税储存 90 天以上未经加工即转运复出口的货物按关税完税价格的 1‰计征;进料加工和来料加工项目中,属于加工装配机电产品复出口的货物,按关税完税价格的 1.5‰计征,属于首饰行业进口免税料件的,按关税完税价格的 1‰计征;来料加工项目中的裘皮加工、机织毛衣和毛衣片加工、塑料玩具加工 3 个行业进口的料件,按关税完税价格的 1‰计征;其他保税货物,按关税完税价格的 1‰计征。

海关监管手续费应在货物进口时由口岸海关征收,特殊情况可由主管海关在审批减免税或保税货物时征收。已征收手续费的进口减免税和保税货物,若在其后经海关批准出售或移作他用需补征关税时,已征收的手续费不予退还。海关征收手续

---

① 船舶净吨位的尾数按四舍五入原则,半吨以下的免征尾数;半吨以上的按 1 吨计算。不及 1 吨的小型船舶,除经海关总署特准免征者外,应一律按 1 吨计征。

费后对纳费人发给手续费缴纳凭证。手续费一律以人民币计征。

我国还规定了对一些货物(如:外国政府、国际组织无偿赠送的物资;《进出口税则》列名免税的货物等)免征监管手续费。

进口减免税货物和保税货物的收货人或其代理人,是海关监管手续费的缴费人。监管手续费的缴费人应当自海关签发手续费缴纳证次日起 7 天内向海关缴纳手续费。逾期不缴的,除依法追缴外,由海关自到期之日至缴清手续费之日止,按日征收手续费总额 1‰的滞纳金。

监管手续费的计算方法如下:

$$手续费金额 = CIF 价格 \times 手续费费率$$

按税率减免的:

$$手续费金额 = 货物 CIF 价格 \times (1 - 实征的关税税率 \div 法定的关税税率) \times 手续费费率$$

按征免比例减免的:

$$手续费金额 = CIF 价格 \times 减免比例 \times 手续费费率$$

货物 CIF 价格如用外币计价,由海关按照填发手续缴纳之日,国家外汇管理部门公布的人民币外汇牌价的买卖中间价折合人民币后计征。

【例 12 - 10】某公司为装配出口机电产品进口一批料件,折合人民币价格为 CIF80 000 元,进口保税储存 100 天后未经加工即转运复出口,问海关应征监管手续费多少?

【分析】进口后保税储存 90 天以上未经加工即转运复出口的货物按关税完税价格的 1‰计征监管手续费。因此,海关应征监管手续费为:

$$80\ 000\ 元 \times 1‰ = 80\ 元$$

(二)滞纳金

滞纳金是指应纳关税的单位或个人因在规定期限内未向海关缴纳税款,依法应缴纳的款项。滞纳金的征收是一种征税强制措施,进口关税、进口环节增值税、消费税、船舶吨税等的纳税人或其代理人,应当自海关填发税款缴款书之日起 15 日内向指定银行缴纳税款。进口减免税货物或保税货物的收货人或其代理人,应当自海关签发监管手续费缴纳证次日起 7 日内向海关缴纳监管手续费。逾期缴纳的,海关依法在原应纳税款的基础上,征收一定比例的滞纳金。

逾期缴纳的进出口货物的关税、进口环节增值税、消费税、船舶吨税等,由海关按日征收 0.5‰的滞纳金。具体计算公式是:

$$关税滞纳金金额 = 滞纳关税税额 \times 0.5‰ \times 滞纳天数$$
$$代征税滞纳金金额 = 滞纳代征税税额 \times 0.5‰ \times 滞纳天数$$
$$监管手续费滞纳金金额 = 滞纳监管手续费额 \times 0.5‰ \times 滞纳天数$$

对于应缴的滞纳金,首先确定滞纳天数,然后再计算应缴纳的滞纳金金额。海关对滞纳天数的计算是自滞纳税款之日起至进出口货物的纳税义务人缴纳税费之日止,其中的法定节假日不予扣除。缴纳期限届满日遇星期六、星期日等休息日或者法定节假日的,应当顺延至休息日或法定节假日之后的第一个工作日。例如,海关于某年 10 月 14 日填发《海关专用缴款书》,某公司于同年 11 月 9 日缴纳税款,则税款缴款期限为该年 10 月 28 日,10 月 29 至 11 月 9 日为滞纳期,共计 12 天。

把握关税滞纳天数可参考图 12 - 6。

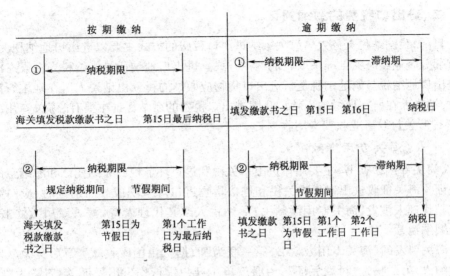

图 12 - 6 计算滞纳天数参考图

应该注意的是:进出口货物放行后,海关发现少征或者漏征税款的,应当自缴纳税款或者货物放行之日起 1 年内,向纳税义务人补征税款,但是不用缴纳滞纳金。滞纳金起征额为 50 元,不足 50 元的免于征收。对于未在规定的 15 天期限内缴纳滞纳金的,不再对滞纳的滞纳金再征收滞纳金。

(三)滞报金

滞报金,是海关对未在法定期限内向海关申报进口货物的收货人依法加收的属经济制裁性质的款项。进口货物收货人应当自运输工具申报进境之日起 14 日(第 14 日遇法定节假日的,则顺延至其后第 1 个工作日)内向海关申报,逾期由海关依法征收滞报金。滞报金的日征收金额为进口货物完税价格的 0.5‰。滞报金的起征点为人民币 50 元,不足 50 元的可以免征。进口货物滞报金金额的计算公式为:

$$进口货物滞报金金额 = 进口货物成交价格 \times 0.5‰ \times 滞纳天数$$

滞报金按日计征,其起征日为规定的申报时限的次日,截止日为收货人向海关申报后海关接受申报的日期。滞报金按日计收,进口货物收、发货人或其代理人向海关申报之日亦计算在内。

项目情景实例

陈湘是否要缴纳滞报金?

按照规定,关税、进口环节增值税、消费税、船舶吨税等纳税人或其代理人,应当自海关填发税款缴纳书之日起15日内缴纳进口税款。装载货物的船舶于4月4日（星期二）进境,4月19日陈湘来向海关申报,按照规定陈湘无滞报。

二、进出口税费的缴纳凭证

目前,我国纳税义务人向海关缴纳进出口税费的方式主要以进出口地纳税为主,也有部分企业经海关批准采取属地纳税方式。进出口地纳税是指纳税人在设有海关的进出口地纳税。属地纳税是指进出口货物应缴纳的税款由纳税人所在地主管海关征收,纳税人在所在地缴纳税款。我国进出口税费的缴纳凭证主要有《海关专用缴款书》和《海关行政事业收费专用收据》。

(一)《海关专用缴款书》

《海关专用缴款书》主要用作进出口关税和进口环节税的缴纳凭证和滞纳金的缴纳凭证。海关征收进出口货物关税和进口货物进口环节税或其滞纳金时,应向纳税人或其代理人填发《海关专用缴款书》。纳税人或其代理人持《海关专用缴款书》向银行缴纳税款。

海关填发的《海关专用缴款书》第一联为"收据",由国库收款签章后交缴款单位或缴纳人;第二联为"付款凭证",由缴款单位开户银行作付出凭证;第三联为"收款凭证",由收款国库作收入凭证;第四联为"回执",由国库盖章后退回海关财务部门;第五联为"报查",关税由国库收款后将退回海关,进口环节税送当地税务机关;第六联为"存根",由填发单位存查。进出口货物收货人或其代理人缴纳税款后,应将盖有"收讫"章的《海关专用缴款书》第一联送签发海关验核,海关凭以办理有关手续。

(二)《海关行政事业收费专用收据》

《海关行政事业收费专用收据》用作监管手续费的缴纳凭证和滞报金的缴纳凭证。海关征收监管手续费时,应向收货人或其代理人填发《海关行政事业收费专用票据》。收货人或其代理人应持《海关行政事业收费专用收据》,向海关指定部门或指定银行办理缴款手续。

对应征收滞报金的进口货物,海关在收货人未缴纳滞报金之前不予放行。转关运输货物如在进境地产生滞报,由进境地海关征收滞报金;如在指运地产生滞报,则由指运地海关征收滞报金。海关征收进口货物滞报金时,应向收货人填发《海关行政事业收费专用票据》。收货人持《海关行政事业收费专用收据》,向海关指定部门或指定银行办理缴款手续。

《海关行政事业收费专用收据》的第一联为"存根",用于签发专用票据的部门与收款部门核对账目;第二联为"收据",用于缴款后交缴款单位;第三联为"记账",用于收款部门记账;第四联为"经办部门存查",用于签发专用票据的部门存查。收货人持《海关行政事业收费专用票据》到海关指定的部门或指定的银行办理缴款手续。

进口货物收货人或其代理人缴纳监管手续费后,应将盖有"收讫"章的《海关行政事业收费专用票据》交给签发《海关行政事业收费专用票据》的海关,海关凭以核销并办理有关手续。

进口货物收货人或其代理人缴纳滞报金后,应将盖有"收讫"章的《海关行政事业收费专用票据》交给货物申报进口的海关,海关凭以核销并办理有关手续。

单元五　汇总征税与自报自缴

为进一步深化全国通关一体化改革,引导企业守法自律,保障海关统一执法,提升通关便利化水平,降低企业通关成本、促进外贸发展,海关总署近年来不断开展税收征管方式改革,其中主要的改革是汇总征税与自报自缴。

一、汇总征税

汇总征税是海关总署为推进贸易便利化、降低通关成本而推出的一种集约化征税模式,简单来说就是"先放后税,汇总缴税"。在汇总征税模式下,海关对符合条件的进出口纳税义务人在一定时期内多次进口货物应纳税款实施汇总计征,即企业无须再向海关逐票申报纳税再提取货物,而是可以在提供税款担保后先行提取货物,事后在规定的纳税周期内汇总缴付税款。

其具体做法是:在企业提供税收担保的基础上,进口货物在通关时海关不打印税单征税,而是在企业提供的税收担保额度内,通过核扣担保额度的方式先予办理货物放行手续,企业于次月第5个工作日前对前一月已放行应税货物集中缴纳税款,海关集中打印税单。

(一)汇总征税的做法与作用

汇总征税模式改变了海关传统的税收征管模式,即在有效监管的前提下,由原来的"逐票审核、先税后放"变为现行的"先放后税,汇总缴税"。在传统缴税模式下,每一票进口货物都需要在规定时间内依次分别向海关缴纳税款。对于进口业务量大、征缴税款多的企业来说,缴纳税款业务占用公司的流动资金量非常大。而在汇总征税模式下,企业可申请使用一定额度的保函金额,当其每月以汇总征税方式向海关申报的税款总金额在保函可用额度内时,该企业即可每月结算并统一向海关支付税款。

逐票征税和汇总征税的流程示意图如图12-7、图12-8所示。

汇总征税不仅能够大幅缩短企业通关时间,提高通关效率,更有效缩减了进出口企业资金压力,降低通关成本。具体来说,汇总征税的作用主要表现在以下几个方面:

1.先放后税,缩短通关时间。企业可先提取货物,海关则由实时逐票审单转化为后置税款结算,企业通关时间得到了大幅缩短。相较于以往的"先税后放"模式,汇总征税的通关时间平均可以缩短3~4天。只要在担保额度以内,企业便可直接提取货物,这样也大大降低了企业的物流和仓储成本。以往采用逐票征税模式时,企业的一票报关单从预录入、申报、缴税、查验到实物放行约需5~7天,也就是说企业最快也要等到申报5天以后才能拿到货物,企业需自行承担仓储费用。采用汇总征税模式后,只要在银行保函额度内,海关操作端是接单、打印、放行一体化,即刻就能完成放行手续,企业随即就能将货物提走。这样就可以大幅缩短通关时间,降低企业经营成

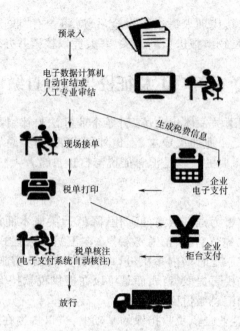

图 12 −7　逐票征税的流程

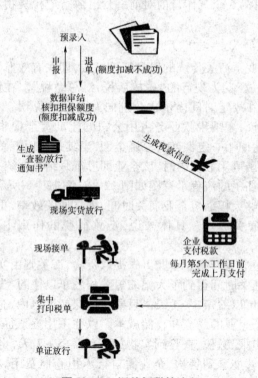

图 12 −8　汇总征税的流程

本,让企业感受到真正的实惠。

2.汇总征税,降低人力和物力成本,提高资金使用效率。企业可在提取货物后的规定纳税周期内自主汇总缴付税款,对纳税时间拥有更多的自主选择权。汇总征税政策推出后,对于企业而言,最显而易见的好处就是人力和物力成本大幅降低。由于货物通关时海关不再逐票征税,而是采用次月初集中打印税单汇总征缴税款的模式,从而避免了企业以往因缴税、取税单和递交相关材料等事由频繁往返企业与海关两地的情况,为企业节省了可观的人力和物力成本。在采用汇总征税模式后,企业资金的使用效率也大幅提高。企业对纳税时间有了自主权,方便资金的计划统筹,提高了资金使用效率,缓解了企业的资金压力。

3.属地管理,简化申请手续。拟实行汇总征税的企业应向注册地直属海关关税职能部门申请。通过海关评估后,企业即可在全国所有口岸海关汇总缴税。汇总征税企业应向注册地直属海关关税职能部门提交总担保。总担保形式包括保证金和保函,保函受益人可根据企业业务需要选择多个直属海关,即汇总征税总担保由海关备案后,可在全国海关通用。

4.担保额度智能恢复、循环使用。海关已开发专用的汇总征税作业系统,实现担保额度的智能化管理,根据企业税款缴纳情况循环使用。企业进口申报时,总担保账户自动扣减应缴税额;缴税后,担保额度自动恢复。

(二)申请汇总征税企业所需资质及注意事项

目前,关税、增值税、消费税、反倾销、反补贴税均适用汇总征税,但滞报金不适用汇总征税。

适用汇总征税政策的企业应是进出口报关单上的经营单位。同时,需要满足海关税费电子支付系统用户;企业类别为一般认证及以上;上一自然年的月均纳税次数不低于4次;企业申报符合规范要求,遵守海关税收征管法律法规,纳税及时,为海关征税提供必要的信息。这里需要注意的有两点:一是申请开通汇总征税的企业必须是报关单上的经营单位;二是企业类别为一般信用企业及以上,并满足其他几项条件的经营单位即可向海关申请汇总征税。

同时,在以下四种情况下,海关有权取消企业汇总征税资格:一是企业违反海关《汇总操作规程》列明的有关管理规定;二是企业在一个自然年度内两次以上未按照规定及时缴纳税款;三是在对企业汇总征税报关单复审复核中,发现其存在涉税问题,且涉税金额较大或存在重大征管问题;四是海关发现企业存在较大税收风险。

企业应向注册地直属海关关税职能部门申请开展汇总征税。提出申请的企业应提交《汇总征税企业专项评估表》。注册地直属海关关税职能部门将对企业进行综合资信评估。通过资信评估的企业应向属地关税职能部门提交总担保。总担保的形式包括银行保函和保证金。汇总征税总担保是银行保函的,可在保函指定为受益人的直属海关范围内使用;汇总征税总担保是保证金的,可在企业申请的直属海关范围内使用。

二、自报自缴

自报自缴是"自主申报,自行缴税"的简称,是海关税收征管方式改革的重要内容,以企业诚信管理为前提,由进出口企业、单位依法如实、规范、正确申报报关单税收要素,并自主计算、申报税费后自行缴税。

在自报自缴模式下进出口企业、单位自主向海关申报报关单及随附单证、税费电子数据,并自行缴纳税费。这种模式与传统的关税缴费模式不同(见图12-9、图12-10),为守法企业提供了快速通关服务的便利措施,可进一步缩短货物通关时间,降低企业贸易成本。

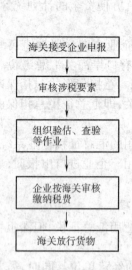

图12-9 传统的通关作业模式

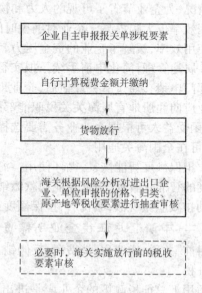

图12-10 自报自缴的通关作业模式

(一)申报与缴税

企业可以在申报环节选择"自报自缴"模式,一次性完成报关、计税、缴纳,即:①通过中国电子口岸 QP 预录入系统,如实、规范录入报关单涉税要素及各项目数据;②利用预录入系统的海关计税(费)服务工具计算应缴纳的相关税费;③对系统显示的税费计算结果进行确认,连同报关单预录入内容一并提交海关(进出口企业、单位需在当日对税费进行确认,不予确认的,可重新申报);④收到海关通关系统发送的回执后,自行办理相关税费缴纳手续。

自报自缴的业务流程如图12-11所示。

进出口企业、单位在办理海关预录入时,应当如实、规范填报报关单各项目,利用预录入系统的海关计税(费)服务工具计算应缴纳的相关税费,并对系统显示的税费计算结果进行确认,连同报关单预录入内容一并提交海关。

进出口企业、单位在收到海关通关系统发送的回执后,自行办理相关税费缴纳手续。需要纸质税款缴款书的,可到申报地海关现场打印,该纸质税款缴款书上注明"自报自缴"字样,属于缴税凭证,不具有海关行政决定属性。

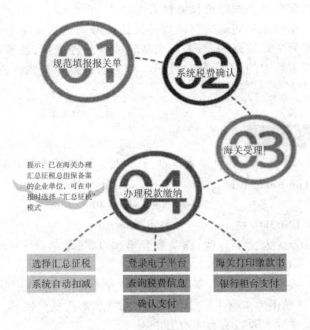

提示：已在海关办理汇总征税总担保备案的企业单位，可在申报时选择"汇总征税"模式

图 12 –11　自报自缴的业务流程

链接

"自报自缴"的税款支付方式

进出口企业、单位在收到海关通关系统发送的"报关单已受理/通关无纸化审结"回执后，自行办理相关税费缴纳手续。

选择电子支付/电子支付担保模式的，进出口企业、单位登录电子支付平台查询电子税费信息，并确认支付，申报地海关现场按相关规定办理后续手续。

选择柜台支付模式的，进出口企业、单位在收到申报地海关现场打印的纸质税款缴款书后，到银行柜台办理税费缴纳手续。

选择汇总征税模式的，海关通关系统自动扣减相应担保额度后，进出口企业、单位按汇总征税相关规定办理后续手续。

已在海关办理汇总征税总担保备案的进出口企业、单位可在申报时选择"汇总征税"模式。

企业确认申报后，发现申报信息有误的，可按现有报关单修撤的有关规定，到申报地海关现场办理修撤手续。

（二）税收要素审核后置

货物放行后，海关对进出口企业、单位申报的价格、归类、原产地等税收要素进行抽查审核；特殊情况下，海关实施放行前的税收要素审核。相关进出口企业、单位应当根据海关要求,配合海关做好税收征管工作。

进出口企业、单位主动向海关书面报告其违反海关监管规定的行为并接受海关处理,经海关认定为主动披露的,海关应当从轻或者减轻处罚;违法行为轻微并及时纠正,没有造成危害后果的,不予行政处罚。对主动披露并补缴税款的,海关可以减免滞纳金。

个案分析与操作演练

1. 某进出口公司自日本购进圆钢一批,其申报的发票价格及有关费用如下:

Mild Steel plain round bars   Gross weight:500mt

Net weight:499.46mt

6×6 000mm USD380/吨   FOB Yatsusiro

申报运费:60 元(人民币)/吨;保险费费率:0.1%;总额:USD190 000;当时的外汇牌价:100 美元 =650 元人民币

查此圆钢是一般热轧软钢,每根 6 米长成捆包装,不是卷钢条,应归入税目 7214.40 内,优惠税税率为 15%(日本与我国有相互优惠关税协定)。

问题:该批货进口税税额应为多少?

2. 北京 A 公司进口货物一批,经海关审核其成交价格为 CIF 境内某口岸 12 800 美元,折合人民币为 102 400 元。已知这批货物的关税税率为 20%,消费税税率为 17%。计算应征消费税税额。

3. 甲公司将购买的一批原材料出口国外,加工电子设备。原材料价值 100 万元,支付境外的加工费为 20 万元,料件费 15 万元,将原材料运送到国外支付运费及相关费用 13 万元,复运进境支付运费及相关费用、保险费 15 万元,进口关税税率为 10%,该企业缴纳的关税应为多少万元?

4. 某一运输工具装载进出口企业购买的进口货物于某年 11 月 11 日申报进口,但该企业于某年 12 月 2 日才向海关申报进口该批货物。该批货物的成交价格为 CIF 境内口岸 300 000 美元(当时的兑换率为:1 美元 =6.5 元人民币)。问题:如何计算应征滞报金?

5. 海洋贸易进出口公司从美国进口一批货物,经核定其进口关税和增值税合计为 50 万元人民币,海关于 9 月 19 日(周五)开出税款缴款书,该公司于 10 月 14 日缴纳税款(10 月 1 日至 10 月 7 日为法定节假日),该批货物海关应征多少滞纳金?

6. 某公司进口一批货物,其关税和增值税合计为人民币 50 万元,海关于 9 月 20 日(周六)开出税款缴款书,该公司于 10 月 14 日缴纳税款(10 月 1 日至 7 日为法定节假日),计算该税款滞纳多少天?

7. 海关于 9 月 6 日(星期六)填发税款缴款书,最迟应于哪一天缴纳税款才可避免滞纳?

8. 某企业将 3 年前进口的一台检测仪器运往国外厂家修理,原进口价格 180 万元,复运进境时同类货物价格 183 万元,修理费 10 万元,料件费 4 万元,进口关税税率为 20%,该企业关税延迟缴纳 10 天,则应缴关税滞纳金为多少?

9.埃及生产的棉花(该棉花归入 5203)运到中国台湾加工成纱线并织成棉布(该棉布归入 5208),再转售到越南做成男式衬衫(归入 6205),由于越南加工简单,增值率低,香港商人购进越南制衬衫进一步深加工,使制成的精制衬衫(仍归入 6205)价值翻了一番,然后销往中国内地。问题:我国海关确定该男衬衫的原产地应为哪个国家或地区?

10.国内某一公司从韩国购进厚度为 0.7 毫米的冷轧板卷 200 吨,成交价格为 CIF 境内某口岸 560 美元/吨,生产厂商为韩国××制钢株式会社,已知适用中国银行的外汇折算价为 1 美元 =6.5 元人民币。根据有关规定,进口韩国厂商韩国××制钢株式会社生产的冷轧卷板反倾销税税率为 14%,请计算应征的反倾销税税额。

复习思考题

一、名词解释:进出口税费、关税、从量税、从价税、复合税、滑准税、反倾销税、退税、追补税、完税价格、类似货物、相同货物、倒扣价格法、增值税、消费税、船舶吨税、滞纳金、滞报金、汇总征税、自报自缴。

二、简答题

1.简述进口关税的分类。

2.简述海关征收税款的一般作业程序。

3.纳税发生争议后怎么办?

4.关税的减免有哪几类?

5.一般进口货物完税价格的审定有哪几种估价方法?

6.完税价格的审定适用成交价格法必须满足哪些条件?

7.简述一般进口货物完税价格的审定原则。

8.简述海关审定出口货物完税价格的主要原则。

9.原产地认定标准主要有哪几种?

10.简述进口税率适用原则。

11.我国消费税采用什么计税方法?

12.船舶吨税缴款期限有哪些规定?

13.简述监管手续费、滞纳金、滞报金的相关规定。

14.进出口税费的缴纳凭证主要有哪些?

15.简述汇总征税的业务流程。

16.简述自报自缴模式的通关流程。

"个案分析与操作演练"参考答案

项目任务一

1. 答:不一定。"以装运地检验报告为准"表明:卖方对交货后货物所发生的变化不承担责任,实际上排除了买方的复验权。除非买方能证明,他所收到的与合同规定不符的货物是由于卖方的违约或货物的固有瑕疵所造成的。

2. 答:不一定。B在接收货物时已发现货物有瑕疵,应于约定的检验期限内或法律规定的期间内通知A公司,如已过了通知时效,视为承认货物无瑕疵。但是B向C故意隐瞒了瑕疵,C有权要求向B退货。

3. 答:本案中山东TT公司损失的主要原因是合同签订者把引进设备仅仅看作是订合同、交货、收货几个简单环节,完全忽略了检验、索赔这两个重要环节。防范损失的措施主要有订立合同时要注意订好商品的检验与索赔条款,并及时检验,尽量把索赔有效期订的长一些,以便给商品检验腾出时间。

4. 答:开证行有理。因为根据UCP600,商业发票的货物描述必须与信用证相符合。FOB QINGDAO的文字放在货物描述这一部分,因此被视为货物描述的一部分,需要在商业发票上予以说明以满足这一要求。由于受益人提交的商业发票未注明FOB QINGDAO,银行有权把单据看作不符单据而拒绝接受。

5. 答:北京T公司可申请产地证后发。电子申报时,在申请书备注栏注明"申请后发",准确填写拟出运日期(即提单上ON BOARD日期),携正本提单复印件到检验检疫部门的签证机构办理后发证书。

6. 答:如果该份证书尚处于待审或缓证状态,可致电签证机构,申请退单;如果该份证书已签发,企业可办理更改证(电子申报时,新编证书号,填写更改申请书,更改相应内容,选择更改证发送,收到缓证信息后,携原证、领证凭条和发票到签证机构办理更改),更改证日期一般与原证一致。

7. 答:此批货物可以申请《亚太贸易协定》优惠原产地证书。因为《亚太贸易协定》前身为《曼谷协定》,现有成员国为中国、孟加拉、印度、老挝、韩国和斯里兰卡。且其使用的来自非成员国或不明原产地的原材料、零件或制品的总价值不超过该产品FOB价的55%。此批货物为非原产,进口成分计19美元/台,非原产成分占54%(19/35),小于产品离岸价55%,因此,该证书原产地标准栏应填"B,54%"。

8. 答:

ORIGINAL

1. Goods consigned from (Exporter's business name, address, country) GUANGDONG MACHINERY IMPORT AND EXPORT CORP. (GROUP) 726 DONGFENG ROAD EAST, GUANGZHOU, CHINA	Reference No.　　GZ07/2345/12345 GENERALIZED SYSTEM OF PREFERENCES CERTIFICATE OF ORIGIN (Combined declaration and certificate)
2. Goods consigned to (Consignee's name, address, country) SHITAYA KINZOKU CO. , LTD. 6 – 11 7 – CHOME UENO TAITO – KU TOKYO, JAPAN	**FORM A** THE PEOPLE'S REPUBLIC OF CHINA Issued in ＿＿＿＿＿＿＿＿＿＿＿＿ (country) See Notes overleaf
3. Means of transport and route (as far as known) FROM GUANGZHOU TO YOKOHAMA BY VESSEL	4. For Official Use

5. Item number	6. Marks and numbers of packages	7. Number and kind of packages; description of goods	8. Origin criterion (see notes overleaf)	9. Gross weight or other quantity	10. Number and date of Invoices
1	A9700247 YOKOHAMA NO. 1 – 410 * * * * * * * *	FOUR HUNDRED AND TEN CARTONS OF " RABBIT " BRAND SHOVEL WITH METAL HANDLE	"P"	9 850KGS * * * * TOTAL 9 850KGS	GD920029 NOV. 2, 2017

11. Certification	12. Declaration by the exporter
It is hereby certified, on the basis of control carried out, that the declaration by the exporter is correct.	The undersigned hereby declares that the above details and statements are correct, that all the goods were **CHINA** produced in _____ 　　　　　　　　　(country) and that they comply with the origin requirements specified for those goods in the Generalized System of Preferences for goods exported to **JAPAN** GUANGZHOU NOV. 15,2017
Place and date, signature and stamp of certifying authority	Place and date, signature and stamp of authorized signatory

项目任务二

1. 答:对进出口商品报检而言,一个商品的名称及其 HS 编码如同一个人的身份证及其身份证号码,其重要作用不言而明,且不容忽视。而本案中涉及的插座 HS 编码所对应的检验检疫类别为"L/N",即属于入境验证商品,须纳入检验监管范围,海关监管条件为"/B",即企业进口报关时海关不需提供通关单,这样无形中就给极个别企业提供了可乘之机。如本案中企业为贪图方便,故意伪报 HS 编码逃避检验监管,企图蒙混过关。

2. 答:小王的归类不正确。"饰有兔毛皮(做袖口)的男士呢大衣"的"兔毛皮"只用于大衣袖口起装饰作用,未构成呢大衣的基本特征,所以按纺织品归入第 11 类;"衬里为兔毛皮的男士呢大衣"的"兔毛皮"用作大衣的衬里已起到毛皮衣服的基本特征,符合第 43 章章注四的说明,所以按毛皮制品归入第 43 章。

3. 答:(1)根据该商品的特点,葵花子油渣饼显然仅是由葵花子经榨取油后,所剩的残渣构成。因此,葵花子中其他有用成分并未提取。所以,其油渣仍具有利用价值。通观税则,第二十三章标题为:食品工业的残渣及废料……而葵花子榨取葵花油的加工过程,亦符合食品工业的范畴。因此,可初步将"油渣饼"归入本章。查阅本章各品目,品目 23.06 所示:品目 25.04 或 25.05 以外的提炼植物油所得的油渣饼及其他固体残渣……因此,"葵花子油渣饼"应归入本品目。根据"列名优先"的原则,子目 2306.3000 条文为葵花子的油渣饼,即应将其归入本税号,即 2306.3000。

(2)制刷用的山羊羊毛一定属于动物性产品,由于该山羊毛较粗、硬,虽然经过清洗、整理、梳理、挑选等加工,但也不适用作纺织材料,因此,不可归入第十一类的纺织原料,只适宜归入第五章:其他动物产品。先按序查找本章各品目条文所述内容,品目05.02:……及其他制刷用兽毛……可知,该品目已包括了制刷用的兽毛,并且山羊亦属兽类。因此,应将"制刷用山羊毛"归入品目05.02。根据"列名优先"的原则,应在本品目中继续确认与之相适的子目。在子目0502.1030下的一级子目(第五位)后的三级(第七位)子目为:獾毛及其他制刷用兽毛,因此,应将其归入税号0502.9011。

(3)关于纯棉妇女用针织紧身胸衣,根据对成分及加工方式的分析,大家会轻易地将该项商品归入第六十一章:针织或钩编的服装及衣着附件。但仔细阅读第六十一章注释二(一),可以发现本章不包括62.12品目的商品。62.12品目条文:胸罩、束腰带、紧身胸衣、吊裤带、吊袜带……因此,可以初步将"紧身胸衣"归入62.12品目。根据"列名优先"的原则,查看62.12品目中所包含的子目6212.3090,可以看出,该税号符合所需归类商品的特定意义。因此,"纯棉妇女用针织紧身胸衣"应归入税号6212.3090。

(4)菠萝原汁属于品目2009"水果汁",但是如果加水进行了稀释,则成了人们习惯饮用的饮料(其他果汁也是如此),故应归入第二十二章"饮料、酒及醋"。然后按饮料归入品目2202"其他无酒精饮料,但不包括品目2009的水果汁或蔬菜汁"。由于由果汁配成的饮料不属于一级子目"加味、加糖或其他甜物质的水,包括矿泉水及汽水"的范围,故归入2202.9000。

4.答:包装物与所装物品应分别归类的是:(1)和(4)。40升专用钢瓶明显可重复使用,故需分别归类;由于照相机与照相机套没有同时进口,故需分别归类。

项目任务三

1.答:(1)海关监管条件为A/B,表示该商品在入境和出境时均须实施检验检疫。(2)检验检疫类别为P. R/Q.S,表示该商品进口时应实施商品检验、植物产品检疫和食品卫生监督检验,出口时应实施植物产品检疫和食品卫生监督检验。

2.答:当事人的行为属于擅自出口未报检的出口法检商品,违反了《中华人民共和国进出口商品检验法》第十五条的规定(必须经商检机构检验的出口商品的发货人或者其代理人,应当在商检机构规定的地点和期限内,向商检机构报检)。根据《中华人民共和国进出口商品检验法实施条例》第四十六条的规定,擅自出口未报检或者未经检验的属于法定检验的出口商品,由出入境检验检疫机构没收违法所得,并处商品货值金额5%以上20%以下罚款;构成犯罪的,依法追究刑事责任。

3.答:(1)A企业在检测结果出来之前擅自使用进口法检商品,违反《中华人民共和国进出口商品检验法实施条例》的规定。

(2)检验检疫局不应当同意A企业重新抽样的要求。因为进口商品已经使用过了,不符合重新抽样的条件。

(3)检验检疫机构应当对A企业进行行政处罚。依据是:《中华人民共和国进出口商品检验法实施条例》第四十七条的规定,企业擅自使用抽检不合格的进口商品,检验检疫机构责令其停止使用,没收违法使用的商品,并处商品货值金额等值以上3倍以下的罚款。

4.答:(1)出入境检验检疫机构对进出口商品实施检验的内容,包括是否符合安全、卫生、健康、环境保护、防止欺诈等要求以及相关的品质、数量、重量等项目。

(2)向作出检验结果的出入境检验检疫机构或者其上级出入境检验检疫机构以至国家质检总局申请复验。复验必须在收到商检结果15日内提出,复验商品必须保持原样。报检人申请复验,应当按照规定如实填写复验申请表,并提供原报检所提供的证单、资料及原检验检疫机构出具的检验证书。

(3)出入境检验检疫机构不会同意再次复验。因为检验检疫机构或者国家质检总局对同一检验结果只进行一次复验。A公司对复验结论不服,可以依法申请行政复议,也可以依法向法院提起诉讼。

5.答:出境货物通关单的有效期,因商品不同有所区别。一般货物为60天;植物和植物产品为21天,北方冬季可适当延长至35天。结合本题,我方出口的大豆属于植物产品,有效期应该为21天。但是辽宁地处我国北部,按有关规定可把有效期延长至35天,所以出境货物通关单仍在有效期内,海关予以放行。

6.答:(1)根据商品编码查询监管证件。可以在海关总署相关网站或http://www.qgtong.com/hgsz/查询,根据废电机的商品编号74040000.10,可知其监管条件为AP,该货物进出境涉及的监管证件有:A—入境货物通关单;P—进口废物批准证书。因此,应向出入境检验检疫局申领入境货物通关单和向环境保护部门申领进口废物批准证书。(2)申领进口废物批准证书。到环境保护部门提出废物进口申请,由武汉环境保护部门审查批准,取得环境保护部门签发的"中华人民共和国限制进口类可用作原料的固体废物进口许可证"。(3)申领入境货物通关单。到武汉检验检疫局提出电机产品入境通关,武汉检验检疫局根据相关资料审核批准,签发入境货物通关单。

项目任务四

1.答:应填2 000米/54公斤。

2.答:填制正确的有(1)(3)(6)(10)。

3.答:完成该批速冻甜豌豆报检业务至少需要下列单据:报检单、销售合同、发票、装箱单、出境货物运输包装性能检验结果单、厂检单、预包装食品标签审核的标签样张和外文翻译件、卫生备案证、出口蔬菜种植基地备案登记证、集装箱检验检疫结果单等。其中,销售合同、发票、装箱单可找北京大华进出口有限公司索要;厂检单、预包装食品标签审核的标签样张和外文翻译件、卫生备案证、出口蔬菜种植基地备案登记证找天津花都食品有限公司索要;出境货物运输包装性能检验结果单找天津金华纸箱厂索要。集装箱检验检疫结果单由北京龙口货代公司办理,报检单在电子申报系统中生成。

4.答:(1)C企业应当向P地的检验检疫局申报检验。

(2)检验检疫机构不能对C企业进行行政处罚。因为C企业虽然在主观上有逃避检验的故意,但是客观上,C企业却合法取得了检验检疫机构出具的有法律效力的通关单。故不能对其进行行政处罚。

5.答:该公司擅自出口未经检验检疫合格的出口商品属于违法。擅自更改检验合格的出口商品的包装,如改换包装或者原未拼装后来拼装的,货主或者其代理人应当重新报检。购买补充的大蒜应当依法重新报检并经检验检疫合格方能出口,且应来源于卫生备案登记企业。

6.答:小张思考得不完全正确,其中第(1)(4)项错误。报检时应提交《进出口化妆品标签审核证书》,而不是《进出口化妆品标签审核申请书》。《进出口化妆品标签审核申请书》只是在申请《进出口化妆品标签审核证书》时要提交的材料。出口化妆品要由产地检验检疫机构实施检验,出境口岸检验检疫机构查验放行,因此,该公司的化妆品到了宁波后,还需要经宁波的出境口岸检验检疫机构查验后,才能向海关办理通关手续。

项目任务五

1.答:(1)B企业进口的设备虽然未经过使用,但是存放时间明显太长,且外观陈旧,属于旧设备。(2)国家允许进口的旧机电产品的收货人在签订对外贸易合同前,应当向国家质检总局或者出入境检验检疫机构办理备案手续。对价值较高,涉及人身财产安全、健康环境保护项目的高风险进口旧机电产品,应当依照国家有关规定实施装运前预检验,进口时,收货人应当提供出入境检验检疫机构或经国家质检总局指定的检验机构出具的装运前检验证书。

2.答:(1)D;(2)A;(3)D;(4)B;(5)C。

3.答:(1)"货物名称"应填写"灌装机(旧)"。《入境货物报检单》的"货物名称"一栏应填写本批货物的品名,应与进口合同、发票名称一致,如为废旧物应注明。

(2)"目的地"一栏应填写"武汉"。《入境货物报检单》的"目的地"一栏应填写本批货物预定最后到达的交货地。

4.答:A、B项不符合检验检疫有关规定,C、D项符合检验检疫有关规定。

5.答:(1)D;(2)C;(3)B;(4)A;(5)D;(6)B;(7)B;(8)A;(9)B。

6.答:吉林A粮油进出口公司的《进境动植物检疫许可证》日期晚于合同日期,不符合规定。检疫审批手续应当在贸易合同或者协议签订前办妥。审批机关对进口植物、植物产品提出的检疫要求须在贸易合同或协议中订明。

7.答:(1)①;(2)②;(3)⑤⑦;(4)所有物品。

项目任务六

1.答:BD。所有进境集装箱应实施卫生检疫;P代表的监管类别是进境动植物、动植物产品检疫,因此本答案为BD。

2.答:AB。所有的进出境集装箱都要进行卫生检疫。因此C正确,A不正确。装载动植物产品的集装箱要实施动植物检疫。木材属于植物产品,因此要实施动植物检疫,因此B不正确。盐湿牛皮属于动物产品,因此要实施动植物检疫,因此D选项正确。

3.答:(1)P表示进境动植物、动植物产品检疫;Q表示出境动植物、动植物产品检疫;R表示进口食品卫生监督检验;S表示出口食品卫生监督检验。(2)ABCD。检验检疫类别为P.R/Q.S的商品必须实施食品卫生监督检验和动植物检疫。同时,以集装箱装载时,出境集装箱均应实施卫生检疫,装运出口易腐烂变质食品、冷冻品的集装箱还应实施适载检验。(3)AB。

4.答:(1)BCD;(2)ABCD。

5.答:出入境集装箱有下列情况之一的,应当实施卫生除害处理:①来自检疫传染病的或监测传染病疫区的;②被传染病污染的或可能传播检疫传染病的;③携带有与人类健康有关的病媒昆虫或啮齿动物的;④检疫发现有国家公布的一、二类动物传染病、寄生虫病名录及植物危险性病、虫、杂草名录中所列病虫和对农林、牧、渔业有严重危险的其他病虫害的,发现超过规定标准的一般性病虫害的;⑤装载废旧物品或腐败变质有碍公共卫生物品的;⑥装载尸体、棺柩、骨灰等特殊物品的;⑦输入国家或地区要求作卫生除害处理的;⑧国家法律、行政法规或国际条约规定必须作卫生除害处理的。集装箱卫生除害处理方法主要有蒸熏、消毒、杀虫三种。

6.答:所有入境集装箱应实施卫生检疫。集装箱入境前、入境时或过境时,必须向入境口岸检验检疫机构报检,未经检验检疫机构许可,集装箱不得提运或拆箱。

项目任务七

1.答:进出口经营权与报关权是两个不同的概念,前者由商务主管部门审批,后者由海关审批。有进出口经营权的企业可以向海关申请报关权,若符合各项规定条件,海关授予该企业报关权,该企业才可以从事报关活动;若未申请或申请未获批准,就不能自行开展报关活动。本案中达华公司还没有报关权,所以遭到海关的拒绝。

2.答:报关企业接受其委托人的委托,以报关企业自己的名义办理报关纳税手续的,海关视同报关企业自己报关。专业报关企业在向海关报关时发生伪报、瞒报行为的,由海关按照法律规定追究报关企业的经济责任,因此,快顺报关公司应接受海关的经济处罚。

3.答:(1)(4)项属于应向海关办理的海关前期管理阶段的报关事务;(6)(8)项属于需要海关后续管理的货物。出料加工货物出境前,应向海关备案,申领"出料加工登记手册",复运进境后应向海关核销,所以海关需要后续管理;进出境修理货物,进出境时应向海关提供担保,并应在海关规定的期限内复运出境或复运进境,并应向海关办理撤销担保手续,所以海关需要进行后续管理。

4.答:小张与小陈的观点都不正确。报关公司G接受委托后以自己的名义报关,应视同报关公司G自己向海关申报,因此,报关公司G应负全部责任。

项目任务八

1.答:(1)C;(2)A;(3)ACD;(4)B。

2.答:(1)SALES COFIRMATION,列明合同条款:品名、规格、成交方式、装运港、目的港等,中英文对照。

(2)不用办理异地报关备案手续。因为实现了通关一体化,当一个企业已经进出境海关备案之后,这个资料可通电子口岸资料共享。

(3)最迟应于 9 月 7 日 10：00 Am 报关完毕。

(4)报关员应不迟于 9 月 1 日。备齐的单证有:出口报关单、出口收汇核单、装箱单、发票、装货单等。

(5)不需缴纳税费,相反还可在办理外汇核销之后,申请办理出口退税。

3. 答:中国石油化工进出口公司进口原油 20 万吨。原油为国营贸易商品,属于《自动进口许可证》目录所列商品。因此,报关时除应向海关提交《进口货物报关单》外,还应向海关提交进口货物提货单、商业发票、装箱单和《自动进口许可证》。

4. 答:(1)、(2)、(4)项适用一般进出口货物通关程序。第三项进口由我国飞机制造公司进行维修的国外飞机发动机,应按照维修国外飞机、船舶用的进口燃料、物料及维修零配件享受保税待遇,不适用一般进出口货物通关程序。

5. 答:(1)A;(2)D;(3)BCD;(4)C;(5)D。

6. 答:(1)ABD;(2)ABCD。

项目任务九

1. 答:山东某纺织品进出口公司从国外进口原材料,加工成成品出口,这种贸易方式为加工贸易,按照国家政策,用于加工贸易的货物属于保税性质的货物,在进口时享受暂免纳税待遇。

2. 答:5 月 20 日以前。

3. 答:应向海关提交加工贸易业务批准证、加工贸易合同、加工贸易企业经营状况和生产能力证明等。

4. 答:第(1)项应采用保证金台账空转方式运作。

5. 答:(1)A,B 企业都需要向海关提交加工贸易保税深加工结转申请表,办理计划备案。(2)先由 A 企业向转出地海关申请备案,后由 B 企业向转入地海关备案(因为 A 是转出企业,B 是转入企业。步骤就是应该先由 A 企业向转出地海关申请备案,后由 B 企业向转入地海关备案)。(3)先由 B 企业报进口,后由 A 企业报出口(因为在办理深加工结转报关手续中,先由转入企业办理结转进口报关手续,然后转出企业再办理结转出口报关手续)。

6. 答:不符合规定。

7. 答:还要办理出口转关运输手续。

8. 答:(1)A;(2)B;(3)B;(4)ABD;(5)C。

9. 答:(1)A;(2)CD;(3)C;(4)AC。

10. 答:根据归并原则,对能同时符合 10 位商品编码相同、申报计量单位相同、中文商品名称相同、符合规范申报要求的可以进行归并。该企业的 11 项料号级料件可以进行归并,见下表。

表 归并后的料号级料件

序号	品名	规格	商品编码	单位
1	显示屏	10×20	85299020	个

续表

序号	品名	规格	商品编码	单位
2	垫片	ψ26	40169310	个
3	电阻	0.25Ω	85332900	个
4	电阻	0.30−3Ω	85332900	千个

根据以上归并后的结果,企业申报品名级商品仅有 4 个,相对于之前的 11 个料号级商品,大大简化了企业的通关手续。

项目任务十

1. 答:(1)应视料件用途不同分单申报。因为其中有 40% 加工产品内销,60% 加工产品直接返销境外。所以 40% 按一般贸易申报,60% 按进料对口申报。

(2)外商投资企业在投资总额内进口的设备符合国家产业政策,所以,进口时应提前办妥减免税申请手续,凭《进出口货物征免税证明》以"合资合作设备"的贸易方式向海关申报,免税进口。

(3)因为享受减免税优惠的设备是在海关监管期内出售的,所以该企业应事先向原审批进口的商务主管部门申请,然后向海关缴纳按使用时间折旧估价后征收的税费,并补交涉及国家对外贸易管制的许可证件。

2. 答:(1)AB;(2)AC;(3)A;(4)D;(5)ABCD。

3. 答:(1)上海展出手续:展品属于暂时进口,进境展览要由境内展出单位的上级主管部门审批。上海公安局展出,由公安部或上海市人民政府审批。C 公司的报关员办理上海展出手续的流程如下:第一步,C 公司的报关员凭公安部或上海市政府批件、上海市无线电管理委员会的批件、展品清单及其他展出资料到上海海关展览物品主管部门备案;第二步,物品到港后,填写进口货物报关单,预录入,电子通关;第三步,向上海海关交报关单、批件、发票、装箱单、提货单、担保(保证金或保证函)证明,取得海关盖了放行章的提货单;第四步:提货,在布置展出时,陪同海关查验,负责搬移货物、开拆包装、重封包装。

(2)杭州展出手续:C 公司的报关员凭杭州展出单位上级主管部门的批件、展出清单及其他资料到杭州海关备案;向杭州海关提前报关转关或向上海海关直接转关办理 40 万美元展品的转关运输手续;在杭州海关办理展出手续,闭馆后再以转关运输的方式转运至上海,到上海海关办理有关手续。

(3)展品闭馆出境前的仓储手续:留在上海的 60 万美元的展品应向上海海关办理进入公共型保税仓库的海关手续;从杭州运回的 40 万美元的展品也应向杭州海关办理进入公共型保税仓库的海关手续。

(4)上海公安局购买的 20 万美元设备属于留购展品。如果 C 公司有进出口经营权,则可由 C 公司与参展商签订进口合同;如 C 公司无进出口经营权,则应委托有关外贸公司签订进口合同。C 公司填写进口报关单,预录入,电子通关,提供无线电设备批件和上海机电审查部门的机电产品登记证明,以留购价作为完税价格缴纳进口税。凭已完税税款缴纳证和报关单以及海关签章的出库单从公共型保税仓库提取20万美元的无线电设备。

(5)5万美元的赠送展品属于经贸往来无偿赠送的物品,要由上海公安局上级主管部门审批,并需要办理无线电审批批件和机电审查批件,要照章纳税,按进口CIF价格作为完税价格缴纳进口税。

4.答:(1)D;(2)A;(3)D;(4)AB;(5)AC。

项目任务十一

1.答:此案中可吸取的教训有:(1)应注意报关单上资料的准确性。可能由于一项资料的问题,会造成不能正常报关、正常出运、正常退单、正常退税等。(2)报关的品名与数量、单位,必须和工厂开具的增值税发票一致。

2.答:应填新港海关(0202)。出口口岸是指货物实际出境地口岸海关的名称。出口转关运输货物,应填报货物出境地海关名称及代码。该题所涉及货物,是在北京平谷海关办理报关手续后,转关至天津新港海关出境的。因此,出口口岸应填报为:新港海关及关区代码0202。

3.答:应填武清海关(0210)。按转关运输方式监管的跨关区深加工结转货物,进口货物报关单"进口口岸",应填报货物转入地海关名称及代码。该题所涉及深加工结转货物,转入地海关是天津武清海关。因此,进口口岸应填报为:武清海关及关区代码0210。

4.答:题目中提到"订购…,制造出口…",并特别提到"持经营单位登记手册和相关单证向大连大窑海关申报进口",经营单位登记手册只有加工贸易情况下才有,因此,可以确定申报的商品是加工贸易进口的料件,而根据"订购"可以排除是来料加工,因此,它是进料加工。那么,监管方式栏应该填"进料对口"或"0615"。

5.答:收发货人栏目的正确填写应为:"大连万凯化工贸易公司210291×××
×"。应该注意代理进出口与代理报关的区别。代理进出口是代理人与外方签订进出口合同,是一种贸易上的代理行为。代理报关是报关服务的行为,代理方报关企业不能作为收发货人填写在此栏。

6.答:件数为1,包装种类填"散装"。

7.答:(1)(2)均应填报为美国或502。(3)应填报为中国或142。

8.答:(1)应填报马来西亚或122。(2)应填报日本或116。

9.答:(1)应填报德国或304。(2)应填报日本或116。

10.答:出口货物报关单的主要栏目填制如下:

出口货物报关单

收发货人 上海KM有限公司 (911189763109915020)	出口口岸 上海吴淞海关	出口日期 2017.06.20	申报日期 2017.06.18

生产销售单位 上海 KM 有限公司 (911189763109915020)	运输方式 水路	运输工具名称 HANJIN DALIAN/014E	提运单号 HJSHB172678
申报单位 上海 KM 有限公司 (911189763109915020)	监管方式 进料非对口	征免性质 进料加工	备案号 22077100502
贸易国(地区) 502	运抵国(地区) 美国	指运港 洛杉矶	境内货源地 上海浦东区
许可证号	成交方式 CIF	运费 502/800/3	保费 0.27/1	杂费 1404
合同协议号 17A6754	件数 117	包装种类 纸箱	毛重(公斤) 1638	净重(公斤) 1404
集装箱号	随附单据 B		生产厂家

标记唛码及备注: RNS No.7920
MADE INCHINA   B: 17 - 06 - 020E
PORT: LOS ANGELES
C/No: 1 - 117

项号	商品编号	商品名称	规格型号	数量及单位	最终目的地	(地区 单价)	总价	币制	征免
01	64039900	皮胶鞋	FOOTWEAR	2106.00 双	美国	3.15	6633.90 美元	照章	
02			ART NO. CC10758 - 112 COL: WHITE SZ: 5 - 10						

特殊关系确认:否	价格影响确认:否	支付特权使用费确认:否

项目任务十二

1.答:税款计算如下:

(1)因该批货物是以 FOB 价格成交、以美元计价的,所以必须先把它折合成人民币。(因运价是以人民币计算的,故先把 FOB 价折成人民币后才能相加。)FOB 人民币价为 190 000×6.5 = 1 235 000(元)。

(2)运费为每吨 60 元人民币(无须折算),经查核为实际支出费额,总运费为 500 吨×60 元 = 30 000 元。(运费一般以毛重计价)

求出其成本加运费为 1 235 000 元 + 30 000 元 = 1 265 000 元

（3）保险费费率已知为 0.1%，按公式直接求出其完税价格：

完税价格 =（FOB 价 + 运费）/（1 - 保险费费率）

$\qquad$ = 1 265 000/（1 - 0.1%）= 1 266 266.27（元）

完税价格应以元为单位，元以下四舍五入，故此批货物完税价格为 1 266 266 元。

（4）优惠税税率为 15%。

（5）因此该批货进口税税额为：

进口税税额 = 完税价格 × 关税税率 = 1 266 266 × 15% = 189 939.90 元（注：税额分以下四舍五入）

2．答：首先计算关税税额，然后再计算消费税税额。

应征关税税额 = 完税价格 × 关税税率 = 102 400 × 20% = 20 480（元）

应征消费税税额 =（完税价格 + 关税税额）÷（1 - 消费税税率）× 消费税税率

$\qquad$ =（102 400 + 20 480）÷（1 - 17%）× 17%

$\qquad$ ≈ 25 168（元）

3．答：运往境外加工的货物，以海关审定的境外加工费和料件费以及该货物复运进境的运费及其相关费用、保险费估定完税价格。所以，该货物完税价格 = 20 + 15 + 15 = 50（万元），该企业应缴纳的关税 = 50 × 10% = 5（万元）。

4．答：首先确定滞报天数，然后再计算应征滞报金。

申报期限到 11 月 25 日，11 月 26 至 12 月 2 日为滞报期，共滞报 7 天。

进出口货物滞报金金额 = 进出口货物成交价格 × 0.5‰ × 滞纳天数

$\qquad$ = 300 000 × 6.5 × 0.5‰ × 7 = 6 825（元）

5．答：1 500 元。

6．答：6 天。

7．答：9 月 22 日。

8．答：关税 =（10 + 4）× 20% = 2.8（万元）；滞纳金 = 2.8 × 10 × 0.5‰ = 140（元）

9．答：我国海关确定该男衬衫的原产地应为中国香港。由棉花 → 棉纱 → 棉布 → 衬衫，其四位数一级的税目发生了改变，都应视为实质性加工，但因为最终的工序在香港完成，且价值翻了一番（增值超过 30%），所以应是中国香港。

10．答：应税货物的完税价格为：560 美元/吨 × 200 吨 = 112 000 美元。

将外币折算成人民币：112 000 美元 × 6.5 = 728 000（元）。

反倾销税税额 = 完税价格 × 反倾销税税率 = 728 000 × 14% = 101 920（元）。

参考文献

[1]肖旭,韩斌.报检实务[M].北京:高等教育出版社,2009.

[2]游蓓蕾.出入境报检实务[M].北京:中国人民大学出版社,2011.

[3]童宏祥.报检实务[M].2版.上海:上海财经大学出版社,2010.

[4]王桂英,赵阔.出入境报检操作实务[M].北京:中国海关出版社.2011.

[5]洪雷.出入境检验检疫报检实用教程:习题与解析[M].上海:格致出版社,2009.

[6]王海兰.报检实务解惑500题[M].北京:对外经济贸易大学出版社,2009.

[7]田南生,李贺.报检实务习题与案例[M].吉林:东北财经大学出版社,2010.

[8]余世明.国际商务单证实务练习题及分析解答[M].广东:暨南大学出版社,2006.

[9]闫玉华.报关业务操作[M].北京:对外经济贸易大学出版社,2014.

[10]国家质检总局报检员资格考试委员会.报检员资格全国统一考试教材2013年版[M].北京:中国标准出版社,2013.

[11]海关总署报关员资格考试教材编写委员会.报关员资格全国统一考试教材(2013年版)[M].北京:中国海关出版社,2013.

[12]编写组.中国海关报关实用手册[M].北京:中国海关出版社,2017.

[13]谢国娥.海关报关实务[M].3版.上海:华东理工大学出版社,2006.

[14]胡波.海关报关实训[M].北京:对外经济贸易大学出版社,2006.

[15]张慧如.进出口货物报关单填制规范与练习[M].北京:中国海关出版社,2005.

[16]唐超平.国际贸易货物海关通关实务[M].北京:对外经济贸易大学出版社,2014.

[17]郑俊田,徐晨,刘文丽.报关单填制与商品归类技巧专项训练[M].北京:对外经济贸易大学出版社,2013.

[18]黄丹,姚丹.报关理论与实务[M].重庆:重庆大学出版社,2017.